応用栄養学
栄養マネジメント演習・実習

第5版

竹中　優・土江節子　編

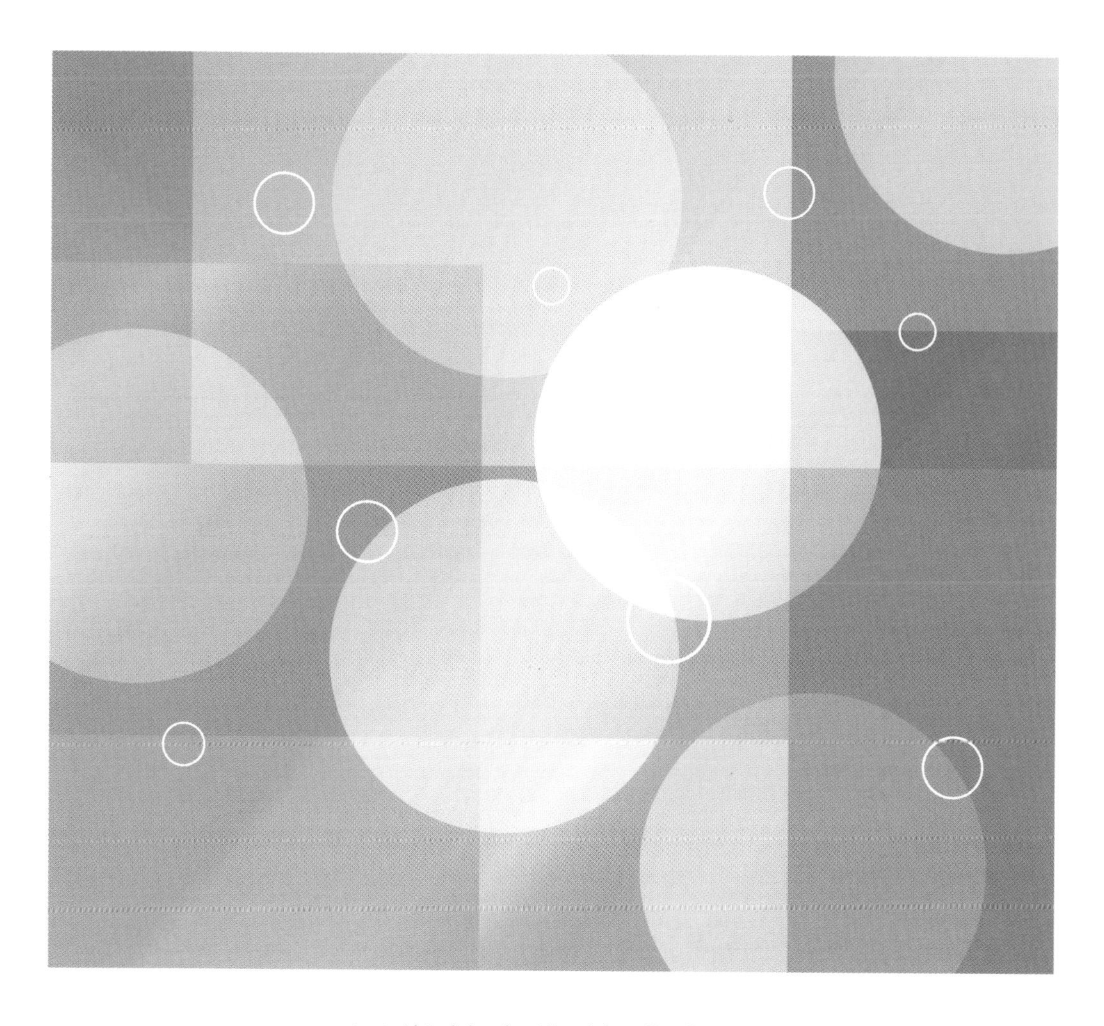

医歯薬出版株式会社

This book is originally published in Japanese
under the title of :

OUYOUEIYOUGAKU
——EIYOUMANEJIMENTO ENSYU JISSYU

(Applied Nutrition
——Exercise and Practice of Nutrition Management)

Editor :

TAKENAKA, Masaru
Professor, Home Economics,
Kobe Women's University
TSUTIE, Setsuko
Emeritus Professor,
Kobe Women's University

ISHIYAKU PUBLISHERS, INC.
7-10, Honkomagome 1 chome, Bunkyo-ku,
Tokyo 113-8612, Japan

第5版改訂にあたって

2019年12月24日「日本人の食事摂取基準（2020年版）」が公表された．今回，この公表に基づいて献立の食塩量等を見直し，改訂を行った.「日本人の食事摂取基準」は，国民の健康の保持・増進，生活習慣病の予防のために参照するエネルギーおよび栄養素の量の基準を定めるものである．

「応用栄養学」とは，各ライフステージ，運動・スポーツ時，ストレス・特殊環境下などにおける身体状況や栄養状況を理解し，それに応じた栄養マネジメント（栄養状態の評価・判定，栄養ケアの計画・実施，モニタリング，フィードバック）の知識・技術を学ぶ教科である．

「日本人の食事摂取基準」や「栄養ケア計画」では，必要なエネルギーおよび栄養素の量が数値で示される．病院における栄養ケアは，医師，看護師，薬剤師，臨床検査技師，理学療法士や管理栄養士などが栄養サポートチームを構成して実施し，それぞれ専門の立場で発言する．管理栄養士には，栄養ケア計画の「必要エネルギーおよび栄養素の量」の数値を，「具体的な献立・食事」としてイメージできる発言が要求される．また，栄養指導では，栄養ケア計画の「必要エネルギーおよび栄養素の量」の数値を，「いつ，どこで，何を，どれだけ，どのように」にとれば（食べると）よいのか，「具体的な献立・食事」として指導することにより，患者は栄養ケア計画の実践が可能となる．具体性のない食事療法の本に書かれているような指導であれば，他の職種が行った場合と変わらない．

本書では，各ライフステージの症例（事例）について栄養ケア計画を作成し，食品構成・献立作成のプロセスを演習し，その献立に基づいた調理実習を行うという流れによって学習できるように編集した．後頁の演習・実習には，各ライフステージについて症例を示している．この流れによって自習し，栄養マネジメントおよび，「必要エネルギーおよび栄養素の量」の数値の，「具体的な献立・食事」への展開の技術を身につけてほしい．

本書を出版するにあたり，お力添えいただいた医歯薬出版編集部に心より感謝申し上げる．

2020年2月

竹中　優
土江節子

はじめに

「応用栄養学」とは，身体状況や栄養状況に応じた栄養管理の考え方を理解する教科である．すなわち，妊娠，成長・発達，加齢など，人体の構造や機能の変化に伴う栄養状態などの変化や，運動・スポーツ時，ストレス・特殊環境下などにおける栄養・代謝などについて理解し，その理解に基づいて栄養状態の評価・判定，栄養ケアの計画・実施，モニタリング，フィードバックなど一連の栄養マネジメントの知識・技術・態度を修得することを目標としている．

近年，病院における栄養ケアは，医師，看護師，薬剤師，臨床検査技師，理学療法士や管理栄養士により，協働（NST；nutrition support team）で実施されている．チームによる栄養管理は，診療報酬において「栄養管理実施加算」として評価されている．NSTのなかで管理栄養士は，必要栄養量など栄養治療についての提案を行うほか，ほかの職種では担当することのできない，経腸栄養剤の種類，具体的な献立や食事形態など食事療法についての提案・発言をするなど，重要な役割を果たしている．

また，平成20年度より特定健診・特定保健指導が開始され，特定保健指導を行う管理栄養士は，栄養の指導と同時に運動についての指導も必要となり，運動・スポーツについて，従来よりも具体的な知識や技術が要求されることとなってきた．

本書では，これまでの献立・調理に重点を置いた実習書とは異なり，各ライフステージの症例（事例）について，栄養ケアプログラム～食事摂取基準・食品構成～献立作成の各プロセスを演習し，その献立に基づいた実習を行うという一連の流れによって，栄養マネジメントを効果的に学習できるように編集した．

しかしながら，どんなに必要栄養量を満たした献立であっても，喫食されなければ意味がない．本書では，美味しく喜ばれる食事を提供するために必要な献立・食品・調理などについて学び，実践につなげてゆくことができるよう配慮した．

本書は演習・実習書であるので，理論については必要最小限にとどめた．理論を実践するための手引き書としてご活用いただければ幸いである．

本書を出版するにあたり，お力添えいただいた医歯薬出版編集部に心より感謝申し上げる次第である．

2009年2月

竹中　優
土江節子

執筆者一覧

編　集

竹 中　優（たけなか　まさる）
神戸女子大学家政学部管理栄養士養成課程　教授

土 江 節 子（つちえ　せつこ）
神戸女子大学　名誉教授

執　筆
（執筆順）

大瀬良知子（おおせら　ともこ）
東洋大学食環境科学部健康栄養学科　准教授

土 江 節 子　前掲

丸 山 智 美（まるやま　さとみ）
金城学院大学生活環境学部食環境栄養学科　教授

石﨑由美子（いしざき　ゆみこ）
元 福山大学生命工学部生命栄養科学科　教授

増 田　尚（ますだ　なお）
愛知学泉大学家政学部管理栄養学科　教授

小林三智子（こばやし　みちこ）
十文字学園女子大学人間生活学部食品開発学科　教授

桑 島 千 栄（くわじま　ちえ）
京都光華女子大学健康科学部健康栄養学科　准教授

太 田 美 穂（おおた　みほ）
畿央大学　客員教授

曽川美佐子（そがわ　みさこ）
四国大学生活科学部管理栄養士養成課程　教授

大 関 知 子（おおぜき　ともこ）
大阪府立大学地域保健学域総合リハビリテーション学類栄養療法学専攻　教授

坂 元 美 子（さかもと　よしこ）
神戸女子大学健康福祉学部健康スポーツ栄養学科　准教授

目 次

CONTENTS

49 page Chapter 3：授乳期の栄養 石﨑由美子

59 page Chapter 4：乳児期の栄養 増田 尚

121 page Chapter 7：思春期の栄養 太田美穂

143 page Chapter 8：成人期の栄養 曽川美佐子

165 page Chapter 9：高齢期の栄養　大関知子

181 page Chapter 10：運動・スポーツと栄養　坂元美子

197 page Chapter 11：環境と栄養　太田美穂

本文組体裁：編集工房プシケ

Chapter

1：栄養ケア・マネジメントの基礎知識

1―栄養ケア・マネジメントの概念

1. 栄養ケア・マネジメントとは

ヒトは摂取した食物を，エネルギー源として活用している．また，たんぱく質・脂質・炭水化物・ビタミン・ミネラルなどの栄養素は生体にとってそれぞれ固有の機能を果たしている．ヒトはこれらの適切な摂取により健康を保持・増進している．これらの摂取量や栄養素バランスが崩れたとき，健康の保持・増進が困難となる．また，疾病においては，食事による治療が必要となる場合がある．栄養ケア・マネジメントとは，健康の保持・増進，疾病予防，治療のために行う栄養管理の過程をいう．

2. 栄養ケア・マネジメントの過程

栄養ケア・マネジメントの過程は**図 1-1** に示すとおりである．栄養状態を把握してスクリーニングを行い，その栄養アセスメント（評価・判定）のもとに栄養ケアを計画・実施する．栄養ケアの実施による栄養状態の変化をモニタリングし，評価して，栄養ケア計画を修正し，再度栄養ケアを実施する．PDCA サイクルを何度も繰り返し，常に変化する栄養状態に適応した栄養ケアを実施する．

個人や集団に対して，この栄養ケア・マネジメントを効率的・系統的に行うシステムを栄養ケア・マネジメントシステムという．システムを導入することで，主治医や各職種が対象者を共通の視点，方針で理解し，ばらつきのない継続的な支援ができる．

栄養ケア・マネジメントの最終目的は，対象者の生活の質（QOL）を向上させることである．QOL を向上させるためには，栄養状態・栄養素摂取についての支援のみでなく，環境，知識・態度・行動についての支援が必要となる．

一方，米国栄養士会の栄養ケア・プロセスでは，栄養アセスメントを栄養状態の評価と栄養診断（栄養状態の判定）に分けて扱っている．栄養診断は，医師や看護師，管理栄養士などが栄養問題を明確に表現するために用い，70 の栄養診断より，栄養領域に限られた現象を診断する．そして，管理栄養士が栄養介入することによって，解決と改善を図る．これには，高度の医学的知識・技術が必要であり，医学診断とは異なるため注意が必要である．

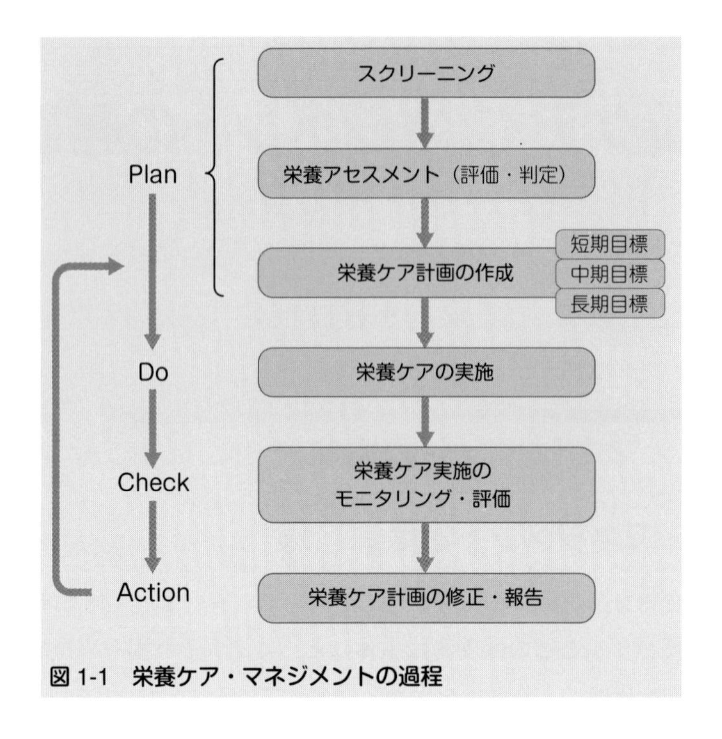

図 1-1　栄養ケア・マネジメントの過程

2—栄養アセスメントの意義・方法

1. 栄養アセスメントの意義

まず，問診や住民健診などにより栄養上の問題を抱える個人や集団をスクリーニングする．栄養アセスメントとは，スクリーニングによる栄養上の問題を抱える個人や集団について，さらに詳細に栄養状態を評価・判定することであり，栄養ケア計画・実施の課題が明確となる．

2. 栄養アセスメントの方法

主観的包括的アセスメント

対象者の栄養状態のアセスメントを評価者が主観的に行う評価を主観的包括的アセスメント（subjective global assessment；SGA）という．例として，対象者自身が体重変化や食物摂取状況の変化など 5 項目を記入し，評価者が皮下脂肪の喪失など身体状況の 3 項目をスコアで記入して，総合的に，A 栄養状態が良好，B 中程度の栄養不良，C 高度の栄養不良の 3 段階に栄養状態を評価する方法などがある．特別な手技や検査機器を必要としないアセスメントの手法であるが，評価者が主観で行う方法であるため訓練が必要である．

客観的栄養アセスメント

主観的包括的アセスメントで栄養不良とされた対象者には，さらに詳細な栄養状態の評価・

判定が必要であり，身体計測・臨床診査・臨床検査・食事調査などの客観的栄養アセスメント（objective nutritional assessment）を行う．

客観的栄養アセスメントには，静的栄養アセスメントと動的栄養アセスメントがある．

静的栄養アセスメント（static nutritional assessment）とは，長期的な栄養状態の評価・判定に用いる．身長・体重・BMI・除脂肪体重，ヘモグロビンA1c，血清総たんぱく質や血清アルブミンなどで代謝回転の長いたんぱく質である．動的栄養アセスメント（dynamic nutritional assessment）は，短期の栄養状態の評価・判定に用いる．体重変化率，血糖，トランスサイレチン（プレアルブミン），トランスフェリン，レチノール結合たんぱくなどがあり，経時的な変動により，病態の推移や栄養状態の改善などを評価する．

身体計測

身長・体重

身長・体重は容易に測定でき，栄養状態を知る重要な指標である．継続的に測定し，栄養状態の推移を把握する．体重は食事や排泄により変動するため，測定時間や条件を一定にする．

BMI・標準体重・肥満度・ローレル指数・カウプ指数

身長と体重から算出する体格指数は，栄養状態の指標となる．

BMI（body mass index）は肥満の判定に用いられる．BMI ＝［体重（kg）÷身長（m）^{2}］．日本人の食事摂取基準（2020年版）では，BMIにより体格判定を行い，目標とするBMIの範囲を年齢別に示している（**表1-1**）．日本肥満学会では，肥満の判定基準を**表1-2**のように示している．

標準体重の算出には健診などにおける異常所見がもっとも少ないBMI＝22が用いられ，標準体重（kg）＝身長（m）^{2} × 22とする．肥満度は，実測体重が標準体重に対してどのぐらい増減しているのか標準体重に対する割合を表したものである．肥満度（%）＝｛〔実測体重（kg）－標準体重（kg）〕/標準体重（kg）｝× 100.

ローレル指数は学童期の体格指標として用いられる．体重（kg）÷身長（m）^{3} × 10．詳細はp. 105.

表1-1　目標とするBMIの範囲[*1,2]

年齢（歳）	目標とするBMI（kg/m^2）
18～49	18.5～24.9
50～64	20.0～24.9
65～74[*3]	21.5～24.9
75以上[*3]	21.5～24.9

*1：男女共通．あくまでも参考として使用すべきである．
*2：観察疫学研究において報告された総死亡率がもっとも低かったBMIをもとに，疾患別の発症率とBMIとの関連，死因とBMIとの関連，喫煙や疾患の合併によるBMIや死亡リスクへの影響，日本人のBMIの実態に配慮し，総合的に判断し目標とする範囲を設定．
*3：高齢者では，フレイル予防及び生活習慣病の発症予防の両者に配慮する必要があることも踏まえ，当面目標とするBMIの範囲を21.5～24.9 kg/m^{2}とした．

〔日本人の食事摂取基準（2020年版）〕

表1-2　日本肥満学会による判定基準

< 18.5	低体重
18.5 ≦～< 25	普通体重
25 ≦～< 30	肥満（1度）
30 ≦～< 35	肥満（2度）
35 ≦～40	肥満（3度）
40 ≦	肥満（4度）

（肥満症診療ガイドライン2016）

カウプ指数は乳幼児の体格指標として用いられる．体重（kg）/ 身長（m）^{2}．詳細は p.67.

腹囲，ウエスト・ヒップ比

肥満は，皮下脂肪型と内臓脂肪型に分類され，健康問題が増大するのは内臓脂肪型肥満である．内臓脂肪型肥満は腹腔内脂肪面積が 100 cm^2 以上で，判定には腹囲を用い，男性 85 cm 以上，女性 90cm 以上である．また，ウエスト・ヒップ比が男性 1.0 以上，女性 0.8 以上の場合，内臓脂肪型とされている．

皮下脂肪厚

皮下脂肪厚計（皮脂厚計，キャリパー）を用い，右腕の上腕背部（上腕三頭筋，TSF），肩甲骨下部（SSF）を測定する．上腕三頭筋と肩甲骨下部の和が男性では 40 mm 以上，女性では 50 mm 以上を肥満とする．浮腫がある場合は，正確な値を得ることができない．

体脂肪測定

手や足の電極から微弱な電流を流して，体全体のインピーダンス（電気抵抗値）を測定する．脂肪組織はほとんど電気を流さないのでインピーダンス（電気抵抗値）が大きくなる．人体のインピーダンスは変化するため，決まった時間に同じ条件で 1 日 1 回測定し，数日，数週間ごとに変化を確認する．実測体重に体脂肪率をかけると体脂肪量が算出できる．

骨格筋量

長期的にエネルギーやたんぱく質が不足すると，体たんぱく質が崩壊され骨格筋量が減少する．骨格筋量は，上腕周囲長と上腕三頭筋皮下脂肪厚を測定し計算して推定する．

上腕筋囲（cm）＝上腕周囲長（cm）－ π ×皮下脂肪厚（mm）/10

上腕筋面積（cm^2）＝〔上腕周囲長（cm）－ π ×皮下脂肪厚（mm）/10〕^{2}/4 π

臨床診査

問診・視診・触診などにおいて，精神的・身体的状況が把握される．問診においては，現病歴・既往歴・家族歴・自覚症状・消化器症状（食欲）や生活習慣（飲酒・運動・睡眠）などが聴かれる．身体所見において栄養学観点から注意すべき事項には，皮膚の状態（乾燥・炎症・ひび割れなど），頭髪（脱毛，光沢など），爪（形状，ひび割れなど），口唇・口腔（口角炎・口唇炎・味覚異常など）があげられる．

臨床検査

臨床検査には，尿・血液などを検査する検体検査，心電図・肺機能などの生理機能検査，そして画像検査などがある．**表 1-3** は，尿・血液の代表的な検査一覧である．

①血液生化学検査

たんぱく質

血液中の血漿（血球以外）中の液状成分を血清といい，血清の中に含まれるたんぱく成分の総量を血清総たんぱくという．

アルブミンは，血清総たんぱくの約 60％を占める．半減期は約 20 日で慢性的なたんぱく質・エネルギー不足状態の判定に用いる．クワシオコールでは著しい低下がみられる．

プレアルブミンはトランスサイレチンともいう．トランスサイレチン・トランスフェリン・レ

表 1-3 臨床検査一覧

I：尿	ケトン体	陰性	絶食，飢餓など，糖質不足で陽性化
	クレアチニン（Cr）1日排泄量（クレアチニン身長係数：CHI）	男性 23mg/kgIBW 女性 18mg/kgIBW	筋たんぱく質量を反映，クレアチニン身長係数は，左記に対する百分比で表す
	3-メチルヒスチジン（3-MH）	男性 135～550μmol/日 女性 70～370μmol/日	骨格筋のたんぱく質代謝を反映．筋肉量の少ない女性，高齢者では低値．低栄養状態で低下
	窒素バランス	±0	窒素バランス＝たんぱく質摂取量（g/日）÷6.25 −尿中窒素排泄量（g/日） 尿中窒素排泄量（g/日）＝尿中尿素窒素（g/日）＋3.5 生体のたんぱく質代謝の同化・異化を反映
II：血球	赤血球数（RBC）	男性 450～610×10^4/μL 女性 380～530×10^4/μL	鉄欠乏，慢性炎症，悪性疾患などで低下
	ヘモグロビン（Hb）	男性 13～18g/dL 女性 11～16g/dL	
	白血球数（WBC）	4,000～10,000/μL	感染症で増加，薬剤，免疫能低下で減少
	リンパ球数	1,500～4,000mm^3	低栄養状態で低下
	リンパ球サブセット	T細胞：65～80% B細胞：5～15%	低栄養状態で末梢血T細胞数減少
III：血液生化学 たんぱく質	総たんぱく質（TP）	6.5～8.0g/dL	
	アルブミン（Alb）	3.5～5.3g/dL	$T_{1/2}$＝2～3週間，また血中プールが大きいため，短期間の栄養指標にはなりにくい
	プレアルブミン（pre-Alb）	10～40mg/dL	RTP：$T_{1/2}$が短く，血中プールも少ないため，短期間の栄養指標となる（$T_{1/2}$＝3～4日）
	トランスフェリン（Tf）	250～300mg/dL	RTP：（$T_{1/2}$＝7～10），血清鉄の担体たんぱく質（1/3が結合，2/3が遊離型） 失血や鉄欠乏性貧血では上昇，鉄過剰，肝硬変，慢性感染症，ネフローゼ症候群では低下
	レチノール結合たんぱく質（RBP）	2.6～7.0mg/dL	RTP（$T_{1/2}$＝12～16時間）肝臓で合成され，レチノール（ビタミンA）と結合 アルブミン製剤投与の影響を受けないが，肝・腎機能と，ビタミンA濃度の影響を受ける
	フェリチン	男性 15～220ng/mL 女性 5～80ng/mL	
	総鉄結合能（TIBC）	男性 260～398μg/dL 女性 261～421μg/dL	
	アミノ酸比*		たんぱく質欠乏状態で低下
	BUN	9～20mg/dL	絶食，組織異化亢進で上昇 低たんぱく質食で低下
	免疫グロブリン（Ig）	IgG 639～1,349mg/dL IgA 70～312mg/dL IgM 56～352mg/dL	
	補体（C）	CH50：30～45U/mL C3：65～140mg/dL C4：12～40mg/dL	
脂質	総コレステロール（TC）	130～220mg/dL	低栄養以外，甲状腺機能亢進症，肝障害で低値
	中性脂肪（TG）	35～150mg/dL	
	遊離脂肪酸（FFA）	100～800μEq/L	強制栄養の場合，必須脂肪酸（生体内で合成不可能）欠乏に注意
	リン脂質	145～257mg/dL	
	リポたんぱく質（脂質＋アポたんぱく質）	カイロミクロン VLDL LDL HDL アポたんぱく質A-IV	アポたんぱく質A-IV：脂肪吸収状態を反映（吸収不良で低下），腎不全で上昇，肝障害時でも低下しない

表 1-3　つづき

糖質	血糖（BS）	空腹時 65～105mg/dL	
	ヘモグロビン A1c	4.6～6.2%	2～3 か月の血糖状態を反映．NGSP 値
	フルクトサミン	220～280μmol/L	2～4 週間の血糖状態を反映
電解質	Na	135～145mEq/L	
	K	96～108mEq/L	
血漿浸透圧		270～295mOsm/L	
酵素	ChE	男性 230～450U 女性 179～354U	
ビタミン	A（レチノール）	50～64μg/dL	
	B_1	50～170ng/mL	食事の影響を受けない．極端な欠乏は脚気・脳症を引き起こす
	B_2	50～120ng/dL	
	B_6	3～15ng/mL	
	B_{12}	200～1,000pg/mL	炎症性腸疾患，胃全摘，短腸症候群で低下．欠乏すると，貧血，精神症状，食欲不振などが出現
	C	0.7～2.0mg/dL	
微量元素	葉酸	5.5～16ng/dL	薬剤，消化管術後，膵外分泌機能低下で吸収障害．欠乏で貧血
	亜鉛，セレンなど		亜鉛欠乏が代表的（味覚異常，口内炎，舌炎，下痢，嘔吐，皮疹，うつ状態など）
ホルモン	甲状腺ホルモン	FT_4：0.8～1.9ng/dL FT_3：2.5～5.5pg/dL	T_3，T_4 より TBG 値に左右されない FT_3，FT_4 測定が望ましい．断食，飢餓にて低 T_3 症候群
	副腎皮質ホルモン（コルチゾール）	早朝空腹安静時 6～22μg/dL 夕刻～深夜 5μg/dL 以下	
	膵ホルモン	インスリン（IRI） 5～15μU/mL C-ペプチド（CPR） 1.0～2.8ng/mL	すべて空腹時の基準値

注：*アミノ酸比＝非必須アミノ酸（グリシン，セリン，グルタミン，タウリン）/ 必須アミノ酸（バリン，ロイシン，イソロイシン，メチオニン），RTP：rapid turnover protein，$T_{1/2}$：生物学的半減期，BUN：血中尿素窒素，NGSP：national glycohemoglobin standardization program，T_3：トリヨードチロニン，T_4：チロキシン，TBG：チロキシン結合グロブリン，IBW：理想体重．

チノール結合たんぱく質のそれぞれの半減期は，約 3 日・8 日・12 時間で，いずれもアルブミンに比べて代謝回転が速く，血清の濃度はたんぱく質の栄養状態に対してすみやかに変動する．

脂質

中性脂肪（triacylglycerol；TG），総コレステロール（total cholesterol；TC），LDL-コレステロール，HDL-コレステロールなどを測定する．TG は食事の影響を受けやすく，食後 4～6 時間後に高値を示すので，採血の時間に注意が必要である．これらは，脂質異常症など脂質代謝の異常やエネルギー摂取状況の判定に利用される．

糖質

血糖値（blood glucose；BG）は血中のブドウ糖の濃度をさし，健常人では空腹時血糖は 70～110mg/dL で，食事摂取により上昇し，食後約 2 時間で空腹時血糖近くに低下する．

HbA1c は，ヘモグロビンと糖が結合した糖化たんぱく質である．HbA1c のヘモグロビンに対する割合は，血中の糖濃度に依存する．ヘモグロビンの寿命は約 3 か月で，HbA1c はその時期の血糖値を反映し，糖尿病のコントロール指標となる．

グリコアルブミン（GA）は，約 2 週間前の血糖値を反映する．

②尿

ケトン体は飢餓など糖質摂取不足で陽性化する．クレアチニンは，筋たんぱく質代謝量を反映し，1 日排泄量から筋肉量を推定できる．3-メチルヒスチジンは筋たんぱく質の分解によって生じ，尿中排泄量は手術や外傷などでは増加し，低栄養状態では低下する．窒素排泄量は，たんぱく質の栄養状態の指標である．窒素摂取量と窒素排泄量の差を窒素バランス（出納）といい，体たんぱく質の同化・異化を反映する．窒素バランス（出納）は，成長期・妊娠期では正であり，低栄養状態では負を示す．

食事摂取状況に関するアセスメント（食事調査の方法）

食事調査の方法

栄養状態を評価するためには，食事摂取状況の把握は必須である．食事調査を行い，その情報から，摂取エネルギー・摂取栄養量・食習慣・食環境などを推定する．食事調査には，食物摂取頻度調査法，食事歴法，24 時間思い出し法，食事記録法，陰膳法などがある（**表 1-4**）．対象者本人が記入する，面接方式で思い出したものを聞き取るなど，各調査に長所と短所がある．目的や対象者の状況・人数，スタッフの技術に合わせて調査方法を選択する．

食事調査の限界にも留意するようにする．たとえば，調査と実際の誤差である．過少申告・過大申告・日間変動・個人間変動などがある．日間変動とは，個人内変動のことであり，食べている食品や食べ方が日々異なっていることをいう．個人間変動は，摂取量や摂取状態が人によって異なることをいい，集団内における摂取量のばらつきを示す．食事記録法では，日数を長くすることで妥当性が高まる．その場合，対象者の負担を考えながら調査日数を設定する．

表 1-4　食事調査の長所と短所

	過去を振り返る			現在の事象に関する	
	調査票に基づく		実際に食べたものに基づく		
	食物摂取頻度調査法	食事歴法*	24 時間思い出し法	食事記録法	陰膳（かげぜん）法
対象	個人	個人	個人	個人または世帯	個人
摂取量	平均的摂取目安量	平均的摂取目安量	目安量	秤量または目安量	—
栄養士の介在	不要	要	要	要	要
評価目標	日常の食物摂取	日常の食物摂取	特定日の食物摂取	特定日の食物摂取	特定日の食物摂取
評価レベル	個人レベル	個人レベル	1 日：集団レベル 7 日以上：個人レベル	1 日：集団レベル 7 日以上：個人レベル	1 日：集団レベル 7 日以上：個人レベル
簡便性	高い	低い	比較的高い	低い	非常に低い
経済性	高い	低い	低い	低い	非常に低い

*：自記式のものも報告されているが，ここでは従来の面接法によるものを考える．

（吉田　勉 監修，栗原伸公 編．公衆栄養学．学文社，2013．p.89 より）

食事調査の後，食品成分表を用いて計算するが，ビタミンやミネラルは調理方法による変動があること，季節による成分値の変動があることなどに注意する．

栄養素についての1日量（数値）の評価のほか，食事として3食のバランスや食品群のバランスなどについても評価する．

食事調査の方法によっては調査期間の摂取状況しか把握できない．栄養アセスメントでは，習慣的な摂取量の把握が重要であり，食習慣・食環境〔味付け，嗜好，アレルギー食品，サプリメント，飲酒，喫煙や食事・間食・夜食の時間，外食頻度，食事にかける（かむ）時間，加工食品・惣菜の利用，食品購入の難易，自家栽培野菜，経済性，地域性，調理・介護担当者，キーパーソン，家族の協力，職場の協力〕など食事摂取状況や健康に影響する項目についても把握する．とくに栄養指導においてはこれらを考慮して指導することが重要である．

栄養アセスメントの評価項目

各種の食事調査から得られた結果をもとに，栄養摂取状況のアセスメントを行う．

エネルギーについては，摂取量と消費量のバランス（エネルギー収支バランス）が重要で，BMI，体重変化量，エネルギー必要量などを指標とする．たんぱく質・脂質・炭水化物についてはエネルギー比率を，たんぱく質・ビタミン・ミネラルについては，日本人の食事摂取基準を指標とする．これらの栄養素は摂取の不足と過剰の2側面からの検討が重要で，摂取不足には，推定平均必要量，推奨量，目安量が，過剰摂取には，耐容上限量（後述）が指標として用いられる．治療食については，各疾患の食事療法ガイドラインに従う．

3―栄養ケア計画の作成

栄養ケア計画とは，栄養アセスメントによる栄養状態の問題点を解決していく，すなわち栄養ケアを進めていくための栄養管理計画である．栄養ケア計画は，医師・看護師・管理栄養士など栄養ケアに関係するメンバーがチームを構成し協議して立案する．

1. 目標達成のための個人目標の設定

栄養状態の問題点を解決するには対象者に応じた目標設定が必要となる．目標設定においては，問題点に優先順位をつけて，短期的に解決する目標から，最終的に解決する長期の目標までを設定する．医師・看護師・管理栄養士らの指導のもとで，実行可能な目標を対象者自らが設定することは，目標を達成できたことが実感でき，継続して実施していく動機付けとなる．

短期目標

少しの努力で，数週間～1か月間，長くても3か月以内に改善可能な内容とする．一度に多くの目標をあげない．“毎晩体重測定をする”“朝食を食べる”などである．

中期目標

短期目標が達成されたことを確認したうえで，少なくとも6か月間続けていくことを新たな目標として設定する．継続して実施することにより習慣として定着することをめざす．“毎食，主食・主菜・副菜を揃える”などである.

長期目標

短期，中期の目標が達成されると，さらなる改善を目的として設定する．6か月～1年以内，長くとも1年後には結果が得られる内容とする．達成できたことを実感できるような目標とすることがよい．“休日はバランスを考えた食品の買い物に出かけ，その食品で自炊をする”などである.

2. 栄養補給法の決定

栄養補給方法には，経口栄養法，経腸栄養法，経静脈栄養法がある．栄養アセスメントの結果に応じて選択する．経口摂取が不可の場合，消化管が機能していれば経腸栄養法，機能していなければ経静脈栄養法となる．経口栄養法が基本であり，経口摂取が可能となり，消化管機能が回復してくれば，少量ずつからでも経口栄養法を併用・移行していく.

3. 必要栄養量の決定

必要エネルギー量

「日本人の食事摂取基準（2020年版）」では，目標とするBMIの範囲が示されている（**表1-1**）．また，推定エネルギー必要量が，性・年齢・身体活動レベル別に示されている．栄養ケアにおける必要エネルギー量の決定にあたり，対象者のBMIが食事摂取基準に示されているBMIの範囲にあれば，食事摂取基準の推定エネルギー必要量を活用できる．BMIの範囲にない場合は，BMIの数値に応じて必要エネルギー量を増減する．なお，現在の食事摂取量とBMIの関係を考慮することを忘れてはならない.

各栄養素必要量

「日本人の食事摂取基準（2020年版）」では，各栄養素について，性・年齢別に指標が示されている（**図1-2**）．各栄養素必要量の決定にあたっては，栄養アセスメントの評価項目が指標となる（前述「栄養アセスメントの評価項目」参照）.

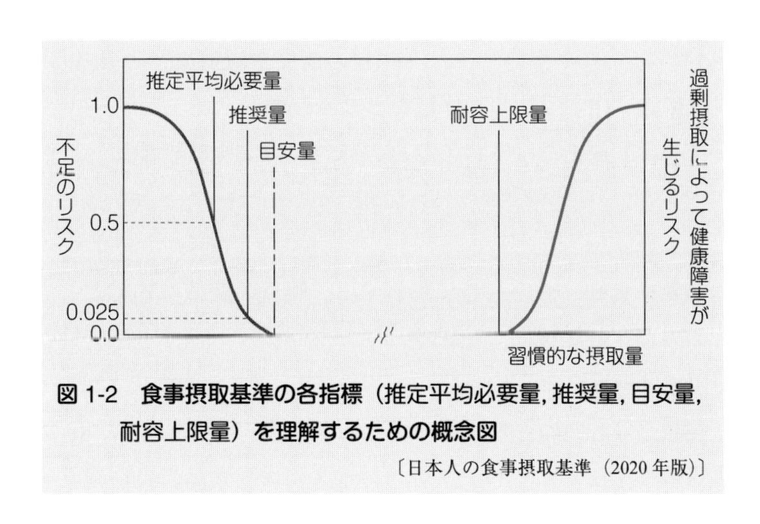

図1-2 食事摂取基準の各指標（推定平均必要量，推奨量，目安量，耐容上限量）を理解するための概念図

〔日本人の食事摂取基準（2020年版）〕

4—栄養ケアの実際にあたって

病院・高齢者施設などでは適切な食事を提供することが栄養ケアである．また，対象者自身が栄養ケアを行えるよう支援する栄養教育・栄養指導も間接的な栄養ケアである．ここでは，病院・高齢者施設における食事の提供（経口栄養法）を中心に述べる．

1. 食事計画

おいしく・喜ばれる食事

栄養素のバランスがとれ，栄養量が充足された献立であっても，喫食されなければ栄養的意義はない．給食においては，集団の栄養上の特徴を理解したうえで，喫食者の嗜好や食習慣などを把握してアセスメントを行い，必要に応じて献立・調理に反映し，最終的には個人のニーズに合った喜ばれる食事にする．しかし，問題のある食行動については，栄養教育・栄養指導により改善し，喫食率を高めていく努力が必要である．

食物のおいしさは，味覚，嗅覚，触覚，視覚，聴覚の五感のほか，喫食者の内部環境（健康・生理・心理状態），食習慣（家庭・学校・職場・文化・宗教・経済など），そして外部環境（気候・食卓周辺），栄養知識（教育・情報）などによる総合された感覚であり，それは，個人，人種，地域などにより感じ方が異なる．

味覚

甘味，酸味，塩味，苦味，うま味は五原味といわれる．おおまかに，甘味は炭水化物食品，酸味は未熟な果物や腐敗食品，塩味は食塩，苦味はコーヒーなどの嗜好品や有毒物質，うま味はたんぱく質食品の指標となる．そのほか，渋味と辛味は，味覚と口腔粘膜への刺激の複合的な感覚とされ，日本茶や香辛料などに含まれ，嗜好上重要である．

物質の溶液が水と判別できるときの濃度を“味覚の閾値”というが，味覚閾値は物質の種類，個人，年齢によって大きく異なる．たとえば，食塩の味覚閾値は加齢に伴い上昇するため，高齢者では濃厚な味付けになりやすい．また，味覚の消失や減退などの異常は，口腔内の疾患，亜鉛欠乏症，放射線療法・化学療法の副作用などでみられる．

献立作成においては，1食または1日の料理の味付け（調味料の種類）に偏りがないように留意する．

嗅覚

香りは，食品の品質や食欲，おいしさに影響する．嗅覚の閾値は加齢とともに上昇する．嗅覚は，鼻腔の炎症や外傷，妊娠後期，糖尿病，アルツハイマー病でも感受性が低下し，逆に妊娠初期や精神的原因では過敏になる．

献立作成では，食品そのものの香り，ハーブやスパイス，調理（蒸す，煮る，焼く，炒める，揚げるなど）による香りを生かす．ハーブやスパイスには，食品に良い香りを付け，悪い臭い

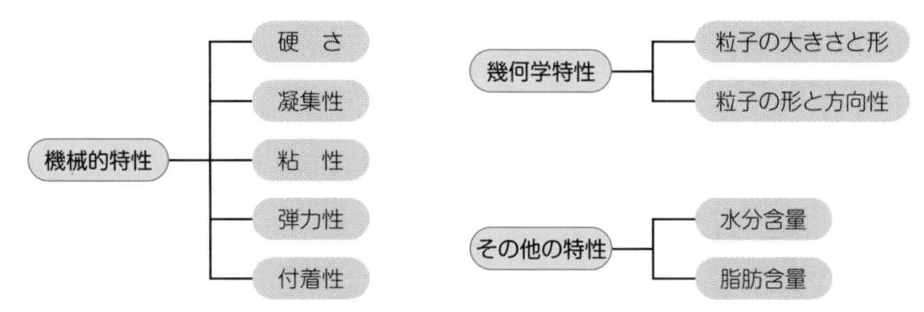

図 1-3　Szczesniak のテクスチャー・プロフィール

を消す（マスキング）効果がある．

香気成分のなかには，加熱により低下・増加・変化する（良い香りや悪い香りになる）ものがある．また，閾値は香気成分により大きな差があり，少量で香りの高い食品は使用量に注意する．

触覚

食物に対する口腔内での触覚で，テクスチャーと温度感覚がある．

テクスチャー　口あたりや歯ごたえなどとして感じられ，硬さ，軟らかさ，脆さ，粘性，弾性，付着性など，食品の物理的な性質を表す言葉である．A.S. Szczesniak は特性を分類し（**図 1-3**），おいしさ（嗜好性）の 30〜40%はテクスチャーによるとしている．歯ごたえのあるせんべい，腰のあるうどん，粘りのあるごはん，滑らかな豆腐，しっとりとしたカステラなど，食物により求められるテクスチャーが異なる．食物の多くは，物質の微細な粒子がほかの物質のなかに分散してコロイド状となっている．たとえば，液体に，液体が分散（牛乳）したり，固体が分散（みそ汁）するなどである．咀しゃく・嚥下困難者では，ゾル（液体のなかに液体または固体の粒子が分散しており，流動性がある形状）やゲル（ゾルの分散している粒子の濃度が高く，ゼリー状となる）のわずかな状態の違いが飲み込みや誤嚥に影響する．献立は，喫食者の状況を把握したうえで，普通菜，軟菜・特軟菜（弱い力でかむことができる，歯ぐきでつぶせる，舌でつぶせる），半流動菜，流動や，刻む，とろみをつけるなど，疾病や各ライフステージのニーズに合ったテクスチャーとする．日本摂食嚥下リハビリテーション学会では，咀しゃくや嚥下の困難者に対する「日本摂食・嚥下リハビリテーション学会嚥下調整食分類 2013」において，食事では嚥下訓練食品 2 段階および嚥下調整食 5 段階の形状の分類を示している．農林水産省は，食機能や栄養に問題がある場合に，商品選びに役立つツールを作成している．飲み込み・かむことに問題がある場合には，容易にかめる食品（焼き豆腐），歯ぐきでつぶせる食品（木綿豆腐），舌でつぶせる食品（絹ごし豆腐），かまなくてもよい食品（つぶのあるペースト食）に，飲み込みに問題がある場合は，少し咀しゃくして飲み込める性状のもの，口の中で少しつぶして飲み込める性状のもの，そのまま飲み込める性状のものに区分して示している．最近食べる量が少なくなった・体重が減った場合には，まずは専門職（医師・歯科医師・管理栄養士）に相談するよう記されている．

温度感覚　温度感覚には温覚と冷覚がある．温かい料理は高温を，冷たい料理は低温を保ちながら提供する．病院における適温給食は，入院時食事療養制度における食事療養（I）の条件となっており，温冷配膳車，保温食器，盛り付けまでの保温・保冷機器，食堂における対面盛り付けなどにより対応する．

視覚

食物の色彩，光沢，切り方，盛り付け，ボリューム，季節感，食器の形状などの見た目（視覚）は，食べる（味覚）前の感覚であり，“おいしそう”“まずそう”など食欲に影響する．

献立作成においては，1椀（皿）・1食・1日献立のでき上がりをイメージして，食品の種類，切り方，盛り付けや食器などを決める．

色彩　Birrenは，色彩と食欲との関係について，橙・赤・黄色を“食欲が増進する色”，黄緑・紫色を“食欲が減退する色”としている．食品の色彩を生かすとともに，調理による変色を防止し，呈色や発色を利用した献立・調理とする．たとえば，りんご，ごぼうは褐変するので，塩水・酢水・水に漬ける，野菜の緑色のクロロフィルは温度（加熱）やpH（酢味）により変色するので，ゆでた後は冷水で冷やしたり，喫食寸前に酢で和えるなどする．また，アントシアンは酸性により赤色を呈し，はじかみやしょうがの酢漬けは赤色となる．

光沢　酒，みりん，砂糖，はちみつ，しょうゆ，ソースなどの調味料や，油脂，でんぷんを用いて光沢を出す．

切り方　食事の形態，喫食者のニーズ，料理のでき上がり，調理作業時間などを考慮して切り方を決める．大量調理では，献立作成者の意思が調理担当者に伝わるよう連携が重要である．

盛り付け　“日本料理では付け合せは手前に，西洋料理では後方に”“膳の中での主食・汁・主菜・副菜の位置”など，盛り付けや膳組の理解が必要である．盛り付けにおいて，食器の汚れやはみ出すほどの山盛りなどはあってはならない．

ボリューム　各ライフステージの一般的な量を理解しておく．ボリュームに対する満足度は喫食者が大食・小食であるかによっても異なるが，量が多過ぎると食欲は減退し，少な過ぎると不満足となる．

食器　毎日毎食の食器を変えることにより変化をつけることができる．料理形式（和・洋・中），大きさ（大・中・小），形状（角形・丸形），色（白色・色付き），材質（陶器・ガラス・樹脂）などを考慮して各種の食器を用意しておく．

聴覚

野菜を切ったり油で揚げるときなどの調理音，きゅうりをかむ，牛乳を飲む，うどんをすするなどの喫食音，食事をする部屋の音楽，騒音，会話などは，食欲やおいしさに影響する．

喫食者の内部環境（健康・生理・心理状態）

発熱している，空腹感がない，心配事がある，などは食欲やおいしさに関係し，健康状態，生理状態，心理状態が思わしくない場合は，たとえ好物の料理でも喜ばれない．

食習慣（家庭・学校・職場・文化・宗教・経済）

“慣れていない食物や，過去に不快に感じた食物は嫌い”“甘いものを好む”などの食習慣は，食欲やおいしさに影響する．食習慣は，個人を取り巻く日常の環境のなかで形成される．

食事の提供において，食習慣を尊重することにより喫食率を高めることができるが，誤った食習慣については改善を指導する．

外部環境（気候・食卓周辺）

気温・湿度や食卓周辺の環境は，食欲やおいしさに関係する．食卓周辺の環境は，嗅覚，触覚，視覚，聴覚の観点からインテリア，テーブル，椅子，食器などを検討するとよい．

栄養知識（教育・情報）

栄養・健康についての教育や情報は，食物への関心を深め，食欲やおいしさに影響する．制限の厳しい食事療法も，その必要性を理解し，自らが積極的に治療をめざす場合には肯定的にとらえられるが，必要性を理解しない場合には，強い不満を示すことも多い．

栄養目標量（栄養基準）の設定

個人の場合

「日本人の食事摂取基準」を参考に，性・年齢・身長・体重・標準体重当たりの必要量や，基礎代謝量，身体活動レベル，ストレス係数などをもとに算出する．また，個々に栄養アセスメントを行い，とくにスポーツ選手，特殊環境下（高温・低温）や疾病のある場合は，運動量，食欲，摂食機能，栄養状態，疾病に応じた必要栄養量を設定する．

推定エネルギー必要量＝基礎代謝基準値(kcal/kg 体重 /日)×参照体重(kg)×身体活動レベル(active factor；AF)×ストレス係数（stress factor；SF)

として算出する．

成人および高齢者の基礎代謝量を**表 1-5** に，身体活動レベルを**表 1-6** に示す．

身体活動レベルは，健常者では**表 1-6** のとおりであるが，入院患者の場合はベッド上安静“1.2”，ベッド外活動“1.3～1.4”とし，施設の特徴に応じた身体活動レベル値を用いて計算する．多くの病院では“1.3”が用いられている．

表 1-5　基礎代謝量（成人および高齢者）

性別	男性			女性		
年齢（歳）	基礎代謝基準値 (kcal/kg 体重 / 日)	参照体重 (kg)	基礎代謝量 (kcal/ 日)	基礎代謝基準値 (kcal/kg 体重 / 日)	参照体重 (kg)	基礎代謝量 (kcal/ 日)
18～29	23.7	64.5	1,530	22.1	50.3	1,110
30～49	22.5	68.1	1,530	21.9	53.0	1,160
50～64	21.8	68.0	1,480	20.7	53.8	1,110
65～74	21.6	65.0	1,400	20.7	52.1	1,080
75 以上	21.5	59.6	1,280	20.7	48.8	1,010

表 1-6　身体活動レベル（男女共通）

身体活動レベル	I 低い	II ふつう	III 高い
18～64 歳	1.50	1.75	2.00
65～74 歳	1.45	1.70	1.95
75 歳以上	1.40	1.65	—

表 1-7　荷重平均エネルギー量の算出例（成人）

		エネルギー階級 (kcal/日)	男性 (人)	女性 (人)	合計エネルギー (kcal)	各グループの合計エネルギー	各グループの合計エネルギー / 各グループの人数	荷重平均値
A	18～49 歳 50～64 歳	2,300 2,200	24 12		55,200 26,400	81,600	2,267	2,300
		合計	36					
B	65～74 歳 75 歳以上	2,050 1,800	77 38		157,850 68,400	226,250	1,967	2,000
		合計	115					
C	18～29 歳 30～49 歳 50～64 歳	1,700 1,750 1,650		25 30 28	42,500 52,500 46,200	141,200	1,701	1,700
		合計		83				
D	65～74 歳 75 歳以上	1,550 1,400		65 32	100,750 44,800	145,550	1,501	1,500
		合計		97				

成人においては，個人差が大きいため，個人のエネルギー必要量を確認したうえで，主食および間食でエネルギーを調整する．

集団の場合

病院・高齢者施設・事業所給食

- エネルギー：

　病院・高齢者施設の一般治療食では，入院患者・入所者の性・年齢別構成比を求め，荷重平均エネルギー量を算出し，栄養基準設定の参考にする．年齢に幅がある場合には，年齢や性で区切り，栄養基準の種類を増やす（**表 1-7**）．事業所給食では，喫食者の性・年齢・身体活動レベル別構成比を求め，「日本人の食事摂取基準」の推定エネルギー必要量を用い，荷重平均エネルギー量を算出する．昼食は 1 日のエネルギーの約 35%とする．近年，メタボリックシンドロームの予防を考慮した栄養基準の設定も必要とされる．また，定期的に荷重平均エネルギー量を算出し，栄養基準について確認を行う．

- たんぱく質：推奨量・目安量・目標量
- 脂質：%エネルギー 20～30
- 炭水化物：%エネルギー 50～65
- ビタミン A・B_1・B_2・C，カルシウム，鉄：推定平均必要量・推奨量・目安量
- 食塩：男性 7.5 g 未満，女性 6.5 g 未満
- 食物繊維：男性 21 g 以上，女性 18 g 以上（18～64 歳）

乳児期，幼児期，学童期，妊娠・授乳期，高齢期

何種類かの栄養基準を設定し，性・年齢に応じた必要栄養量を選択できるようにする．

特別治療食

各疾病学会の食事療法の指針をもとに，入院患者の性・年齢・身長・体重を当てはめて栄養量を算出し，類似の栄養量をまとめて何種類かの栄養基準を設定する．

表 1-8 食品群別荷重平均成分表（例：いも類）（7月1日～31日）

食品群	食品名	数量（g）	比率（%）	エネルギー（kcal）	たんぱく質（g）	脂質（g）	炭水化物（g）		ビタミンC（mg）
いも類	こんにゃく	320.0	22.1	1	Tr	Tr	0.5	…	0
	糸こんにゃく	100.0	6.9	Tr	Tr	Tr	0.2	…	0
	さつまいも	170.0	11.7	16	0.1	Tr	3.7	…	3
	さといも	18.0	1.2	1	Tr	Tr	0.2	…	Tr
	じゃがいも	700.0	48.3	37	0.8	0.1	8.5	…	17
	ながいも	60.0	4.1	3	0.1	Tr	0.6	…	Tr
	でん粉	67.0	4.6	15	Tr	Tr	3.8	…	0
	緑豆はるさめ	16.0	1.1	4	Tr	Tr	0.9	…	0
	合計	1,451	100.0	76	1.0	0.1	18.4	…	20

Tr：微量.

- 疾病別栄養基準：食事の種類を糖尿病食，腎臓病食など疾病ごとに分類
- 成分別栄養基準：エネルギーコントロール食，たんぱくコントロール食，脂質コントロール食など栄養成分ごとに分類

学校・児童福祉施設

文部科学省「児童又は生徒一人一回当たりの学校給食摂取基準」，厚生労働省「児童福祉施設における食事の提供ガイド」に従い栄養基準を設定する．アレルギー，1型糖尿病，先天性代謝異常症などの患児については個別に提供する．

食品構成

食品構成とは，栄養基準を充足するために1日に使用する食品群の種類（食品のバランス）と量を決めるものである．離乳期，学童期，成人期，妊娠・授乳期，高齢期などライフステージや，疾病の栄養上の特性を十分把握のうえ理解して作成する．

献立作成では，毎日が食品構成に合致する必要はない．10日間の献立の食品群の平均値がおおむね食品構成になることを目標とする．食品構成を目標に献立作成を行うと，食品群の調整や栄養量の充足を効率よく行うことができる．また，栄養指導において，対象者に1日の食事内容を示す場合に利用できる．

食品群100g当たりの栄養量は食品群別荷重平均成分表を使用する．食品群別荷重平均成分表は，食品群における，食品の使用割合に応じた栄養量である（**表1-8**）．集団給食施設では，コンピュータにより，実施献立の1年間・四季・月の食品群別荷重平均成分表が簡単に算出できる．

食品の種類と選択

日本食品標準成分表の概要

2015年12月，文部科学省により「日本食品標準成分表2015年版（七訂）」として改訂され，本表のほか，別冊として，アミノ酸成分表編，脂肪酸成分表編，炭水化物成分表編の3冊が作成された．本表には，2,191食品について，廃棄率，可食部100g当たりのエネルギー，水分，

たんぱく質，アミノ酸組成によるたんぱく質，脂質，トリアシルグリセロール当量，脂肪酸（飽和・一価不飽和・多価不飽和），コレステロール，炭水化物，利用可能炭水化物（単糖当量），食物繊維（水溶性・不溶性・総量），灰分，無機質（ナトリウム，カリウム，カルシウム，マグネシウム，リン，鉄，亜鉛，銅，マンガン，ヨウ素，セレン，クロム，モリブデン），ビタミン（A：レチノール・α-およびβ-カロテン・β-クリプトキサンチン・β-カロテン当量・レチノール活性当量，D，E：α-・β-・γ-・δ-・トコフェロール，K，B_1，B_2，ナイアシン，ナイアシン当量，B_6，B_{12}，葉酸，パントテン酸，ビオチン，C），食塩相当量，し好飲料類と調味料および香辛料類についてはアルコールも記載され，52の成分項目が収載されている．食品は，未調理の「生」「乾」のほか，「ゆで」「焼き」，そして，刺身・天ぷら・から揚げ等和食の伝統的な料理も収載されている．また，本成分表に収載されている原材料から調理加工食品の栄養成分を求める方法が事例により示されている．これにより，そう菜等の栄養成分の計算が行えるよう期待されている．

食品群の分類

食品成分表では，食品を「穀類」「いも及びでん粉類」「砂糖及び甘味類」「豆類」「種実類」「野菜類」「果実類」「きのこ類」「藻類」「魚介類」「肉類」「卵類」「乳類」「油脂類」「菓子類」「し好飲料類」「調味料及び香辛料類」「調理加工食品類」の18群に分類している．食品構成においてもこれに準ずるが，野菜類は「緑黄色野菜」と「その他の野菜」に分け，豆類は「大豆・大豆製品」と「その他の豆類・加工品」に分ける場合が多い．そのほか，食事の種類によっては，油脂類を動物性（魚類を除く）と魚類・植物性に分けることも必要である．国民健康・栄養調査では，穀類は米・大麦・小麦・その他の穀類に分けるなど，さらに詳細に分類し，結果を出している．

加工食品

近年，家庭における調理が減少し，加工食品の利用が急増している．インスタント食品，調理済み食品，コピー食品など多様な加工食品が販売されている．集団給食においても，人件費削減のため，導入する施設が多い．加工食品の使用にあたっては，当該規則の食品表示について理解しておくことが必要である．

アレルギー物質を含む食品に関する表示　「食品衛生法施行規則」および「乳及び乳製品の成分規格等に関する省令」（乳等省令）において，小麦，そば，卵，乳，落花生，えびおよびかにの7品目（以下「特定原材料」）を含む加工食品については，特定原材料を含む旨を記載しなければならないとされ，さらに，あわび，いか，イクラ，オレンジ，キウイフルーツ，牛肉，くるみ，さけ，さば，大豆，鶏肉，豚肉，まつたけ，もも，やまいも，りんご，ゼラチン，バナナ，ゴマ，カシューナッツ，アーモンドの21品目についても，可能な限り表示するよう努めることとされている．

食品表示法　食品の表示については，食品衛生法（衛生上の危害発生防止），JAS法（品質に関する適正な表示），健康増進法（国民の健康増進）に定められていたが，目的が異なる3法律であり，制度が複雑で理解しにくいものであった．そこで，3法律の食品表示に関する規定を一元化した食品表示法が2015年4月より施行された．消費者，事業者の双方にとってわかり

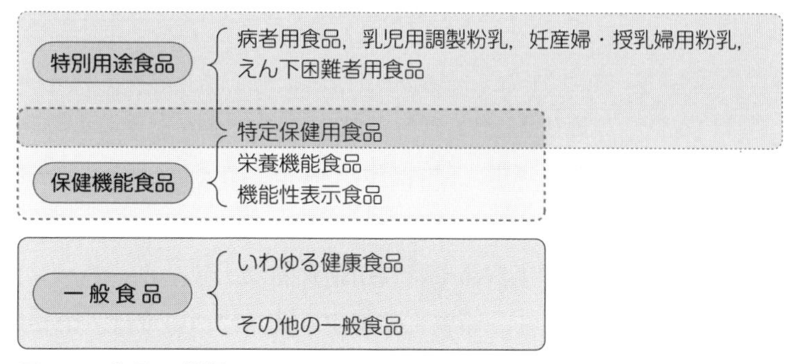

図 1-4　食品の分類

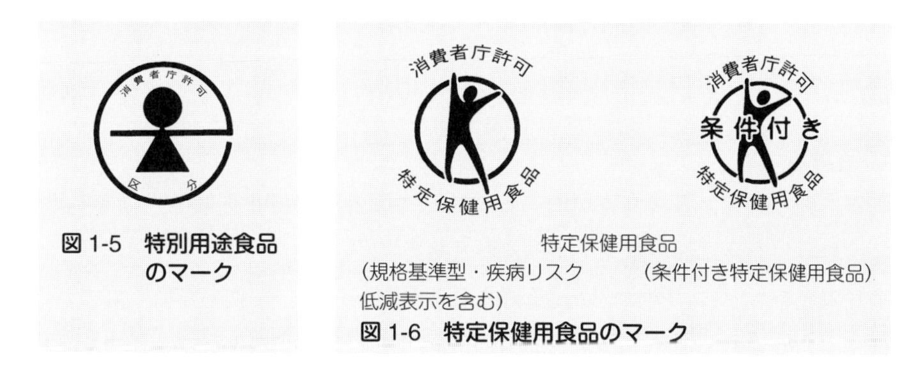

図 1-5　特別用途食品のマーク

特定保健用食品
（規格基準型・疾病リスク低減表示を含む）　（条件付き特定保健用食品）

図 1-6　特定保健用食品のマーク

やすい表示をめざし，食品表示基準として，食品の名称，アレルゲン，保存の方法，消費期限，原材料，添加物，栄養成分の量および熱量，原産地その他の食品関連事業者等表示すべき事項がまとめられた．また，これらを表示する際に食品関連事業者等が遵守すべき事項についても策定されている．

特別用途食品・特定保健用食品・栄養機能食品・機能性表示食品

食品は，**図 1-4** のように分類される．

特別用途食品（図 1-5）　国の許可が必要である．許可基準があるもの（許可基準型）についてはその適合性が審査され，許可基準のないもの（個別評価型）については個別に評価が行われる．病院の栄養管理や栄養指導では，病者用食品，妊産婦・授乳婦用粉乳，乳児用調製粉乳，嚥下困難者用食品などの利用が必要な場合がある．

特定保健用食品（図 1-6）　国の許可が必要である．身体の生理学的機能などに影響を与える保健機能成分を含む食品で，規格基準型（定められた規格基準を満たすとして許可された食品），疾病リスク低減表示（「若い女性のカルシウム摂取と将来の骨粗鬆症になるリスクの関係」，「女性の葉酸摂取と神経管閉鎖障害をもつ子どもが生まれるリスクの関係」），条件付き（一定の有効性が確認される食品を，限定的な科学的根拠である旨の表示をすることを条件として，許可対照と認める食品）がある．

栄養機能食品　科学的根拠が確認された栄養成分を一定の基準量を含む食品で，個別の許可は不要である．国が定めた表現により表示できる．

機能性表示食品　科学的根拠に基づき，事業者の責任において表示される．個別の許可を受けたものではない．

食品の選択

食品は，旬，流通，安全性，価格などのほか，「味・色彩・香りなどの五感，1食，朝・昼・夕食，前日と翌日の重なり」などを考慮し，料理のでき上がりをイメージして選択する．食品の種類と量は食品構成を目安にする．

食品成分表に掲載されていない加工食品や特別用途食品は，メーカーのパンフレットや食品に表示されている栄養成分を利用する．頻繁に使用する食品については，栄養成分値を栄養計算ソフトに登録しておくと，献立作成が即座にできるほか，栄養指導の際に，対象者の摂取栄養量を把握したり，必要栄養量を具体的な食事内容として示すときに役立つ．

献立作成

献立作成の留意点

献立作成にあたっては，各ライフステージや疾病の特性・嗜好を理解し，栄養基準の充足を前提として，おいしく喜ばれる献立を組み合わせる．

過去の嗜好調査をもとに“喫食率が高く好まれる献立”から“喫食率が低く好まれない献立”までを把握する．好まれる献立については頻度を高くし，好まれない献立については頻度を減らすか削除する．また，食品購入や調理作業上問題のあった献立も修正または削除する．

そのほか，経済（材料費・人件費・光熱水費），作業（量・時間・工程・導線・調理担当者の人数・調理技術），設備・機器（種類・数・位置・能力），衛生（作業量と調理担当者の人数・導線）などについても考慮する．

最近では，コンピュータに登録されている過去の献立について，修正を加えて作成する場合が多い．このとき注意しなければならないことは，長期計画のない，その日ごとの修正では，類似の献立や同一食品が頻発したり，長期間採用しない献立が出たりする．まずは，喫食者の平均喫食期間（病院では患者の平均在院期間）を把握し，献立のサイクル日数を決め，長期のサイクル献立を計画する．サイクル期間は，4・6週間など週間単位に設定する場合が多い．病院では術後食，検査食，クリニカルパスや，納入業者の定休日に対応しやすい．

サイクル献立作成の手順

サイクル期間の献立・食品名をすべて決め，一覧表を作成する．**表1-9**に例を示す．

①主食の種類と料理法を決める　朝食，昼食，夕食およびサイクル間の変化を考慮しながら主食の種類と料理法を決める．主食の種類は目につく献立の変化である．

②主菜の種類と献立を決める　朝食，昼食，夕食およびサイクル間の変化，主食との関係，油脂の使用量，調味料（味）の種類などを考慮しながら主菜の献立と食品を決める．

③副菜の献立を決める　朝食，昼食，夕食およびサイクル間の変化，主食・主菜との関係，温冷料理の組み合わせ，油脂の使用量，調味料（味）の種類などを考慮しながら副菜（野菜，海藻，きのこ）の献立と食品を決める．

④果物・デザート・乳製品を決める

表 1-9　サイクル献立の例（常食）

	8月3日（日）			8月4日（月）				8月30日（土）		
区分	料理名	材料名	使用量(g)	料理名	材料名	使用量(g)		料理名	材料名	使用量(g)
朝食	パン（洋皿）	ライ麦パン	120	パン（洋皿）	食パン	120				
		いちごジャム(高糖度)	20		いちごジャム(高糖度)	20				
	ゆで卵（梅鉢）	卵	50	スープ煮	ウインナーソーセージ	15				
	野菜ソテー	チンゲンサイ	30	（スープ皿）	ブロッコリー	40	…			
	（ベリー皿）	ぶなしめじ	30		キャベツ	40				
		たまねぎ	20	（温）	じゃがいも	25				
	（温）	にんじん	10		たまねぎ	20				
		調合油	2		エリンギ	20				
		塩	0.2		にんじん	10				
	果物（小鉢）	りんご	100		コンソメ（固形）	0.5				
	ヨーグルト	ヨーグルト(脱脂加糖)	80	果物（ベリー皿）	グレープフルーツ	100				
	ジュース	パイナップルジュース	200	牛乳		200				
昼食	ご飯	精白米	60	冷やしそうめん	そうめん（ゆで）	80(225)				
		強化米	0.3	（丼）	みかん缶詰	20				
	魚みそ漬け焼き	さわら	60		粉わさび	0.03				
	（平皿）	みそ	6	（冷）	葉ねぎ	5	…			
	（温）	砂糖	1	（茶碗蒸椀）	かつお・昆布だし	20				
	（から揚げ）	生しいたけ	20		みりん	10				
		ししとう	10		しょうゆ	10				
		じゃがいもでんぷん	2	冷しゃぶ	豚肉ロース脂なし	50				
		調合油	1.5	（洋皿）	サニーレタス	20				
		レモン	10	（冷）	きゅうり	20				
		塩	0.3	（ごまだれ）	トマト	20				
	炊き合わせ	がんもどき	40		しそ葉	1				
	（梅鉢）	かぼちゃ	60		かつお・昆布だし	15				
		板こんにゃく	20		ごま	10				
	（温）	さやいんげん	10		砂糖	0.5				
		みりん	2		みりん	0.5				
		しょうゆ	4		しょうゆ	4				
	からし和え	キャベツ	60	みぞれ和え	だいこん	60				
	（小鉢）	にんじん	10	（梅鉢）	きゅうり	15				
	（冷）	しょうゆ	2	（冷）	りんご	15				
		ごま	1		酢	5				
		粉からし	0.03		砂糖	3				
	焼きのり	焼きのり	1.5	水ようかん	水ようかん	100				
夕食	炒飯	精白米	60	ご飯	精白米	60				
		強化米	0.3		強化米	0.3				
	（大洋皿）	豚ひき肉	30	かき揚げ	干しえび	5				
		たまねぎ	40	（平皿）	さつまいも	20	…			
	（温）	ピーマン	15	（温）	ごぼう	20				
		セロリー	10		さやいんげん	15				
		トマトケチャップ	18		にんじん	10				
		塩	0.3		小麦粉	12				
		調合油	10		卵	6				
	中華サラダ	レタス	20		調合油	13				
	（ベリー皿）	ごぼう	15	冷奴	絹ごし豆腐	100				
		きゅうり	15	（中鉢）	しょうが	5				
		にんじん	10	（冷）	かつお節	0.5				
		かいわれだいこん	5		しょうゆ	4				
	（冷）	ごま油	1	なすの梅干煮	なす	80				
		調合油	2	（梅鉢）	梅干し	4				
		酢	6	（温）	砂糖	1				
		しょうゆ	3		しょうゆ	1				
	スープ	あさり	15	みそ汁	みそ	8				
	（スープ皿）	はるさめ（乾）	3	（汁椀）	えのきたけ	20				
		糸みつば	3	（温）	乾燥わかめ（戻し）	1(15)				
		ごま	1		煮干しだし	140				
	（温）	中華だし	140							
		塩	0.2							
		こしょう	0.02							
	杏仁豆腐	牛乳	40							
		水	30							
	（ベリー皿）	寒天	0.3							
		水	30							
		砂糖	7							
		みかん缶	30							
	（冷）	白桃缶	30							
		チェリー缶	5							
	牛乳		200							

⑤いも・種実・海藻・きのこ類の使用　主食・主菜・副菜，または献立を追加して使用する（毎日でなくてもよい）．

⑥すべての食品の量を決める

日々の献立作成では，嗜好調査，喫食調査，検食の結果や，食品の旬・流通・安全性・価格などをもとにサイクル献立を修正する．

選択食の献立

和・洋・中華料理や肉・魚料理などの何種類かの複数献立から選択する，1品ごとに主食・主菜・副菜などを選択するなどの方式があり，多くの病院や事業所給食で実施されている．1人が選択した内容をコンピュータで把握し，栄養的に偏った選択が継続する場合には指導するなど，嗜好だけが偏重されることのないような栄養管理が重要である．また，病院では，入院時食事療養（I）において，患者が希望した場合には，特別メニューを提供し，別料金を徴収することが認められている．

献立の展開

常食，軟食，乳児期食，幼児期食，学童期食，妊娠・授乳食，高齢期食など，一度に何種類もの食事の提供が必要な場合は，常食などを基本に献立を展開する．各食種に共通する献立，献立は同じであるが食品の種類・量が異なる献立，まったく異なる献立など栄養基準に応じて作成する．**表1-10**に展開例を示す．各食種について1種類となっているが，体格などによる必要エネルギー・栄養量の増減は，主食・牛乳など飲物・果物の量や間食の追加などにより対応する．

表 1-10　展開の例

○月○日（○）

	成人期			学童期			幼児期			高齢期		
区分	料理名	材料名	使用量(g)	料理名	材料名	使用量(g)	料理名	材料名	使用量(g)	料理名	材料名	使用量(g)
朝食	パン	ライ麦パン	120	パン	ライ麦パン	60	パン	ライ麦パン	60	パン	ライ麦パン	60
		いちごジャム(高糖度)	20		いちごジャム(高糖度)	20		マーガリン	8		いちごジャム	20
					マーガリン	8					(高糖度)	
	ゆで卵	卵	50	ゆで卵	卵	50	野菜ソテー	チンゲンサイ	20	ゆで卵	卵	50
	野菜ソテー	チンゲンサイ	30	野菜ソテー	チンゲンサイ	30		ぶなしめじ	20	野菜ソテー	チンゲンサイ	30
		ぶなしめじ	30		ぶなしめじ	30		たまねぎ	13		ぶなしめじ	30
		たまねぎ	20		たまねぎ	20		にんじん	7		たまねぎ	20
		にんじん	10		にんじん	10		調合油	1.5		にんじん	10
		調合油	2		調合油	2		塩	0.2		調合油	2
		塩	0.2		塩	0.2					塩	0.2
	果物	りんご	100	りんごのコンポート	りんご	100	りんごのコンポート	りんご	100	果物	りんご	100
					砂糖	15		砂糖	15			
					レモン果汁	1		レモン果汁	1			
	ヨーグルト	ヨーグルト(脱脂加糖)	80	ヨーグルト	ヨーグルト(脱脂加糖)	80	ジュース	パイナップルジュース	200	ヨーグルト	ヨーグルト(脱脂加糖)	80
	ジュース	パイナップルジュース	200	ジュース	パイナップルジュース	200				ジュース	パイナップルジュース	200
昼食	ご飯	精白米	60	ご飯	精白米	60	ご飯	精白米	30	ご飯	精白米	50
		強化米	0.3		強化米	0.3		強化米	0.2		強化米	0.3
				ふりかけ	Ca・Mg ふりかけ	2.6	ふりかけ	Ca・Mg ふりかけ	2.6	ふりかけ	Ca・Mg ふりかけ	2.6
	魚みそ漬け焼き	さわら	60	魚団子	ぎんだら	20	魚団子	ぎんだら	20	魚みそ漬け焼き	さわら	60
		みそ	6		木綿豆腐	30		木綿豆腐	30		みそ	6
		砂糖	1		スキムミルク	6		スキムミルク	6		砂糖	1
	から揚げ	生しいたけ	20		たまねぎ	40		たまねぎ	40		しそ葉	3
		ししとう	10		干しひじき	6		干しひじき	6	だいこんおろし	だいこん	40
		じゃがいもでんぷん	2		葉ねぎ	10		葉ねぎ	10		しょうゆ	1
		調合油	1.5		しょうが	4		しょうが	4			
		レモン	10		卵	10		卵	10			
		塩	0.1		パン粉	12		パン粉	12			
					じゃがいもでんぷん	12		じゃがいもでんぷん	12			
					しょうゆ	2		しょうゆ	2			
					調合油	6		調合油	6			
				ソテー	ほうれんそう	30		ミニトマト	10			
					生しいたけ	15						
					調合油	2						
					塩	0.1						
					ミニトマト	10						
	炊き合わせ	がんもどき	40	炊き合わせ	かぼちゃ	60	炊き合わせ	かぼちゃ	30	炊き合わせ	がんもどき	40
		かぼちゃ	60		板こんにゃく	20		さやいんげん	5		かぼちゃ	60
		板こんにゃく	20		さやいんげん	10		みりん	0.3		さやいんげん	10
		さやいんげん	10		みりん	1		しょうゆ	0.8		みりん	1.5
		みりん	2		しょうゆ	3.5					しょうゆ	3
		しょうゆ	4									
	からし和え	キャベツ	60	ごま和え	キャベツ	40	ごま和え	キャベツ	20	煮浸しごま和え	キャベツ	40
		にんじん	10		にんじん	7		にんじん	4		にんじん	7
		しょうゆ	2		しょうゆ	1.5		しょうゆ	0.8		しょうゆ	1.5
		ごま	1		ごま	0.7		ごま	0.4		ごま	0.7
		粉からし	0.03							焼きのり	焼きのり	1.5
	焼きのり	焼きのり	1.5									

表 1-10　つづき

	成人期			学童期			幼児期			高齢期		
区分	料理名	材料名	使用量(g)	料理名	材料名	使用量(g)	料理名	材料名	使用量(g)	料理名	材料名	使用量(g)
間食				クッキー	薄力粉	20	クッキー	薄力粉	13	バナナ	バナナ	100
					砂糖	8		砂糖	5	牛乳		200
					卵	7		卵	4.5			
					スキムミルク	6		スキムミルク	4			
					バター（無塩）	2		バター（無塩）	1.3			
					ベーキングパウダー	少々		ベーキングパウダー	少々			
							ヨーグルト	ヨーグルト(全脂無糖)	80			
				牛乳		200		いちごジャム(高糖度)	20			
夕食	炒飯	精白米	60	炒飯	精白米	60	炒飯	精白米	30	リゾット	精白米	50
		強化米	0.3		強化米	0.3		強化米	0.2		強化米	0.3
		豚ひき肉	30		豚ひき肉	30		豚ひき肉	15		牛もも	15
		たまねぎ	40		たまねぎ	40		たまねぎ	20		豚もも	15
		ピーマン	15		ピーマン	15		ピーマン	8		たまねぎ	40
		セロリー	10		セロリー	10		セロリー	5		ピーマン	15
		トマトケチャップ	18		トマトケチャップ	18		トマトケチャップ	9		セロリー	10
		塩	0.3		塩	0.3		塩	0.1		トマトケチャップ	18
		調合油	10		調合油	10		調合油	5		コンソメ（固形）	1
											調合油	4
											ワイン（白）	10
											塩	0.5
											こしょう	0.02
											バター	2
											パルメザンチーズ	8
											パセリ	3
	中華サラダ	レタス	20	中華サラダ	レタス	20	中華サラダ	レタス	13	いもサラダ	じゃがいも	50
		ごぼう	15		ごぼう	15		ごぼう	10		きゅうり	20
		きゅうり	15		きゅうり	15		きゅうり	10		にんじん	10
		にんじん	10		にんじん	10		にんじん	7		マヨネーズ	6
		かいわれだいこん	5		ごま油	1		ごま油	0.7		塩	0.5
		ごま油	1		調合油	2		調合油	1.3		レタス	15
		調合油	2		酢	6		酢	4			
		酢	6		しょうゆ	3		しょうゆ	2			
		しょうゆ	3									
	スープ	あさり	15	スープ	あさり	15	スープ	はるさめ（乾）	3	スープ	はるさめ（乾）	3
		はるさめ（乾）	3		はるさめ（乾）	3		糸みつば	3		糸みつば	3
		糸みつば	3		糸みつば	3		ごま	1		中華だし	140
		ごま	1		ごま	1		中華だし	140		塩	0.2
		中華だし	140		中華だし	140		塩	0.2		こしょう	0.02
		塩	0.2		塩	0.2		こしょう	0.02			
		こしょう	0.02		こしょう	0.02						
	杏仁豆腐	牛乳	40	杏仁豆腐	牛乳	40	杏仁豆腐	牛乳	40	杏仁豆腐	牛乳	40
		水	30		水	30		水	30		水	30
		寒天	0.3		寒天	0.3		寒天	0.3		寒天	0.3
		水	30		水	30		水	30		水	30
		砂糖	7		砂糖	7		砂糖	7		砂糖	7
		みかん缶詰	30		みかん缶詰	30		みかん缶詰	30		みかん缶詰	30
		白桃缶詰	30		桃缶詰	30		桃缶詰	30		桃缶詰	30
		チェリー缶詰	5		チェリー缶詰	5		チェリー缶詰	5		チェリー缶詰	5
	牛乳		200									
		基準値	合計		基準値	合計		基準値	合計		基準値	合計
	エネルギー (kcal)	2,000	1,935	エネルギー (kcal)	2,000	2,051	エネルギー (kcal)	1,300	1,390	エネルギー (kcal)	1,800	1,804
	たんぱく質 (g)	70	69.8	たんぱく質 (g)	55	57.1	たんぱく質 (g)	35	32.7	たんぱく質 (g)	65	67.6
	脂質 (g)	55	55.6	脂質 (g)	65	63.8	脂質 (g)	35	37.9	脂質 (g)	50	51.9
	炭水化物 (g)	300	290.0	炭水化物 (g)	310	314.1	炭水化物 (g)	220	233.8	炭水化物 (g)	270	268.4
	食塩 (g)	6.5	6.4	食塩 (g)	6.0	5.6	食塩 (g)	3.5	3.5	食塩 (g)	6.5	6.5

2. 食品購入と保管管理

食品購入

食品の規格　品種や品質により価格が異なる．生産地・品種・品質・鮮度・品温・下処理条件・包装・納入単位（箱・kg・個）・賞味期限・消費期限など食品の納入条件を定める．食品の旬・流通・安全性・価格について絶えず情報を得て規格に反映する．

納入方法　納入時間・場所・運搬状況などを定める．

発注量　1人分の分量に必要人数を掛け，廃棄率で割る．廃棄率は食品成分表に掲載されているが，季節・品種・品質・調理方法などにより変わるので，状況に応じた廃棄率を把握しておく．

業者の選定　購入量が多い施設では，大規模業者や産地・市場・工場からの直接購入が可能であるが，購入はケース単位となる．購入量が少ない施設では，融通のきく個人業者から必要量を購入する場合が多い．衛生状況，営業日，時間，施設からの距離などを確認し，納入能力のある業者を選定する．

契約方法　該当する納入業者に，食品の規格・発注量・納入方法を示し，見積もりをとり，価格の安い業者から購入する．

支払方法　支払い日，振込み方法を決める．

検収

食品の規格・発注量・納入方法が契約内容と合致しているか，異物混入がないか確認を行い，検収の記録簿（後述「大量調理施設衛生管理マニュアル」）に記入する．日ごろから，食品の選別（鮮度・形態・色沢・外観など）の能力を養っておく．

保管管理

食品の納入時に，食品保管時の記録簿（後述「大量調理施設衛生管理マニュアル」）に記入し，保管の食品の種類と量が一覧でわかるようにしておく．在庫品については，消費期限別に管理し，新しく購入した食品と以前からの食品を混合し，消費期限の切れた食品が残ったりすることのないようにする．とくに，非常用の長期間保存できる食品の管理は大切で，消費期限の切れる前に献立に取り入れ消費する．

3. 調理・盛り付け

安全・衛生管理

給食において，安全・衛生管理上とくに問題となるのは，食中毒と異物混入である．

食中毒には，細菌性（サルモネラ，腸炎ビブリオ，カンピロバクター，セレウス，黄色ブドウ球菌，ボツリヌス，ウェルシュなど），感染症（腸チフス，パラチフス，細菌性赤痢，コレラ，腸管出血性大腸菌：O157など），ウイルス性（ノロウイルスなど），自然毒（ふぐ，毒きのこなど），化学物質（殺鼠剤など），寄生虫（クリプトスポリジウム，アニサキスなど）によるも

表 1-11 「大量調理施設衛生管理マニュアル」の内容

I 趣旨 ①原材料受入れ及び下処理段階における管理を徹底すること．②加熱調理食品については，中心部まで十分加熱し，食中毒菌等（ウイルスを含む）を死滅させること．③加熱調理後の食品及び非加熱調理食品の二次汚染防止を徹底すること．④食中毒菌が付着した場合に菌の増殖を防ぐため，原材料及び調理後の食品の温度管理を徹底すること．
II 重要管理事項 1．原材料の受入れ・下処理段階における管理．2．加熱調理食品の加熱温度管理．3．二次汚染の防止．4．原材料及び調理済み食品の温度管理．5．その他（施設設備の構造・管理，検食の保存，調理従事者等の衛生管理，加熱調理食品にトッピングする非加熱調理食品の扱い，廃棄物の管理）
III 衛生管理体制 1．衛生管理体制の確立 マニュアルとして，原材料・製品等の保存温度（表），標準作業書：手洗いマニュアル，器具等の洗浄・殺菌マニュアル（調理機械，調理台，まな板・包丁・へら等，ふきん・タオル等），原材料等の保管管理マニュアル（野菜・果物，魚介類・食肉類），加熱調理食品の中心温度及び加熱時間の記録マニュアル（揚げ物，焼き物及び蒸し物，煮物及び炒め物）が示されている．また，調理終了後提供まで 30 分以上を要する場合の調理後の食品の温度管理に係る記録の取り方について，加熱・冷却・保冷の工程の温度記録の時点が具体的に記されている．その他，調理施設の点検表，従事者等の衛生管理点検表，原材料の取扱い等点検表，検収の記録簿，調理器具等及び使用水の点検表，調理等における点検表，食品保管時の記録簿，食品の加熱加工の記録簿，配送先記録簿が提示されている．

のがある．それぞれの食中毒の特徴や感染源を理解し，“原因を持ち込まない”“増やさない”“殺す”を目標に，すなわち“清潔”“迅速・冷却”“加熱・殺菌”調理をする．

給食において，とくに多い異物混入は，毛髪である．

給食施設における食中毒を予防するために，HACCP（危害分析重要管理点）の概念に基づき，「大量調理施設衛生管理マニュアル」（平成 9 年 3 月 24 日衛食第 85 号別添，最終改正：平成 28 年 10 月 6 日生食発 1006 第 1 号）が作成されており，調理過程における重要管理事項が記されている（**表 1-11**）．記録を付け，規則を守り，作業工程を反省することにより，食中毒や異物混入を防止することが可能となる．また，食中毒や異物混入が発生した場合の原因究明に役立つ．

近年，医療の現場における危機管理方法として RCA（根本原因分析法）が行われている．アクシデント（医療現場での事故）やインシデント（事故には至らなかったが“ヒヤリ・ハット”した事柄）を収集・分析して，その根本原因を固定し，対策を立案・実施し，再発防止を図る．

作業管理

給食では，決まった時間内に，決まった機器・人員により，安心・安全で，おいしく喜ばれる調理を行うことが必要となる．調理担当者によって，作業時刻や出来栄えが異なることのないように，献立および作業手順を明確に示す（**表 1-12**）．また，作業分担では，調理担当者が，達成感を感じ，かつ作業の責任が明確になる分担とする．

調理作業分担

献立別分担　病院では，エネルギーコントロール食，たんぱくコントロール食，脂質コントロール食など，産業給食では，A 定食，B 定食というように，献立別に担当する．献立の種類が多い施設では献立数に応じた人員が必要，1 人の調理担当者が複数の料理内容を理解し調理しなければならない，などの欠点があるが，喫食者の 1 人分に対する調理担当者となるので，喫食

表 1-12　作業手順

献立		食品	重量	下処理		調理	
				切り方　（機器）	準備	方法	機器
昼	魚みそ漬け焼き から揚げ	さわら みそ 砂糖 生しいたけ ししとう じゃがいもでんぷん 調合油 レモン 塩	60 6 1 20 10 2 1.5 10 0.3	三枚おろし，1切十字　（包丁）	★前日 〈1〉魚を水洗いし，ザルでよく水気をきる 〈2〉みそ・砂糖・水（1切×2mL）をよく混ぜ合わせる 〈3〉〈1〉の魚に〈2〉の調味料をよく刷り込み漬け込む ★当日 《1》魚を水洗いし，みそを洗い流す 《2》鉄板にクッキングペーパーを敷き，《1》の魚を並べる 《3》生しいたけのいしづきを取り，切れ目を入れる．じゃがいもでんぷんをまぶす 《4》ししとうに切り込みを入れ，種を出す 《5》レモンをくし型に切る	①準備《2》をスチコンで加熱する（設定：コンビモード・220℃・7分・加湿30%） ＊一度の加熱は鉄板5枚まで ②①を保温する ③準備《3》《4》を調合油で揚げる（フライヤー170～180℃） ⑤揚げた生しいたけ，ししとうに塩をまぶす	①スチコン ②ホットワゴン
	炊き合わせ	がんもどき みりん しょうゆ	40 1 1.5	1/2　（包丁）		①がんもどき1枚を2つに切り，熱湯で油抜きをする ②①を1/1ホテルパン（180mm）に入れて，調味料，だし汁（人数×15mL）を加え加熱する（設定：コンビ・90%・30分） ③かぼちゃを2/1ホテルパン（65mm）に入れ，調味料，だし汁（人数×25mL）を加え加熱する（設定：コンビ・90%・20分） ④板こんにゃくを湯通しする ⑤④をざるにあけ水気をきり，釜で空炒りし，水気がなくなったら，調味料だけを加える ⑥⑤を調味料の水気が少なくなるまで炒め，汁気がなくなったら，だし汁（人数×30mL）を加え煮つめる ⑦さやいんげんを1/1ホテルパン（180mm）に入れ，調味料，だし汁（人数×10mL）を加え加熱する（設定：コンビ・90%・10分）	①釜 ②スチコン ③スチコン ④釜 ⑤釜 ⑦スチコン
		かぼちゃ みりん しょうゆ	60 0.5 1	数　（包丁）			
		板こんにゃく みりん しょうゆ	20 0.5 1	数　（包丁）			
		さやいんげん しょうゆ	10 0.5	数　（包丁）			
	からし和え	キャベツ にんじん しょうゆ ごま 粉からし	60 10 2 1 0.03	幅3mmのせん切り（輪切円板設定5mm） 幅3mmのせん切り（短冊円板設定3×5mm）	〈1〉からしを40℃程度の湯（人数×0.6mL）で溶く	①キャベツ，にんじんをボイルし冷却する ②しょうゆ，だし汁（人数×1mL），〈1〉のからしを合わせ，加熱し冷却する ③①の水気を十分にきり，②で和える	①釜 ④カートイン冷蔵庫
	焼きのり	焼きのり	1.5				

者を身近に感じることができる.

料理別分担　病院では，エネルギーコントロール食，たんぱくコントロール食，脂質コントロール食など多くの食種の主菜料理だけ，または副菜料理だけというように料理別に分担する．常食を基本に展開する方法では，食種間の献立内容，すなわち食事療法の違いを把握・理解して調理が行えるが，喫食者の1人分に対する調理担当者ではないので，喫食者を身近に感じることができない.

作業別分担　下処理・調理・盛り付け・配膳・洗浄など作業ごとに分担する．断片的な分担となり，調理担当者は1つの料理や1食分の献立をイメージしにくいため，達成感がなく無責任になりやすい．しかし，単調な作業もあるので，能力や作業時間に合わせ人員を配置でき，かつ同じ業務の繰り返しなので効率的である.

味付けの標準化

献立作成担当者は，検食を毎食行い，食材・味付けを検討し，結果を次回の献立に生かす．調理担当者により，味付けに差が出ることのないように，だしや調味料の量，食材の加熱順序・温度・時間などについても，献立および作業手順に示す（**表1-12**）．調理担当者の味見によって，適当に食品（とくに調味料量）が変更され，献立作成者は把握していないなどということがないように，日ごろから調理担当者の理解を得る.

盛り付け・配膳

料理は，まずは見た目（視覚）から，おいしそう，綺麗などと感じ，盛り付けの良しあしは食欲やおいしさを左右する．献立作成時に盛り付けをイメージし，献立表に図示する.

大量調理では，調理後の1人分の分量の把握が難しく，ベルトコンベア盛り付けや対面盛り付けでは，盛り付けの最初が少なく後は多くなったり，盛り付け者により分量が異なることがある．献立に合わせ盛り付け見本を作る.

栄養管理に配慮が必要な喫食者については，個人対応とする.

喫食時間に合わせて盛り付け，適温を確保する.

下膳・食器洗浄

全体の残食量を調査し，献立に反映する.

下膳・食器洗浄は，不潔業務であるという認識が重要で，清潔業務に移る場合には，衣服の着替えや手洗いを行う.

図1-7に，病院において献立作成を行い，食事を提供し，下膳・食器洗浄を行うまでの業務の流れを示す.

調理による栄養素の変化

ビタミン，ミネラルの多くは，加熱・ゆでる・水にさらすなどの調理法により減少する．ゆでた後すぐに冷却し，熱に弱いビタミンの損失を防ぐなど調理操作を工夫する．食品成分表には，生の値のほか，魚介類では，水煮・焼き，野菜類はゆで・油炒め・油揚げなどの成分値が記載されているので参考にする.

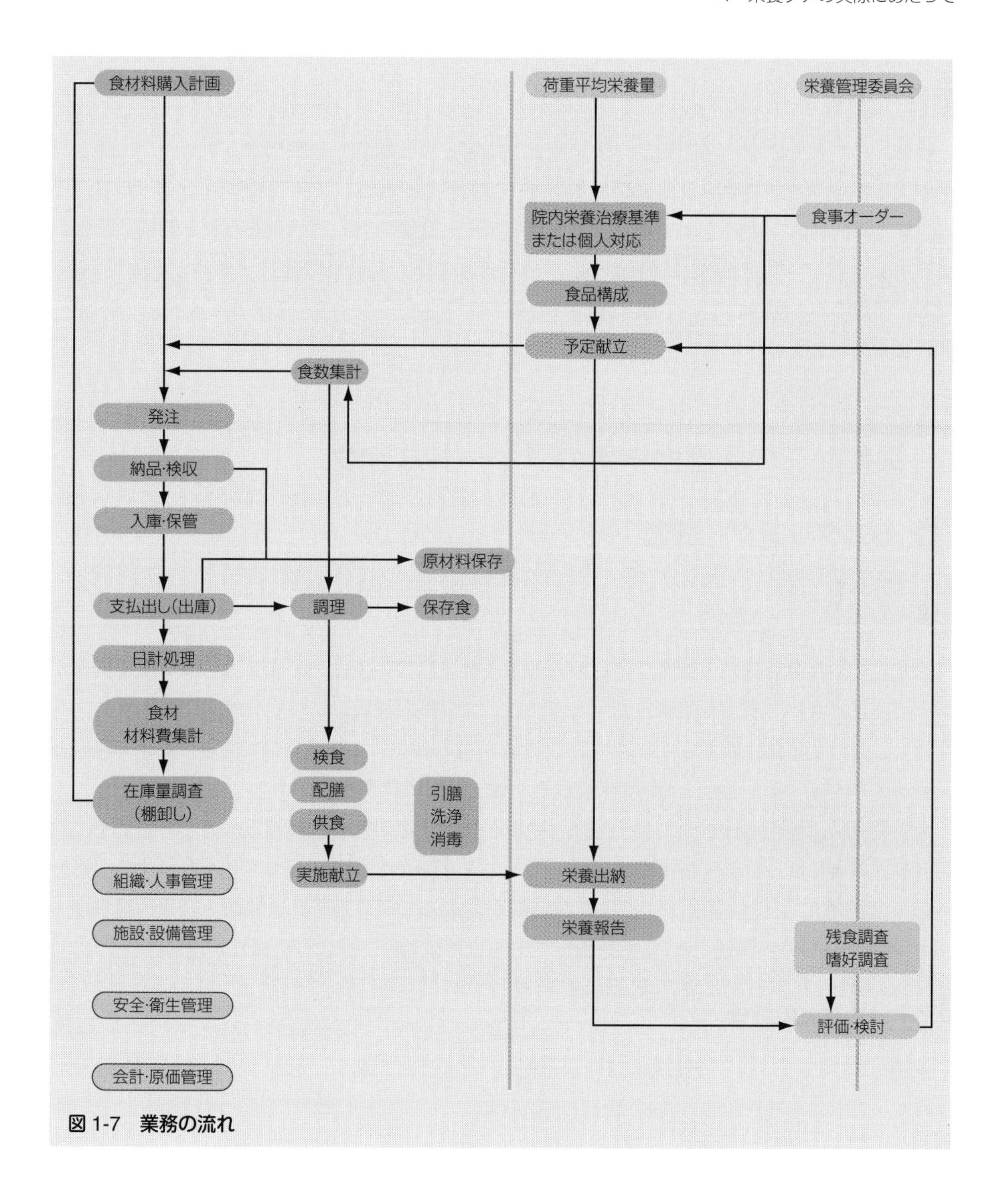

図 1-7　業務の流れ

また，光・酵素・酸素・酸・アルカリにより変化する栄養素は多い．たとえば，にんじんにはアスコルビナーゼが含まれるため，もみじおろしにするとだいこんのビタミンCは破壊され減少する．酢を加え酸素の働きを抑えることによりだいこんのビタミンCの破壊は減少するなど，食品の特徴を理解し，組み合わせや調理法を検討する．

特別な配慮

病院では，乳児期食，幼児期食，学童期食，妊婦・授乳婦食，高齢期食（咀しゃく困難・嚥下困難）の各ライフステージおよびエネルギーコントロール食，たんぱくコントロール食，脂質コントロール食，カリウム・水分コントロール食，易消化食，経管栄養食など特別治療食およびアレルギー，食欲不振，低栄養など，それぞれに応じた特別な献立・調理が必要である．栄養上問題のある患者については，NST（栄養サポートチーム）で，栄養アセスメントを行い，個別に栄養ケアを行う．

5—栄養ケアの評価と結果のフィードバック

1. モニタリング・評価

個人の場合

入院患者や高齢者施設入所者などの個人の栄養ケアについては，栄養アセスメントで問題があった項目（身体計測値や臨床診査・臨床検査・食事摂取状況）について絶えずモニタリングを行い，その変化を評価する（経過評価）．改善が得られない，問題点がでてきたなどの場合は栄養ケアの内容（栄養補給法・必要栄養量）を修正して実施する．

栄養教育や栄養指導においては，短期・中期・長期目標がどの程度達成できているかや，対象者の知識・態度・行動・技術などについてモニタリングを行い，その変化を評価する（影響評価）．最終的には，栄養ケアに沿った食習慣が定着しているかや，主観的・客観的健康度やQOLの変化について評価する（結果評価）．これらは対象者と一緒に行うほうが理解されやすい．

マネジメントの評価

栄養ケア・マネジメントを実施している過程で，計画どおり順調に進行しているか，栄養ケア・マネジメントにかけた時間，人的・物的資源の活用，予算の使用状況などについて評価する（経過評価）．

栄養ケア・マネジメントの実施による，医療費，罹患率，有病率，死亡率などの変化についても評価する（結果評価）．また，栄養ケア・マネジメントに要した費用など経済的な側面からの評価を行う（経済評価）．

科学的に正しい評価を行うためには，評価データの収集に際し，妥当性と信頼性が高い評価デザインを選択する必要がある．ランダム化比較対照試験（randomized controlled trial；RCT），コホート研究，介入前後の比較，症例対照研究などを応用して，正しく評価する．

2. 結果のフィードバック

栄養ケアを実施していく過程で定期的にモニタリング・評価を行い，栄養ケア計画とずれが生じていないか，目標に近づいているかなどをチェックする．修正が必要であれば，栄養ケア計画を修正し，実施へフィードバックする．これらを行うことにより，より改良を加えたPDCAサイクルを回すことが可能となり，計画を標準化し栄養ケアをシステム的に行えるようになる．

文献

1. Szczesniak AS. Classification of textural characteristics. J Food Sci, 28: 385, 1963.
2. Birren F. Color & human appetite. Food Technol, 17: 553-555, 1963.
3. 奥田弘枝ほか．食品の色彩と味覚の関係—日本の 20 才代の場合．日本調理科学会誌，35(1)：2-8，2002.
4. 厚生労働省．日本人の食事摂取基準（2020 年版）.
5. 木戸康博，小倉嘉夫ほか．栄養ケア・マネジメント　基礎と概念．p.23-67，医歯薬出版，2017.

Chapter

2：妊娠期の栄養

1—妊娠期の特性と栄養ケアのあり方

妊娠期の母体の栄養状態は，妊娠前の母体の栄養状態や妊娠期の栄養管理に影響される．児に対しては胎児期の発育だけでなく，出生後の乳児期の発育，幼児期，学童期，思春期さらに生涯にわたっての健康維持にまで影響を与える．妊婦が適切なエネルギーと栄養素を摂取することは，母体の消耗を予防し，健康な児の誕生に寄与する．

1. 妊娠期の特性

妊娠　妊娠は受精卵が子宮内膜に着床することから始まり，受精卵が成長し，胎児として発育し分娩するまでの状態である．妊娠期は最終月経日から起算して約280日で，28日を妊娠歴1か月とし，全10か月，40週である．妊娠13週6日までの妊娠初期，妊娠14～27週6日の妊娠中期，28週以降の妊娠後期の3区分である．妊娠週齢の数え方は，最終月経の第1日目を“妊娠の日”，0日とし，妊娠0週は0日から6日まで，妊娠1週は7日から13日まで，0日から27日，すなわち，妊娠0週から妊娠3週の28日間を妊娠1か月とする．

胎児の発育　胎児の発育は初期のうちは比較的緩やかで，中期以降に胎児の骨格・筋肉が発達し急速に進行する．児の体重は，妊娠15週末には120gであるが，27週末には1,000～1,200g，40週末では3,000～3,500gにまで成長する．

妊娠期の母体の体重　妊娠期の体重増加は，胎児重量の増加以外に，胎盤および羊水の重量，母体の血液や組織液などの増加，脂質およびたんぱく質の貯蔵，子宮や乳房などの母体貯蔵組織の増加がある．母体腹部，背部などに皮下脂肪が増加し，妊娠と授乳に向けてエネルギー備蓄の役割を果たす．妊娠全期間を通しての推奨体重増加量，すなわち分娩直前の体重と妊娠前の体重の差を**表2-1**に示した．各種分娩異常との関連をみたうえで体重増加量の範囲を示したものである．妊娠中期から後期における1週間当たりの推奨体重増加量を**表2-2**に示した．この推奨体重増加量は，経時的に観察，評価していくための目安である．

妊娠期の栄養の特性　妊娠期には，母体は胎盤を経て胎児発育に必要な栄養素を供給する．胎盤から分泌されるホルモン作用も加わって内分泌環境が大きく変化し，物質代謝機構にも変化がみられ，基礎代謝量が増加し，たんぱく質の窒素出納は正（たんぱく質蓄積）を保つ．エネルギー代謝にも変動を認め，妊娠中期までは脂肪が蓄積されて脂肪同化の方向に進み，後期

表 2-1　体格区分別―妊娠全期間を通しての推奨体重増加量

体格区分	推奨体重増加量
低体重（やせ）：BMI 18.5 未満	9～12 kg
ふつう：BMI 18.5 以上 25.0 未満	7～12 kg [*1]
肥満：BMI 25.0 以上	個別対応 [*2]

●体格区分は非妊娠時の体格による.
●BMI（Body Mass Index）：体重（kg）/ 身長（m）^{2}
*1：体格区分が "ふつう" の場合, BMI が "低体重（やせ）" に近い場合には推奨体重増加量の上限側に近い範囲を, "肥満" に近い場合には推奨体重増加量の下限側に低い範囲を推奨することが望ましい.
*2：BMI が 25.0 をやや超える程度の場合は, おおよそ 5 kg を目安とし, 著しく超える場合には, ほかのリスクなどを考慮しながら, 臨床的な状況を踏まえ, 個別に対応していく.

表 2-2　体格区分別―妊娠中期から後期における 1 週間当たりの推奨体重増加量

体格区分	推奨体重増加量
低体重（やせ）：BMI 18.5 未満	0.3～0.5 kg/ 週
ふつう：BMI 18.5 以上 25.0 未満	0.3～0.5 kg/ 週
肥満：BMI 25.0 以上	個別対応

●体格区分は非妊娠時の体格による.
●BMI（Body Mass Index）：体重（kg）/ 身長（m）^{2}
●妊娠初期については体重増加に関する利用可能なデータが乏しいことなどから, 1 週間当たりの推奨体重増加量の目安を示していないため, つわりなどの臨床的な状況を踏まえ, 個別に対応していく.

（表 2-1, 2-2：平成 18 年 2 月「健やか親子」推進検討会（食を通じた妊産婦の健康支援対策方策研究会）. 妊産婦のための食生活指針―「健やか親子 21」推進検討会報告書. 4.「妊娠期の至適体重増加チャート」について. p.63）

になると脂質分解系を中心とした異化亢進となる.

妊娠期の身体的各種特性　妊娠期には, 消化器系において栄養状態に影響を及ぼす変化がみられる. 妊娠初期に悪阻（おそ, つわり）として嘔吐やむねやけなどにより, 食欲不振の症状が出現し, 2～16 週持続する. 後期になると, 子宮の増大により胃が押し上げられ腸管が圧迫され, 加えてプロゲステロン濃度の上昇により, 胃腸の運動性が低下するため, 胃がもたれるなどの症状が出現する. また, プロゲステロン濃度の上昇により, 水分の再吸収が増大し, 便秘になりやすい. 味覚の変化も認められており, 特に塩味閾値は妊娠すると上昇し, 分娩すると元に戻ることが報告されている.

2. 栄養ケアのポイント

妊娠期においては, 妊娠・分娩・産褥に伴う母体代謝の変化があるということと, 児の正常な発育のために必要な栄養を供給しなくてはならないことに留意しなくてはならない. このため妊娠期の栄養管理では, 適切な栄養評価を実施し, その評価をもとに体重管理を行う. 正常妊婦の場合には非妊娠女性の食事摂取基準に補足的栄養素を加えた「日本人の食事摂取基準」に基づいた妊産婦の食事摂取基準（**巻末付表**参照）に準ずるものとし, 必要量を満たすエネルギーとたんぱく質, ミネラルおよびビタミンを設定する. さらに個々人に応じた食生活, 食嗜好も評価し, 摂食時刻やアルコールやカフェインなどの嗜好飲料をも含む総合的な栄養ケアが必要である.

妊婦の健康維持のために, 厚生労働省による「妊産婦のための食生活指針」（**巻末付表**参照）も参考にされたい.

エネルギー

妊娠期には, 妊娠および胎児発育の代謝必要量を支えるのに補足的エネルギーが必要である.「日本人の食事摂取基準」では, 妊娠期には非妊娠時の女性のエネルギー必要量に妊娠に伴って必要となるエネルギー量を付加して定められている.

妊娠期の身体活動レベルは“低い（I）”あるいは“ふつう（II）”に属するとされる．近年勤労女性の割合も高くなっており，個々の症例における身体活動レベルには注意を要する．

栄養素

たんぱく質

妊娠期には，母体と胎児の組織の合成のために，生命の維持に最も基本的な物質であるたんぱく質を不足することなく補給する必要がある．各期の付加量（推定平均必要量）は，初期：0g/日，中期：5g/日，後期 20g/日である．

脂質

脂質は，エネルギー産生の重要な基質であるとともに栄養素としても重要である．妊娠時期には，生理的に初期から中期にかけては脂肪同化，後期には脂肪異化となるので，妊娠期別の脂肪エネルギー比率の目標量は，初期から後期まで，いずれも 20～30%で非妊娠時と同じである．

ビタミン

脂溶性ビタミン　ビタミン A は胎児への移行蓄積量があることから，後期に推定平均必要量の付加量が設定されている．またビタミン A の過剰摂取は胎児奇形をまねくため，付加量だけでなく耐容上限量にも注意する．ビタミン E は，妊娠期には血清脂質が上昇し，これに伴い血中 α-トコフェロール濃度も上昇するが，妊娠中のビタミン E 欠乏に関する報告はない．

水溶性ビタミン　妊婦の水溶性ビタミンは各ビタミンの代謝特性に加え，胎盤や胎児への蓄積を考慮し，付加量が設定されている．ビタミン B_{12} については胎児の肝臓中の蓄積量を推定して，またビタミン C は，新生児の壊血病を防ぐことができるといわれている摂取量を参考にして付加量が設定されている．

ミネラル

妊娠時には胎児の成長に伴う鉄備蓄や臍帯・胎盤中への鉄貯蔵，赤血球の膨張による鉄需要の増加分による鉄需要の増加がある．妊娠初期，中期，後期の必要量の合計値に吸収率を加味して付加量が設定されている．

食塩相当量

食塩として 6.5g/日未満が目標量である．

その他

アルコール

妊娠期のアルコール摂取が新生児の催奇形作用と異常を引き起こし，胎児性アルコール症候群となることが知られている．妊娠期の安全な酒量については，一定の回答は得られていない．1 日のアルコール摂取量が 90mL 以上での胎児奇形の発生やコップ 1 杯程度での胎児先天異常も報告されているため，アルコールは摂取しないことが望ましい．

カフェイン

カフェインの摂取は，カフェインとしての摂取量が100～500mg/日以上（コーヒー浸出液150mLを2～9杯/日以上）になると，妊娠初期の自然流産のリスクは増大すると報告されている．妊娠期のカフェイン摂取をひかえることを推奨する有効なデータはないが，多量に摂取することは避けたほうがよい．

メチル水銀

魚介類は，健康な食生活を営むうえで重要な食材であるが，多くの魚介類は特定の地域にかかわりなく，健康に害を及ぼさない程度の微量の水銀を含有している．しかし，一部の魚介類については，自然界の食物連鎖を通じて，残留する水銀濃度が高くなるものがある．厚生労働省は「これまで収集されたデータから，バンドウイルカについては，1回60～80gとして2か月に1回以下，ツチクジラ，コビレゴンドウ，マッコウクジラおよびサメ（筋肉）については，1回60～80gとして週に1回以下にすることがのぞましい．また，メカジキ，キンメダイについては，1回60～80gとして週に2回以下にすることがのぞましい」と通知している．

栄養教育の際には，管理栄養士は詳細を十分に理解し，風評被害による魚介類の過小摂取とならないように注意を要する．

リステリア中毒

妊娠中はリステリア菌に感染しやすい．海外ではスモークサーモン，生ハムなどを原因としたリステリア中毒が報告されている．食べる前に十分加熱することが望ましい．

2―妊娠期の栄養アセスメント

妊婦の背景

年齢　母体の年齢は，胎児の異常や妊娠期の疾患とかかわるため評価する．十代の若年者の妊娠では，低出生体重児や妊娠期の管理不足などが起きやすい．栄養学的リスクが高いカルシウムや葉酸が不足しているジャンクフード摂取の頻度や，経済的ならびに教育の背景を把握する必要がある．35歳以上の高齢妊娠では，妊娠高血圧症候群，高血圧や糖尿病，流・早産の増加，出生児の先天異常が増加する．

既往歴　非妊娠時の健康状態は，妊娠，分娩，児の成長発達に影響するため評価する．とくに，心疾患，腎疾患，喘息や慢性気管支炎などの呼吸器疾患，糖尿病，本態性高血圧，甲状腺疾患，肝疾患，風疹などの感染，薬物や食物アレルギーなどに注意する．

妊娠・出産，分娩歴　既往の妊娠，分娩，産褥は，現在の妊娠，分娩，産褥に影響を及ぼすため評価する．

身体測定

身長　身長は骨盤の大きさと相関するため評価する．

体重　体重は，初期から中期では栄養状態，後期では浮腫と体水分量の指標となるため評価する．日本産科婦人科学会栄養問題委員会はBMIが非妊娠時あるいは妊娠初期で24以上，中期で26以上，後期で28以上を示す場合には，肥満妊婦であるとしている．母体体重管理は適正な胎児の発育や妊娠高血圧の発症防止，さらには母体の将来の適正体重維持をめざすために重要である．妊娠期を通じての推奨体重増加量を**表2-1**に，1週間当たりの推奨体重増加量を**表2-2**に示した．

その他　腹囲と子宮底長，浮腫の有無と程度，超音波などによる胎児心音を評価する．

臨床検査

血圧　妊娠高血圧症候群と関連するので評価する．妊娠高血圧症候群でなければ心拍出量，循環血液量が増加するが，細動脈の弛緩などにより末梢抵抗が減少するため，血圧に大きな変動はない．

尿たんぱく・糖　妊娠高血圧症候群と糖尿病の有無を確認する．定期検診時の随時尿の値を指標とする．尿糖が連続して出現する場合には，空腹時の尿糖および血糖を測定し精査する．

血液検査　貧血などの疾病を発見するため，また栄養管理の確認のために血液検査で評価する．循環血漿量の増加，貯蔵鉄の低下があるため，鉄関連の指標である赤血球，ヘモグロビン（Hb）値，ヘマトクリット値，血清フェリチン値の低下が大きい場合には注意を要する．後期には生理的に総コレステロール，HDL-コレステロール，中性脂肪ともに増加する．

生活習慣

喫煙，飲酒など　低出生体重児の発症頻度，胎児アルコール症候群の発症にかかわるので，量，回数を評価する．

服薬　薬物は化学物質なので胎盤を通過して胎児へ移行するものもある．種類，量を評価する．

身体活動　1日の推定エネルギー消費を，生活時間調査などにより評価する．日常の運動に関しては，定期的に医学的なチェックを受けているかの評価が必要である．

労働環境　勤労の条件によって異常の発生頻度が異なるため，妊婦の労働時間，労働内容，労働形態，通勤状況などを評価する．中腰や立ち仕事と妊娠高血圧症候群，深夜労働と低出生体重児，混雑した乗り物での通勤と妊娠悪阻などの相関が報告されている．

食事摂取

摂取エネルギーと摂取栄養素量は食事記録などにより，評価する．

3—栄養ケアの実際

妊婦の健康状態を評価するために，担当医からの意見，生化学指標，妊婦からの情報に基づいて栄養スクリーニングを行い，リスクのある妊婦には栄養アセスメントを実施する．

表 2-3　妊娠中期の栄養ケアプログラム（例）

●年齢，性別：33 歳，女性　●妊娠 20 週，身長 156 cm，妊娠前体重 43.0 kg，初産，病歴なし
●特記事項：妊娠前 BMI 17.7，やせ，職場健診で貧血診断あり，つわりあり
●栄養ケアの期間：20 週から分娩時まで

栄養アセスメント	課題	短期計画（期間：27 週まで）		長期計画（期間：分娩時まで）		評価
		目標	ケアプラン	目標	ケアプラン	
体重：45.4kg	現体重，体重増加量ともに少ない	500g/週増加	体重減少と貧血改善を最優先事項とする．体重増加の維持ができるように，体重を毎日量る	500g/週増加	胃の突き上げによる食欲減退などが起きる可能性があるので，食事回数を増やす	
BMI：18.7kg/m^2		0.20/週増加		0.20/週増加		
総たんぱく：7.3 g/dL	血清総たんぱく質の値が，妊娠初期から下がった．食事量が回復したばかりである可能性あり	6.7～8.3	エネルギー摂取量の増加，貧血の改善のために，赤身肉の摂取をすすめる．具体的な献立を提案をする	6.7～8.3	体重減少が顕著な場合には，総たんぱく，アルブミンを検査する	
アルブミン：4.1g/dL		3.5～4.9		3.5～4.9		
ヘモグロビン：8.7g/dL	鉄の指標が全般的に低い	8 以上	8 以上を維持できるようにする．食事だけで改善できるように，鉄を含む献立の提案や鉄を添加した保健機能食品の提案をする．鉄剤を処方された場合には，鉄吸収阻害因子の指導を行い，さらに鉄の吸収がよくなるような食事計画を提案する	8 以上		
ヘマトクリット：32%		35 以上		35 以上		
平均赤血球容積：95.7 μ^3		90～98		90～98		
摂取エネルギー・栄養素量	摂取エネルギーは初期から増加傾向にあるが，たんぱく質，鉄，カルシウム，ビタミン B_1，B_2，B_{12}，食物繊維摂取量が少ない	必要なエネルギー，栄養素を摂取する			必要なエネルギー，栄養素を摂取する．エネルギーだけでなく，たんぱく質，鉄，ビタミンなどが，推奨量より多く摂取できるようにする	

摂取エネルギー：1,756kcal		2,000～2,300	2,000を下回らないようにする	2,250～2,550		
たんぱく質：50.7g		60		60		
脂質：59.3g（30%）	摂食量が少ないので，脂質エネルギー比が高くなっている	20～30%		20～30%		
炭水化物：253.9g（57%）		50～65%		50～65%		
カルシウム：388mg		650	毎日のカルシウム摂取量について，推奨量を下まわらないようにする	700		
鉄：15.5mg		16.0		16.0		
ビタミンA：1,139μgRAE		700		780		
ビタミンB_1：1.12mg		1.3		1.3		
ビタミンB_2：1.24mg		1.5		1.5		
ビタミンB_{12}：2.2mg		2.8		2.8		
ビタミンC：136mg		110				
食塩：13.6g	食塩摂取量が多い	6.5未満	うどんなどの汁を残す，たれやドレッシングはかけないでつけて使用する レモン汁や酢の利用を提案する	6.5未満		
食物繊維：14.6g		18以上		18以上		
腹囲70cm，子宮底長20cm						
浮腫：無						
胎児心音：正常						
特記事項：口のなかがべたべたするので，さっぱりする果物をよく食べる．肉は脂の部分がしつこくて食べられない			肉を使ったさっぱりした献立（ゆで肉，酢を使用など）を提案する		授乳期の栄養摂取量について指導を始める	

短期計画の期間は，頻回の面接が可能であれば次回の妊婦健診とし，不可能であれば初期，中期，後期，産褥期，産後1か月の各期とする．長期計画の期間は分娩時までとする．分娩経過を観察し，場合によっては産褥期，さらには乳児1か月健診までのケアプログラムが必要な場合もある．

栄養ケアプログラムに沿って栄養相談を実施し，患者教育を行う．到達状況を判断し，妊婦の理解度についても評価する．目標達成度に応じて，ケアプログラムの修正，変更を加える．

妊娠中期の栄養ケアプログラム例を**表2-3**に，妊娠期における食事摂取基準・食品構成例を**表2-4**に，妊娠中期の献立例を**表2-5**に示す．

妊娠中期の栄養ケアプログラム―ケーススタディ（表2-3）

妊娠前は自己申告では体重43.0kg，BMI 17.7 kg/m^2 やせ，職場の健診で貧血気味といわれていた．妊娠前の体型がやせであることに加え，妊娠初期に体重減少があったため，リスクを考慮し，妊娠初期である妊娠12週に栄養アセスメントが実施された．栄養状態の悪化を評価するために血清中の総たんぱくを，妊娠中の予後の判断基準とするためにアルブミンを，また，貧血の精査のためにヘモグロビンに加え，ヘマトクリット，平均赤血球容積（mean corpuscular volume；MCV）を医師の診断および妊婦本人の希望により測定した．その結果，体重40.0kg，BMI 16.4 kg/m^2，総たんぱく7.7g/dL，アルブミン3.6g/dL，ヘモグロビン10.6g/dL，ヘマトクリット33.1%，MCV 92.3μ^3，摂取エネルギー1,124 kcal/日，摂取たんぱく質51.7g/日，摂取鉄5.9mg/日であった．

20週現在では，つわりの症状が軽くなり，食欲もある．妊娠20週時の栄養スクリーニングと栄養アセスメントでは，低体重，貧血，エネルギー，たんぱく質，ミネラル，ビタミン摂取量過少と評価し，栄養ケアプログラムの目標は，適正な体重の増加と血清たんぱく質維持，ヘマトクリット上昇とした．

食欲の回復，アルブミンとMCVが適正値であることを確認できたら短期27週（7か月）までは，体重の増加と血清たんぱく質維持，たんぱく質と鉄の摂取量増加を目標とする．分娩時までは，安定した体重増加と維持することを目標とした．注意事項として，妊娠後期では子宮の胃の圧迫による食欲減退の観察が必要とした．

4―妊娠期の栄養にかかわる病態・疾患と栄養ケア

1．低体重

極端なやせの妊婦や体重増加量の少ない妊婦では，子宮内胎児発育障害（intrauterine growth restriction；IUGR）の頻度が高くなる．IUGRでは周産期罹病率，死亡率が高くなることに加え，胎児期の低栄養が将来の高血圧症や2型糖尿病を含めたインスリン抵抗性症候群，脂質代謝異常や冠動脈疾患の発症に関与すると報告されている．低体重の妊婦の至適体重増加量は正

表 2-4　妊娠期の食事摂取基準と食品構成例

年齢 18 ～ 29 歳，身体活動レベル II（ふつう）

食事摂取基準

栄養素等	初期	中期	後期
エネルギー　(kcal)	2,050	2,250	2,450
たんぱく質　(g)	50	55	70
脂質*1　(g)	45～69	50～75	54～82
炭水化物*2　(g)	250～340	280～370	300～400
カルシウム　(mg)	650	650	650
鉄　(mg)	9.0	16.0	16.0
食塩相当量　(g)	6.5 未満	6.5 未満	6.5 未満
ビタミン A (μgRAE)	650	650	730
ビタミン B_1　(mg)	1.3	1.3	1.3
ビタミン B_2　(mE)	1.5	1.5	1.5
ビタミン C　(mg)	110	110	110

脂質，炭水化物，食塩相当量は目標量，その他の栄養素は推奨量.

*1：脂肪エネルギー比率は，目標量では 20～30% である.

*2：炭水化物エネルギー比率は，目標量では 50～65% である.

記載以外の栄養素に関しては，巻末付表（日本人の食事摂取基準）を参照.

食品構成例（g）

食品群	初期	中期	後期
穀類*1	440	450	460
いも類	50	80	100
砂糖・甘味料類	10	10	10
豆類*2	100	120	150
種実類	3	5	7
緑黄色野菜	150	150	150
その他の野菜	200	200	200
果実類	250	250	250
きのこ類	30	30	30
海藻類	5	5	10
魚介類	70	80	100
肉類	60	70	80
卵類	50	60	60
乳類*3	250	300	400
油脂類	5	5	10
菓子類	25	25	25
嗜好飲料類	100	100	100
調味料・香辛料類	40	40	45

*1：穀類は，めし，パン，麺の合計である.

*2：豆類は，大豆とその他の豆類の合計である．初期，中期，後期の大豆重量は，それぞれ 50, 70, 100g である.

*3：乳類は牛乳での重量である.

食品群別荷重平均を用いての計算値には，食品による誤差があるため，計算値上は過不足が生じる栄養素もある.

常体重妊婦より多いほうがよいことは推測されるが，どの程度多ければよいかに関する日本人の根拠はない.「妊産婦のための食生活指針」では，**表 2-1** のように，9～12kg としている．米国の National Academy of Science の勧告では，やせ体重群（BMI18 未満）では 10～12kg とされている.

表 2-5　献立例：妊娠中期の食事

33 歳，女性，身長 156 cm，妊娠 20 週，妊娠歴なし，単胎妊娠，フルタイム勤務，座位の事務職，立位作業・接客なし

	献立名	食品名	1人当たり分量（g）	エネルギー（kcal）	たんぱく質（g）	脂質（g）	炭水化物（g）	鉄（mg）	食塩相当量（g）	作り方
朝食	オープンサンド	フランスパン	60	167	5.6	0.8	34.5	0.5	1.0	
		卵	15	23	1.8	1.5	0.0	0.3	0.1	
		きゅうり	30	4	0.3	0.0	0.9	0.1	0.0	
		トマト	30	6	0.2	0.0	1.4	0.1	0.0	
		マヨネーズ	5	35	0.1	3.8	0.2	0.0	0.1	
		ソフトタイプマーガリン	4	31	0.0	3.3	0.0	0.0	0.1	
	こまつなのソテー	こまつな	75	11	1.1	0.2	1.8	2.1	0.0	
		調合油	4	31	0.0	3.3	0.0	0.0	0.0	
		こしょう	0.03	0	0.0	0.0	0.1	0.0	0.0	
		ケチャップ	3	6	0.1	0.0	1.4	0.0	0.1	
	牛乳	牛乳	160	107	5.3	6.1	7.7	0.0	0.2	
	果物	みかん	100	45	0.5	0.1	11.9	0.1	0.0	
	小計			465	15.1	19.1	59.9	3.2	1.6	
間食	果物	もも缶詰	50	43	0.0	0.0	10.3	0.0	0.0	
	紅茶	カフェインレス紅茶	60	0	0.0	0.0	0.0	0.0	0.0	
	小計		110	43	0.0	0.0	10.3	0.0	0.0	
昼食	ご飯	精白米	90	322	5.5	0.8	69.8	0.7	0.0	
	かつおのソテー	かつお	50	57	12.9	0.3	0.1	1.0	0.1	かつおのソテー ①かつおは 5 mm 幅のそぎ切りにし，油を引いたフライパンで，強火でこしょうをしながら表面を焼き，皿に盛り付ける ②たまねぎ，にんじん，ピーマンはせん切り，しめじはいしづきを落として小房に分ける ③①のフライパンでたまねぎ，にんじん，ピーマン，しめじを炒めて，塩，しょうゆで味を付ける ④水溶きかたくり粉でとろみをつけ，①のかつおの上に盛り付ける
		調合油	12	111	0.0	12.0	0.0	0.0	0.0	
		こしょう	0.03	0	0.0	0.0	0.0	0.0	0.0	
		たまねぎ	20	7	0.2	0.0	1.8	0.0	0.0	
		にんじん	10	4	0.1	0.0	0.9	0.0	0.0	
		ピーマン	10	2	0.1	0.0	0.5	0.0	0.0	
		しめじ	10	2	0.3	0.1	0.5	0.0	0.0	
		昆布だし	30	1	0.0	0.0	0.3	0.0	0.1	
		塩	0.4	0	0.0	0.0	0.0	0.0	0.4	
		かたくり粉	6	20	0.0	0.0	4.9	0.0	0.0	
		しょうゆ	1	1	0.1	0.0	0.1	0.0	0.1	
	ひじきの煮付け	干しひじき（長ひじき）	15	22	1.4	0.5	8.4	8.7	0.7	
		にんじん	15	6	0.1	0.0	1.4	0.0	0.0	
		砂糖	3	12	0.0	0.0	3.0	0.0	0.0	
		酒	4	4	0.0	0.0	0.2	0.0	0.0	
		塩	0.2	0	0.0	0.0	0.0	0.0	0.2	
		しょうゆ	3	2	0.2	0.0	0.3	0.1	0.4	
		調合油	4	37	0.0	4.0	0.0	0.0	0.0	
	すまし汁	えのきたけ	10	2	0.3	0.0	0.8	0.1	0.0	
		ねぎ	10	3	0.1	0.0	0.8	0.0	0.0	
		カットわかめ	1	1	0.2	0.0	0.4	0.1	0.2	
		かつお・昆布だし	150	3	0.5	0.0	0.5	0.0	0.2	
		塩	0.5	0	0.0	0.0	0.0	0.0	0.5	
	フルーツヨーグルト	ヨーグルト（全脂無糖）	40	25	1.4	1.2	2.0	0.0	0.0	注：ひじきの煮付けの干しひじきは，長ひじきを使用．米ひじきは水戻り後の分量が多くなる
		バナナ	60	52	0.7	0.1	13.5	0.2	0.0	
		りんご	60	34	0.1	0.1	9.3	0.1	0.0	
		砂糖	4	15	0.0	0.0	4.0	0.0	0.0	
		レモン汁	1	0	0.0	0.0	0.1	0.0	0.0	
	小計			745	24.1	19.2	123.4	11.1	2.9	
間食	ふかしポテト	じゃがいも	50	38	0.8	0.1	8.8	0.2	0.0	
		バター	2	15	0.0	1.6	0.0	0.0	0.0	
	お茶	玄米茶	60	0	0.0	0.0	0.0	0.0	0.0	
	小計			53	0.8	1.7	8.8	0.2	0.0	
夕食	ご飯	精白米	90	322	5.5	0.8	69.8	0.7	0.0	華風炒め ①豚肉は，酒に漬けてよくもんだあと，一口大に切り，かたくり粉をまぶしておく ②にんじんは一口大の乱切り，ブロッコリーは一口大の小房に分け，ゆでる ③たまねぎ，しいたけは一口大に切る ④中華鍋に油を熱し，①の豚肉を塩をしながら炒
	華風炒め	豚ばら肉	45	195	6.0	18.0	0.0	0.3	0.0	
		かたくり粉	8	26	0.0	0.0	6.5	0.0	0.0	
		酒	3	3	0.0	0.0	0.1	0.0	0.0	
		にんじん	30	12	0.2	0.1	2.8	0.1	0.0	
		たまねぎ	40	15	0.4	0.0	3.5	0.1	0.0	
		ブロッコリー	20	7	0.9	0.1	1.0	0.2	0.0	
		しいたけ	10	2	0.3	0.0	0.6	0.0	0.0	
		ごま油	8	74	0.0	8.0	0.0	0.0	0.0	
		塩	0.2	0	0.0	0.0	0.0	0.0	0.2	
		しょうゆ	4	3	0.3	0.0	0.4	0.1	0.6	
		こしょう	0.03	0	0.0	0.0	0.0	0.0	0.0	

表 2-5　つづき

	献立名	食品名	1人当たり分量（g）	エネルギー（kcal）	たんぱく質（g）	脂質（g）	炭水化物（g）	鉄（mg）	食塩相当量（g）	作り方
夕食	大豆とトマトとあさりの甘酢おろし和え	大豆（ゆで）	15	26	2.2	1.5	1.3	0.3	0.0	め，豚肉の色が変わり火が通ったら，たまねぎ，しいたけを入れて炒める ⑤たまねぎに火が通ったら，ゆでたにんじん，ブロッコリーを入れて，混ぜる程度に炒め，しょうゆを中華鍋に鍋縁から回し入れ，こしょうで味を調える．塩味がもの足りないと感じるときには，食べるときに食酢をかけて味にアクセントをつけるなど工夫する 大豆とトマトとあさりの甘酢おろし和え ①あさり水煮缶の身だけを取り出しておく ②トマト，きゅうりは大豆とあさり程度の大きさの角切りにする ③だいこんは皮をむいてすりおろし，軽く水気をきる ④砂糖，塩，酢を混ぜた調味酢に，下準備した大豆，あさり，トマト，きゅうりを食べる直前に和え，いりごまをすってからかける 注：きゅうりを塩でもんでいないので，食べる直前に和えないと，水っぽい仕上がりになる
		あさり（水煮缶）	10	11	2.0	0.2	0.2	3.0	0.1	
		トマト	25	5	0.2	0.0	1.2	0.1	0.0	
		きゅうり	15	2	0.2	0.0	0.5	0.0	0.0	
		だいこん	45	8	0.2	0.0	1.8	0.1	0.0	
		砂糖	10	38	0.0	0.0	9.9	0.0	0.0	
		塩	0.1	0	0.0	0.0	0.0	0.0	0.1	
		酢	10	3	0.0	0.0	0.2	0.0	0.0	
		いりごま	1	6	0.2	0.5	0.2	0.1	0.0	
	豆腐とわかめのすまし汁	絹ごし豆腐	15	8	0.7	0.5	0.3	0.1	0.0	
		カットわかめ	1	1	0.2	0.0	0.4	0.1	0.2	
		昆布だし	130	5	0.1	0.0	1.2	0.0	0.3	
		塩	0.2	0	0.0	0.0	0.0	0.0	0.2	
		しょうゆ	2	1	0.1	0.0	0.1	0.0	0.3	
	小計			774	19.7	29.7	102.0	5.2	2.1	
	合計			2,081	59.7	69.9	304.5	19.8	6.6	

栄養評価

評価項目	実施献立	目標値
エネルギー（kcal）	2,081	2,300
たんぱく質（g）	59.7	55
たんぱく質エネルギー比率（%）	11.4	13～20
穀類エネルギー比率（%）	39.0	60 未満
動物性たんぱく質比率（%）	40.5	40～50
脂肪エネルギー比率（%）	30.2	20～30
炭水化物エネルギー比率（%）	58.0	50～65
鉄（mg）	19.8	16.0
食塩相当量（g）	6.6	6.5 未満

食品構成（g）

食品群	実施量	目安量
穀類*1	440	450
いも類	64	80
砂糖・甘味料類	17	10
豆類*2	30	120
種実類	1	5
緑黄色野菜	215	150
その他の野菜	160	200
果実類	281	250
きのこ類	30	30
海藻類*3	17	5
魚介類	60	80
肉類	45	70
卵類	15	00
乳類	200	300
油脂類	34	5
菓子類	0	25
嗜好飲料類	127	−
調味料・香辛料類	341	−

*1：穀類は，めし，パンの合計である．精白米 90 g はめし 190 g として算出した．

*2：豆類は，大豆とその他の豆類の合計である．

*3：海藻類は，目安量，実施量ともに乾燥重量の合計である．

近年，日本人の若い女性では低体重（やせ）の者の割合が増加しており，非妊娠時の若い女性のやせ志向や健康上の問題が指摘されている．児の平均出生体重は，1980 年に 3,200 g であったが 2000 年には 3,050 g にまで減少している．さらに，低出生体重児の割合は，1970～80 年ごろの 5%台から増加傾向にあり，2006～2013 年度には 9.6%前後と約 2 倍である．低体重の妊婦の栄養管理は，今後重要性を増すと思われる．

栄養ケア やみくもに体重の増加があればよい，というものではない．厚生労働省による「妊産婦のための食生活指針」（**巻末付表**参照）を参考に適切な食習慣を確立させる必要がある．

2. 肥満

妊娠期の肥満には，非妊娠時より肥満であり妊娠期にも肥満を継続する場合と，妊娠期に過剰に体重が増加する場合とがある．どちらの場合にも，肥満妊婦では，正常妊婦に比較して，妊娠時の高血圧症候群，糖代謝異常，巨大児の発症率や帝王切開率が高くなる．肥満妊婦ではインスリン抵抗性が非肥満妊婦より，血中インスリン濃度は高くなる．さらに妊娠後期の血中脂質増加により血中脂質の上昇が助長され，遊離脂肪酸が高値となりインスリン感受性の低下に関与し，インスリン抵抗性に拍車をかける．

妊娠中の適正な体重増加は，妊娠前の体型により異なる．**表 2-1** に示したように厚生労働省基準（2006）では，妊娠全期間を通しての推奨体重増加量は肥満群（BMI ＞ 25）：個別対応（5 kg 程度）とされている．妊娠中期から後期における 1 週間当たりの推奨体重増加量は，**表 2-2** に示したように週当たり 0.3～0.5 kg（妊娠 16 週以降）という基準がやせ，標準群で採用されている．妊娠後期では，体重増加は浮腫によるものが多いため，体重増加が 500 g 以上/週となる場合には注意を要する．

栄養ケア 肥満妊婦のエネルギーに関しては，現在のところ極端なエネルギー制限はするべきではないと考えられている．とくに尿中ケトン体が陽性となるような食事制限は，児の知能に悪影響を与える可能性があるため避けるべきである．

3. つわり・妊娠悪阻

妊婦の 50～80%に悪心，嘔吐が認められるが，これらの症状が悪化して食物摂取による栄養障害や代謝異常を起こし，全身状態が障害されるものを妊娠悪阻という．入院治療を要するものは，全妊婦の 1～2%である．妊娠悪阻は糖質の摂取不足から代謝異常を生じ，その結果ケトン体の産生が促進し，血中および尿中アセトン体が増加する．嘔吐などにより電解質，酸塩基平衡の異常，ビタミン B_1，ビタミン K の不足を生じる．生命の危険を及ぼす状態になることもある．

栄養ケア **輸液療法**　脱水，電解質，代謝異常が出現した場合には，補液量は脱水の程度によるが 1 日 2,000～3,000 mL とし，基本的にはブドウ糖液を用いケトン体の陰性化を図る．電解質異常は嘔吐により血清カリウムとクロールの低下が問題となる.

ビタミンの投与　水溶性ビタミンB，Cが減少し，糖質を中心とした輸液はビタミンB_1の消費を増大するので，ウェルニッケ（Wernicke）脳症の予防のためにビタミンB_1の投与（10～100mg/日）を行う．ビタミンB_6は悪心，嘔吐の緩和に有効であるとの報告もあるため，5～60mg/日の投与を行うこともある．頻回の嘔吐の場合，ビタミンB_1，ビタミンKの補充も必要である.

4. 妊娠高血圧症候群

「妊娠時に高血圧を認めた場合，妊娠高血圧症候群とする．妊娠高血圧症候群は妊娠高血圧腎症，妊娠高血圧，加重型妊娠高血圧腎症，高血圧合併妊娠に分類される」と日本産科婦人科学会で定義されている．妊娠高血圧症候群における診断には高血圧とたんぱく尿がある．収縮期血圧140mmHg以上，または拡張期血圧が90mmHg以上の場合，高血圧と診断される．24時間尿で300mg/日以上のたんぱく尿，高血圧をもつ妊婦の外来管理では随時尿でプロテイン/クレアチニン比が0.3g/gCr以上である場合，たんぱく尿と診断される.

表2-6に妊娠高血圧症候群の分類を示す.

妊娠高血圧症候群の発症頻度は，全妊婦の7～10%を占める．関連疾患として，妊娠20週以降に初めて痙攣発作を起こし，てんかんや二次性痙攣が否定されるもので，痙攣発作の起こった時期によって，妊娠子癇・分娩子癇・産褥子癇と称されるものがある．これにより後頭葉や脳幹などにも浮腫をきたし，各種の中枢神経障害を呈することがある子癇や中枢神経障害や肺水腫，周産期心筋症など致命的な疾患も引き起こされることがある.

栄養ケア

表2-7に妊娠高血圧症候群の献立例を示した.

5. 妊娠貧血

妊娠に伴い母体の循環血漿量が増加するため，希釈性貧血をきたす．母体自身の反応性赤血球産生増加と胎盤を介する胎児への鉄供給のため，鉄の必要量が増えて鉄欠乏状態となりやすい.

WHOの基準は，ヘモグロビン（Hb）値11.0g/dL未満，Ht33%未満とされている．妊娠中に最も多い小球性低色素性の鉄欠乏性貧血は，Hb値6g/dL以下の重症の場合，胎盤機能にも影響し，子宮内胎児発育不全，胎児死亡をきたす危険がある．そのため，妊娠中はHb値8g/dL以上とする.

栄養ケア

鉄剤の経口投与と食事療法が原則である．鉄剤の投与は，医師の指導のもと個人に合った鉄剤の種類と量を決定する．食事療法では，鉄の摂取量と鉄吸収の促進因子の摂取，阻害因子の抑制がポイントとなる.

鉄は吸収のよいヘム鉄を含む食品を推奨する．ヘム鉄は赤身の肉，魚介類，卵類に含まれている．たんぱく質は非ヘム鉄の吸収率を上昇させるため，不足しないように摂取する必要がある．胃酸によって可溶化した食品中の三価の鉄は，還元作用があるビタミンCによって二価の鉄に

表 2-6　妊娠高血圧症候群の分類

病型分類	妊娠高血圧腎症		①妊娠 20 週以降に初めて高血圧が発症し，かつ，たんぱく尿を伴うもので，分娩後 12 週までに正常に復する場合 ②妊娠 20 週以降に初めて発症した高血圧に，たんぱく尿を認めなくても以下のいずれかを認める場合で，分娩 12 週までに正常に復する場合 i）基礎疾患のない肝機能障害（肝酵素上昇【ALT もしくは AST > 40 IU/L】，治療に反応せず他の診断がつかない重度の持続する右季肋部もしくは心窩部痛） ii）進行性の腎障害（Cr > 1.0 mg/dL，他の腎疾患は否定） iii）脳卒中，神経障害（間代性痙攣・子癇・視野障害・一次性頭痛を除く頭痛など） iv）血液凝固障害（HDP に伴う血小板減少【< 15 万 μL】・DIC・溶血） ③妊娠 20 週以降に初めて発症した高血圧に，たんぱく尿を認めなくても子宮胎盤機能不全（胎児発育不全【FGR】，臍帯動脈血流波形異常，死産）を伴う場合
	妊娠高血圧		妊娠 20 週以降に初めて高血圧が発症し，分娩後 12 週までに正常に復する場合で，かつ妊娠高血圧腎症の定義に当てはまらないもの
	加重型妊娠高血圧腎症		①高血圧が妊娠前あるいは妊娠 20 週までに存在し，妊娠 20 週以降にたんぱく尿，もしくは基礎疾患のない肝腎機能障害，脳卒中，神経障害，血液凝固障害のいずれかを伴う場合 ②高血圧とたんぱく尿が妊娠前あるいは妊娠 20 週までに存在し，妊娠 20 週以降にいずれかまたは両症状が増悪する場合 ③たんぱく尿のみを呈する腎疾患が妊娠前あるいは妊娠 20 週までに存在し，妊娠 20 週以降に高血圧が発症する場合 ④高血圧が妊娠前あるいは妊娠 20 週までに存在し，妊娠 20 週以降に子宮胎盤機能不全を伴う場合
	高血圧合併妊娠		高血圧が妊娠前あるいは妊娠 20 週までに存在し，加重型妊娠高血圧腎症を発症していない場合
症候による亜分類	重症		次のいずれかに該当する場合を，重症と規定する． ①妊娠高血圧・妊娠高血圧腎症・加重型妊娠高血圧・高血圧合併妊娠において，血圧が次のいずれかに該当する場合 収縮期血圧：160 mmHg 以上 拡張期血圧：110 mmHg 以上 ②妊娠高血圧腎症・加重型妊娠高血圧腎症において，母体の臓器障害または子宮胎盤機能不全を認める場合 ※たんぱく尿の多寡による重症分類は行わない
	発症時期による分類	早発型	妊娠 34 週未満に発症するもの
		遅発型	妊娠 34 週以降に発症するもの

HDP：妊娠高血圧症候群，DIC：播種性血管内凝固症候群．　　（日本産科婦人科学会）

変えられて吸収されるため，ビタミン C の積極的な摂取を推奨する．鉄の吸収の阻害因子としてはフィチン酸（穀類の外皮）などがあり，摂取する量やタイミングを考慮する必要がある．

6. 妊娠糖尿病

妊娠糖尿病とは「妊娠中に初めて発見または発症した糖尿病にいたっていない糖代謝異常である．妊娠時に診断された明らかな糖尿病は含めない」と日本糖尿病・妊娠学会（2010）で定義され，一般的な糖尿病とは区別される．妊娠が母体にとって生理的インスリン抵抗性の増大という変化をきたす負荷によって発症する耐糖能低下が関与すると考えられる．

妊娠中に発見される耐糖能異常には，① 妊娠糖尿病（gestational diabetes mellitus ; GDM），② 妊娠時に診断された明らかな糖尿病（over diabetes in pregnancy）の 2 つがあり，この 2 つは診断基準が異なる．妊娠糖尿病の診断基準を以下に示す．

75 gOGTT において次の基準の 1 点以上を満たした場合に診断する．

① 空腹時血糖値　≧ 92 mg/dL（5.1 mmol/L）

表 2-7　献立例：妊娠高血圧症候群の食事

29歳，妊娠30週，身長158cm，64kg，BMI 24kg/m²．妊娠前体重55kg，収縮期血圧155mmg，拡張期血圧108mmg，たんぱく尿600mg/日

献立名		食品名	1人当たり分量（g）	エネルギー（kcal）	たんぱく質（g）	脂質（g）	炭水化物（g）	カルシウム（mg）	鉄（mg）	食塩相当量（g）	作り方
朝食	ご飯	精白米	90	322	5.5	0.8	69.8	5	0.7	0.0	
	納豆	糸引き納豆	40	80	6.6	4.0	4.8	36	1.3	0.0	
		オクラ	10	3	0.2	0.0	0.7	9	0.1	0.0	
		しょうゆ	2	2	0.2	0.0	0.3	1	0.1	0.3	
	焼きなす	なす	60	13	0.7	0.1	3.1	11	0.2	0.0	焼きなす ①なすは直火で焼き目をつける ②油としょうゆを混ぜて，①にかける （なすの加熱は電子レンジでもよい） 注：みそ汁は小さな椀に盛り付け，汁量を減らすことで摂取食塩相当量を減少させる
		調合油	4	37	0.0	4.0	0.0	0	0.0	0.0	
		しょうゆ	3	2	0.2	0.0	0.3	1	0.1	0.4	
		かつお節	1	4	0.8	0.0	0.0	0	0.1	0.0	
	みそ汁	じゃがいも	30	23	0.5	0.0	5.3	1	0.1	0.0	
		さやえんどう	20	7	0.6	0.0	1.5	7	0.2	0.0	
		カットわかめ	1	1	0.2	0.0	0.4	8	0.1	0.2	
		麦みそ	6	12	0.6	0.3	1.8	5	0.2	0.6	
		昆布だし	120	5	0.1	0.0	1.1	4	0.0	0.2	
	即席漬	きゅうり	50	7	0.5	0.1	1.5	13	0.2	0.0	
		塩	0.2	0	0.0	0.0	0.0	0	0.0	0.2	
		青じそ	1	0	0.0	0.0	0.1	2	0.0	0.0	
		レモン汁	1	0	0	0	0	0	0	0	
	ヨーグルト	ヨーグルト（全脂無糖）	60	37	2.2	1.8	2.9	72	0.0	0.1	
		いちごジャム	10	26	0.0	0.0	6.3	1	0.0	0.0	
	小計			581	18.9	11.1	99.9	175	3.2	2.0	
間食	果物	すいか	250	93	1.5	0.3	23.8	10	0.5	0.0	
	お茶	玄米茶	60	0	0.0	0.0	0.0	1	0.0	0.0	
	小計			93	1.5	0.3	23.8	11	0.5	0.0	
昼食	かば焼き丼	精白米	90	322	5.5	0.8	69.8	5	0.7	0.0	かば焼き丼（缶詰利用） ①みょうが，しそ，しょうがをせん切りに，ねぎは白髪ねぎにする ②いわしを食べやすい大きさにほぐす ③丼にご飯を盛り，②のいわしを乗せ，①を彩りよく乗せる かぼちゃのミルク煮 ①かぼちゃは，皮つきのまま1.5cm角に切る ②電子レンジで①のかぼちゃを軟らかくなるまで加熱する ③鍋に牛乳，塩，砂糖を入れ，砂糖が溶けたら，②のかぼちゃを入れ，弱火で10分ほど煮る ④火を止める直前にマーガリンを入れる
		いわしかば焼（缶詰）	60	145	9.7	9.4	5.6	132	1.2	0.9	
		みょうが	10	1	0.1	0.0	0.3	3	0.1	0.0	
		青じそ	5	2	0.2	0.0	0.4	12	0.1	0.0	
		しょうが	5	2	0.0	0.0	0.4	1	0.0	0.1	
		ねぎ	10	3	0.1	0.0	0.8	4	0.0	0.0	
	かぼちゃのミルク煮	かぼちゃ	75	37	1.2	0.1	8.2	15	0.4	0.0	
		牛乳	40	27	1.3	1.5	1.9	44	0.0	0.0	
		ソフトタイプマーガリン	3	23	0.0	2.5	0.0	0	0.0	0.0	
		塩	0.5	0	0.0	0.0	0.0	0	0.0	0.5	
		砂糖	2	8	0.0	0.0	2.0	0	0.0	0.0	
	さやいんげんのサラダ	さやいんげん	50	12	0.9	0.1	2.6	24	0.4	0.0	
		マッシュルーム	10	1	0.3	0.0	0.2	0	0.0	0.0	
		卵（全卵・ゆで）	20	30	2.6	2.0	0.1	10	0.4	0.1	
		レタス	20	2	0.1	0.0	0.6	4	0.1	0.0	
		調合油	6	55	0.0	6.0	0.0	0	0.0	0.0	
		酢	5	1	0.0	0.0	0.1	0	0.0	0.0	
		かつおだし	5	0	0.0	0.0	0.0	0	0.0	0.0	
		塩	0.5	0	0.0	0.0	0.0	0	0.0	0.5	
	小計			672	22.1	22.4	92.9	253	3.3	2.1	
間食	大学いも	さつまいも	50	67	0.6	0.1	16.0	18	0.3	0.0	
		調合油	3	28	0.0	3.0	0.0	0	0.0	0.0	
		はちみつ	21	62	0.0	0.0	16.7	0	0.2	0.0	
		いりごま	1	6	0.2	0.5	0.2	12	0.1	0.0	
	ドリンクヨーグルト	ドリンクヨーグルト	60	39	1.7	0.3	7.3	66	0.1	0.1	
	小計			201	2.6	3.9	40.2	96	0.7	0.1	

表 2-7　つづき

	献立名	食品名	1人当たり分量(g)	エネルギー(kcal)	たんぱく質(g)	脂質(g)	炭水化物(g)	カルシウム(mg)	鉄(mg)	食塩相当量(g)	作り方
夕食	ご飯	精白米	90	322	5.5	0.8	69.8	5	0.7	0.0	
	牛肉と細切り野菜の炒め物	牛ヒレ肉	80	178	15.3	12.0	0.2	2	2.0	0.1	牛肉と細切り野菜の炒め物 ①牛肉は細く切って酒をふり，かたくり粉をまぶす ②ピーマン，水にもどしたきくらげは細く切る ③フライパンに油を熱し，①を入れて炒める．肉の色が変わったら②を入れて炒め，トウバンジャン，酒，しょうゆ，砂糖，塩を入れて味を調える ④器にサラダ菜を敷き，③を盛り付ける
		酒	4	4	0.0	0.0	0.2	0	0.0	0.0	
		かたくり粉	1	3	0.0	0.0	0.8	0	0.0	0.0	
		ピーマン	30	7	0.3	0.1	1.5	3	0.1	0.0	
		きくらげ（乾）	4	7	0.3	0.1	2.8	12	1.4	0.0	
		調合油	8	74	0.0	8.0	0.0	0	0.0	0.0	
		トウバンジャン	1	1	0.0	0.0	0.1	0	0.0	0.2	
		酒	5	5	0.0	0.0	0.2	0	0.0	0.0	
		しょうゆ	3	2	0.2	0.0	0.3	1	0.1	0.4	
		砂糖	2	8	0.0	0.0	2.0	0	0.0	0.0	
		塩	0.2	0	0.0	0.0	0.0	0	0.0	0.2	
		サラダ菜	7	1	0.1	0.0	0.2	4	0.2	0.0	
	石垣豆腐	牛乳	90	60	3.0	3.4	4.3	99	0.0	0.1	
		寒天	1.5	0	0.0	0.0	0.0	0	0.0	0.0	
		塩	0.5	0	0.0	0.0	0.0	0	0.0	0.5	
		しょうが	5	2	0.0	0.0	0.4	1	0.0	0.1	
		青じそ	5	2	0.2	0.0	0.4	12	0.1	0.0	
		しょうゆ	1.5	1	0.1	0.0	0.2	0	0.0	0.2	石垣豆腐 ①寒天を水につけておく ②①を煮溶かし，牛乳と塩を加え，型に流し入れ冷やし固める ③青じそを敷いた上に食べやすい大きさに切った②を乗せ，おろししょうがを添える
	わかめスープ	にら	10	2	0.2	0.0	0.4	5	0.1	0.0	
		あさり水煮缶	15	17	3.0	0.3	0.3	17	4.5	0.2	
		カットわかめ	1	1	0.2	0.0	0.4	8	0.1	0.2	
		かつお・昆布だし	160	3	0.5	0.0	0.5	5	0.0	0.2	
		ごま油	1	9	0.0	1.0	0.0	0.0	0.0	0.0	
	小計			710	28.9	25.8	85.1	174	9.2	2.3	
	合計			2,258	74.0	63.6	341.9	710	16.8	6.5	

栄養評価

評価項目		実施献立	目標値
エネルギー	(kcal)	2,258	2,450
たんぱく質	(g)	74.0	70
カルシウム	(mg)	710	650
鉄	(mg)	16.8	16.0
食塩相当量	(g)	6.5	6.5 未満
たんぱく質エネルギー比率	(%)	13.1	13～20
脂肪エネルギー比率	(%)	25.3	20～30
炭水化物エネルギー比率	(%)	61.6	50～65
穀類エネルギー比率	(%)	42.8	60 未満
動物性たんぱく質比率	(%)	52.4	40～50

食品構成（g）

食品群	実施量	目安量
穀類*1	570	460
いも類	81	100
砂糖・甘味料類	25	10
豆類*2	40	150
種実類	1	7
緑黄色野菜	213	150
その他の野菜	150	200
果実類	260	250
きのこ類	14	30
海藻類*3	3.5	10
魚介類	76	100
肉類	80	80
卵類	20	60
乳類	250	400
油脂類	25	10
菓子類	0	25
嗜好飲料類	69	－
調味料・香辛料類	320	－

*1：穀類は，めし，パンの合計である．精白米 90g は，めし 190g として算出した．
*2：豆類は，大豆とその他の豆類の合計である．
*3：海藻類は，目安量，実施量ともに乾燥重量の合計である．

② 1時間値　≧180 mg/dL（10.0 mmol/L）
③ 2時間値　≧153 mg/dL（8.5 mmol/L）

妊娠糖尿病管理の目的は，巨大児をはじめとした種々の周産期合併症の予防である．管理の基本は，正常妊婦と同等の血糖値の日内変動を維持することにある．

栄養ケア　理想的な食事療法は，母児ともに健康を維持するために必要なエネルギーを供給し，かつ食後高血糖を誘発せず，さらに空腹時のケトン体産生を亢進させないという条件を満たす至適エネルギー制限食である．しかし，その摂取エネルギー設定については，まだエビデンスが少なく，とりわけ肥満の妊娠糖尿病妊婦については国際的にも施設ごとの“経験的”要素が強い．妊娠糖尿病妊婦におけるエネルギー制限食は血糖値が正常化してもケトン体産生亢進を認める症例があり，血中ケトン体のモニターが必要である．

5—栄養ケアの評価と結果のフィードバック

提供した栄養ケアに対し，改善状況や達成度を評価する．妊娠期の栄養ケアは，妊婦定期健康診査と並行して実施されることが多い．健診の間隔は妊娠初期から23週までは4週間に1回，24週から35週までは2週間に1回，36週以降分娩までは1週間に1回を原則としている．

栄養ケアを効果的に行うためには，妊婦健診の頻度に合わせてモニタリングを行い，栄養ケア計画の目標と比較・評価する．結果のフィードバックは即時，遅くとも次回妊婦健診時とし，具体的な栄養ケア評価に基づいて短期長期の栄養ケアプログラムを検討する必要がある．

結果評価

食生活評価　栄養ケアプログラムによって，健康状態の改善や行動の変容がみられたか，評価する．喫食調査から，食事内容，食事時間，調理方法の傾向，間食の摂取回数および量などの食生活状況の判定を行う．

摂取量評価　喫食調査から，栄養摂取量を評価する．栄養素だけでなく，具体的な食品名や調理法まで評価することで，栄養ケアプログラムの修正の資料となる．

栄養状態の評価　基本的な健診項目に加え，リスクをもつ妊婦の場合には，該当する項目の評価が重要である．

配布資料　配布した資料についてその資料の効果や理解度を評価する．

文献

1. 厚生労働省．日本人の食事摂取基準（2020年版）．
2. 妊産婦のための食生活指針―「健やか親子21」推進検討会報告書．
http://www.mhlw.go.jp/houdou/2006/02/h0201-3a.html
3. 森　基子，玉川和子ほか．応用栄養学―ライフステージからみた人間栄養学．第10版．医歯薬出版，2015．
4. 日本肥満学会 編．肥満症診療ガイドライン2016．

https://www.jstage.jst.go.jp/article/naika/107/2/107_262/_pdf/-char/ja

5. 安日一郎．母体 3. 病態栄養と食事 妊娠糖尿病．周産期医学，42：339-345，2012.
6. 齋藤　滋．妊娠高血圧症候群の定義分類変更―PIH から HDP へ．日本産科婦人科学雑誌，70（11）：2427-2430，2018.
7. 日本産科婦人科学会・日本産婦人科医会 編．産婦人科診療ガイドライン産科編 2017. http://www.jsog.or.jp/activity/pdf/gl_sanka_2017.pdf

Chapter
3：授乳期の栄養

1—授乳期の特性と栄養ケアのあり方

授乳期は，産褥期（分娩終了後から約6～8週間）における母体回復，母乳分泌，新生児の哺育の時期である．したがって，母乳分泌のために十分な栄養を摂取し，授乳や育児により失われた栄養をすみやかに補給しなければならないので，母体栄養は重要となる．

1. 授乳期の特性

授乳期の生理的特性

① 分娩直後の体重は，胎児・羊水・悪露（おろ）の排出，尿量増加，発汗などにより約4～6kg減少するが，その後に非妊娠時の体重に戻ったり，増加したりする場合がみられる．そこで，体重・体組成の変化に応じた栄養管理が必要である．

② 妊娠後期に亢進した基礎代謝は，分娩後数週間のうちに非妊娠時に戻る．

授乳婦の推定エネルギー必要量(kcal/日)

　＝妊娠前の推定エネルギー必要量(kcal/日)＋授乳婦のエネルギー付加量(kcal/日)

として求められる．泌乳量を哺乳量（0.78L/日）と同じとみなし，母乳中のエネルギー含有量は，663kcal/Lとすると，

　母乳のエネルギー量(kcal/日)＝0.78(L/日)×663(kcal/L)≒517(kcal/日)

出産後における体重減少（体組織の分解）によりエネルギーが得られる分，必要エネルギー摂取量が減少する．

体重減少分のエネルギー量(kcal/日)

　＝6,500kcal/kg(体重1kg当たりの体重減少分のエネルギー)

　　×0.8kg/月(体重減少量)÷30(日)≒173(kcal/日)

したがって，

　授乳婦のエネルギー付加量(kcal/日)＝517－173＝344(kcal/日)≒350(kcal/日)

とされた．

③ 胎盤娩出とともにエストロゲン，プロゲステロンは急速に血中から消失し，プロラクチン（PRL）受容体の増加を促して，PRLが作用し始めることにより，乳汁分泌が開始される．

④ 乳頭に哺乳刺激が加わると，反射的に脳下垂体前葉からPRLが分泌され，脳下垂体後葉に蓄積しているオキシトシンも血中に放出される．
⑤ オキシトシンは末梢循環を経て乳房に運搬され，乳汁を乳管から乳房外へと圧出させる（射乳）．児の吸啜（きゅうてつ）力や哺乳量が増大するにつれて，その量は増加していく．また，オキシトシンは子宮収縮（復古）を促し，分娩後の止血作用があるので，分娩後は4日以内の早期に授乳を開始していくほうがよい．

授乳期の栄養・食事における特性

産褥・授乳期には，母体の復古，母乳分泌量の増加のために，食事摂取基準量を満たすようにする．エネルギー，たんぱく質，ビタミンB_1・B_2，ナイアシン，ビタミンB_6・B_{12}，葉酸，ビタミンC，ビタミンA，鉄，亜鉛，銅，ヨウ素，セレン，モリブデンは，非妊娠時よりも多く摂取する必要があり，付加量が設定されている．

母乳分泌量の増加のためには，母親の栄養状態，精神安定，十分な休養・睡眠が大事であり，付加の必要な栄養素の不足に気をつけることが必要である．食事回数は，間食を含めて4～5回食とするとよい．

2. 栄養ケアのポイント

2006年に発表された「妊産婦のための食生活指針」（**巻末付表**参照）では，授乳期も食事バランスや活動量に気を配り，食事量の調節・体重変化を確認すること，必要とされるカルシウムの摂取ができるように偏りのない食習慣を確立することを推奨している．

2019年には，授乳への適切な支援が保健医療従事者によって多くの場で展開されることをねらいとした「授乳・離乳の支援ガイド」（厚生労働省）が改定され，授乳の支援にあたっては，乳汁の種類にかかわらず，母子の健康維持とともに，健やかな母子・親子関係の形成を促し，育児に自信をもたせることを基本としている（**表3-1**）．

表3-1　授乳の支援を進める5つのポイント

1. 妊娠中から適切な授乳方法を選択・実践できるように支援する
2. 母親の状態をしっかりと受け止め，赤ちゃんの状態をよく観察する
3. 授乳はできるだけ静かな環境で，しっかり抱いて，やさしく声をかける
4. 授乳への理解と支援が深まるように，父親や家族，身近な人への情報提供を進める
5. 授乳で困ったときに気軽に相談できる場所づくりや，外出しやすく，働きやすい環境づくりを進める

（厚生労働省．授乳・離乳の支援ガイド．2019）

表3-2　母乳育児の支援を進めるポイント

1. 母乳で育てる意義とその方法を教える
2. 出産後は，できるだけ早く，母子がふれあって母乳を飲めるようにする
3. 出産後は，母親と赤ちゃんが終日，一緒にいられるようにする
4. 赤ちゃんが欲しがるとき，母親が飲ませたいときには，いつでも母乳を飲ませられるようにする
5. 母乳育児を継続するために，母乳不足感や体重増加不良などへの専門的支援などを社会全体で支援する

（厚生労働省．授乳・離乳の支援ガイド．2019）

母乳育児

母乳育児には，①乳児に最適な成分組成である，②感染症の発症および重症度の低下，③小児期肥満や後の2型糖尿病発症リスクの低下，④母子関係の良好な形成，⑤出産後の母体回復の促進，などの長所がみられる．また，母乳分泌量は140～250 mL/日（産褥3日目），320 mL/日以上（産褥7日目）となり，児の吸啜力および哺乳量が増大するにつれて，その量は増加していく．授乳後には乳房内を空にしておくほうが，次のときの分泌量促進につながる．厚生労働省は，できるだけ母乳栄養をすすめており，母乳をやめる時期を1歳までとする必要もないことから，2002年の母子健康手帳改正では「断乳」の表現をやめ，1歳と1歳6か月健康診査の項に「母乳を飲んでいるか，いないか」を確認する欄を設けた．

「授乳・離乳の支援ガイド」では，母乳育児をスムーズに行うことのできる環境（支援）の提供が求められるとして，支援を進めるポイントを示している（**表3-2**）．

また，**表3-3**にWHO/UNICEF共同声明による「母乳育児成功のための10のステップ」を示す．

栄養・食事のポイント

①いろいろな食品を組み合わせてバランスよく摂取する*．

②脂肪分，甘いものは控えめにする．

③牛乳・乳製品・卵をとり過ぎない．

④水分を十分摂取する．

⑤インスタント食品，食品添加物を含む食品を避けて，旬の野菜類を多く摂取する．

⑥穀類（玄米，雑穀類）を多く摂取する（ビタミン，食物繊維が多く，栄養素の代謝，血行を

表3-3　母乳育児成功のための10のステップ（2018年改訂）（仮訳）

重要な管理方法
1a．母乳代替品のマーケティングに関する国際規約および関連する世界保健総会の決議を確実に遵守する
1b．定期的にスタッフや両親に伝達するため，乳児の授乳に関する方針を文書にする
1c．継続的なモニタリングとデータマネジメントのためのシステムを構築する
2．スタッフが母乳育児を支援するための十分な知識，能力と技術をもっていることを担保する
臨床における主要な実践
3．妊婦やその家族と母乳育児の重要性や実践方法について話し合う
4．出産後できるだけすぐに，直接かつ妨げられない肌と肌の触れ合いができるようにし，母乳育児を始められるよう母親を支援する
5．母乳育児の開始と継続，そしてよくある困難に対処できるように母親を支援する
6．新生児に対して，医療目的の場合を除いて，母乳以外には食べ物や液体を与えてはいけない
7．母親と乳児が一緒にいられ，24時間同室で過ごすことができるようにする
8．母親が乳児の授乳に関する合図を認識し，応答できるよう母親を支援する
9．母親に哺乳瓶やその乳首，おしゃぶりの利用やリスクについて助言すること
10．両親と乳児が，継続的な支援やケアをタイムリーに受けることができるよう，退院時に調整すること

（「赤ちゃんに優しい病院運動」を実施しようとする産科施設等のための実践ガイダンスより）

*：妊産婦のための食事バランスガイド

食事バランスガイド（2005年，厚生労働省・農林水産省）に，食事摂取基準の妊娠・授乳期の付加量を参考に一部加筆したもので，授乳期は，主食：5～7+1(SV)，副菜：5～6+1(SV)，主菜：3～5+1(SV)，牛乳・乳製品2+1(SV)，果物：2+1(SV)の5グループの料理・食品を組み合わせて摂取できるように，また，水・お茶，そして運動を実行するように推奨している．

促進し，貧血や肥満の予防に効果がある）.
⑦ カルシウムを摂取する（授乳・育児による疲労）.

2—授乳期の栄養アセスメント

臨床診査

年齢・家族構成・授乳歴・病歴・乳房の状態などを調べる．乳房の状態では，① 母乳分泌量の不足（乳腺の発育不全，乳管閉鎖，乳頭陥没・扁平，病弱，ストレスなど），② 乳腺炎（乳汁のうっ滞，乳房の疼痛，熱感，発熱など）の早期における指導・治療が大事である．また，喫煙，受動喫煙，飲酒，カフェイン，服薬がないかを確認する．

健康診査における保健指導では，授乳・育児指導，育児環境の整備，育児技術面の指導，母乳栄養の推進（退院後の訪問，乳児検診）を実施する．「授乳・離乳の支援ガイド」をもとに，保健医療従事者は授乳の支援を行っていかなければならない．

臨床検査

授乳期には貧血がみられる．日本人の母乳中鉄濃度は0.35 mg/Lという報告，吸収率（15%）を用いると，授乳婦の鉄の付加量（推定平均必要量）は，

0.35(mg/L)×0.78(L/日)÷0.15＝1.82≒2.0(mg/日)

推奨量は，2.0×1.2(推奨量算定係数)＝2.4≒2.5(mg/日）とされた．これは，月経のない場合の付加量である．なお，通常分娩であれば，授乳婦の付加量設定において，分娩時失血に伴う鉄損失については考慮する必要はなく，母乳への損失を補うことで十分である．実際，授乳婦の貧血有病率は，非妊娠および非授乳女性よりも低いとされる．

身体計測

「妊産婦のための食事バランスガイド」に基づく1日分の適量の食事が確保されていれば，授乳中には体重増加はみられないはずである．非妊娠時の体重に戻すためにも，1か月に1～2回の体重測定を実施し，母子健康手帳の「妊娠中と産後の体重変化の記録」に，産後1～6か月までの体重を自分で記入して，体重管理を行うことが必要とされる．

新生児・乳児の哺乳量

哺乳量の適否については，児の体重を1回/週に測定し，母子健康手帳に記載されている乳児身体発育曲線にプロットして評価してみる．生後2週間経過しても体重増加がみられない場合には，哺乳量を算出する．“授乳間隔を空けずによく泣く”“授乳が不規則”“お乳が張らず，搾っても出ない”“授乳時間が長い”“何にでも吸いつこうとする”“体重増加量が少ない”“便の回数が少ない”などが産後1か月間の母乳不足感としてあげられている．授乳婦の泌乳量の平均

値は780mL/日と算出され，乳児の哺乳量は，この量と同じであると推測されている．

3―栄養ケアの実際

栄養ケアプログラムの例を**表3-4**に，食事摂取基準と食品構成例を**表3-5**に，献立例を**表3-6**に示す．

表3-4　授乳期の栄養ケアプログラム（例）

●年齢，性別：26歳，女性　●家族構成：核家族（夫28歳）　●職業：専業主婦　●出産歴：初産
●栄養ケアの期間：14日，30日
●現病歴：母乳不足（児の体重増加の不良，哺乳時間の延長）

栄養アセスメント	課題	短期計画（期間：14日間）		長期計画（期間：30日）		評価
		目標	ケアプラン	目標	ケアプラン	
●母乳不足	●母乳分泌量を増加させるための栄養摂取	●児の体重を1回/週測定する ●体重パーセンタイル曲線の50パーセンタイル値に入るようにする	●主食6SV，副菜6SV，主菜4SV，牛乳・乳製品3SV，果物3SVを摂取する（妊産婦のための食事バランスガイド参照），7回/日以上，2.5〜3時間間隔の授乳，	●児の体重を1回/週測定する ●体重パーセンタイル曲線の50パーセンタイル値を継続していく	●主食7SV，副菜7SV，主菜6SV，牛乳・乳製品3SV，果物3SVを摂取する（妊産婦のための食事バランスガイド参照）	①児の体重増加量から，母乳の泌乳量を算出する．授乳婦の泌乳量の平均値は，780mL/日である ②母子手帳の体重パーセンタイル曲線に児の体重をプロットして評価する
		到達状況		到達状況		
		●授乳間隔が空かずによく泣く，授乳不規則，授乳時間が長い，体重増加量の低値，乳首以外に何でも吸いつく，便の回数が少ない，などがないかを観察する		●体重が児の月齢に応じて，順調に増加していることを確認する（退院時の体重から18〜30g/日増加していれば，母乳不足はみられない）		

表3-5　授乳期の食事摂取基準と食品構成例

年齢：18〜29歳，身体活動レベルII（ふつう）

食事摂取基準

栄養素等		授乳期
エネルギー	(kcal)	2,350
たんぱく質	(g)	70
脂質	(g)	52〜78
炭水化物	(g)	294〜382
カリウム	(mg)	2,200
カルシウム	(mg)	650
鉄（月経なし）	(mg)	9.0
ビタミンA	(μgRAE)	1,100
ビタミンB_1	(mg)	1.3
ビタミンB_2	(mg)	1.8
ビタミンC	(mg)	145
ビタミンD	(μg)	8.5
ビタミンE	(mg)	7.0
ビタミンK	(μg)	150
葉酸	(μg)	340
食物繊維	(g)	18以上
食塩相当量	(g)	6.5未満
脂肪エネルギー比率	(%)	20〜30
炭水化物エネルギー比率	(%)	50〜65

脂質，炭水化物，食物繊維，食塩相当量は目標量，カリウム，ビタミンD・E・Kは目安量，その他の栄養素は推奨量．

食品構成例（g）

食品群	授乳期
穀類	330
いも類	150
砂糖・甘味料類	10
豆類	50
種実類	3
緑黄色野菜	120
その他の野菜	230
果実類	285
きのこ類	20
海藻類	2
魚介類	50
肉類	40
卵類	50
乳類	300
油脂類	30
菓子類	10
嗜好飲料類	100
調味料・香辛料類	50

表 3-6　献立例：授乳期の食事

年齢 26 歳，身体活動レベル II（ふつう）

	献立名	食品名	1人当たり分量（g）	エネルギー（kcal）	たんぱく質（g）	脂質（g）	炭水化物（g）	VA（μgRAE）	食塩相当量（g）	作り方
朝食	ご飯	胚芽精米	100	357	6.5	2.0	75.8	0	0.0	
	オムレツ	卵	50	76	6.2	5.2	0.2	75	0.2	
		鶏ひき肉	10	19	1.8	1.2	0.0	4	0.0	
		こまつな	30	4	0.5	0.1	0.7	78	0.0	
		調合油	6	55	0.0	6.0	0.0	0	0.0	
		ケチャップ	5	6	0.1	0.0	1.4	2	0.2	
	納豆和え	納豆	20	40	3.3	2.0	2.4	0	0.0	
		モロヘイヤ	10	4	0.5	0.1	0.6	84	0.0	
		しょうゆ	2	2	0.2	0.0	0.2	0	0.3	
	みそ汁	しじみ	15	10	1.1	0.2	0.7	5	0.1	
		乾燥わかめ	2	3	0.4	0.1	0.8	3	0.5	
		ねぎ	3	1	0.1	0.0	0.2	4	0.0	
		かつお・昆布だし	150	3	0.5	0.0	0.5	0	0.2	
		みそ	12	24	1.2	0.5	3.6	0	1.3	
	小計			602	22.0	17.3	87.0	254	0.6	
昼食	ご飯	胚芽精米	100	357	6.5	2.0	75.8	0	0.0	
	紅鮭のソテー	紅鮭	60	83	13.5	2.7	0.1	16	0.1	紅鮭のソテー
		にんじん	20	8	0.1	0.0	1.9	144	0.0	①紅鮭に塩・こしょうをふって
		ブロッコリー	20	7	0.9	0.1	1.0	13	0.0	おく
		レモン	15	8	0.1	0.1	1.9	0	0.0	②にんじんは輪切りにし，小房
		バター	8	60	0.0	6.5	0.0	42	0.2	に分けたブロッコリーとともに
		塩	0.2	0	0.0	0.0	0.0	0	0.2	約4分間電子レンジにかける
		こしょう	0.2	1	0.0	0.0	0.1	0	0.0	③フライパンにバターを溶か
	だいこんのゆず煮	だいこん	125	23	0.6	0.1	5.1	0	0.0	し，紅鮭を焼く
		ゆず	5	3	0.1	0.0	0.7	1	0.0	④紅鮭，にんじん，ブロッコリー
		ごま油	2	18	0.0	2.0	0.0	0	0.0	を器に盛り，くし型に切ったレ
		しょうゆ	3	2	0.2	0.0	0.2	0	0.4	モンを添える
		酒	1.8	2	0.0	0.0	0.1	0	0.0	だいこんのゆず煮
		かつお・昆布だし	50	1	0.2	0.0	0.2	0	0.1	①だいこんは，1cmくらいの輪
	白和え	木綿豆腐	30	22	2.0	1.3	0.5	0	0.0	切りにしておく
		こんにゃく	25	1	0.0	0.0	0.6	0	0.0	②だいこんをごま油でよく炒め
		にんじん	20	8	0.1	0.0	1.9	144	0.0	る
		さやえんどう	6	2	0.2	0.0	0.5	3	0.0	③鍋にだし汁を加え，しょうゆ，
		乾しいたけ	2	4	0.4	0.1	1.3	0	0.0	酒，ゆずを加えて煮込む
		砂糖	5	19	0.0	0.0	5.0	0	0.0	
		しょうゆ	5	3	0.3	0.0	0.3	0	0.8	
		塩	0.1	0	0.0	0.0	0.0	0	0.1	
		白ごま	3	18	0.6	1.6	0.6	0	0.0	
	フルーツヨーグルト	ヨーグルト（全脂無糖）	100	62	3.6	3.0	4.9	33	0.1	
		りんご	150	92	0.3	0.5	24.3	3	0.0	
		砂糖	5	19	0.0	0.0	5.0	0	0.0	
	小計			821	29.8	20.0	131.6	399	2.0	
間食	果物	キウイフルーツ	100	53	1.0	0.1	13.5	6	0.0	
	牛乳	牛乳	200	134	6.6	7.6	9.6	76	0.2	
	小計			187	7.6	7.7	23.1	82	0.2	
夕食	ご飯	胚芽精米	100	357	6.5	2.0	75.8	0	0.0	牛レバーとピーマンの炒め物
	牛レバーとピーマンの炒め物	牛レバー	35	46	6.9	1.3	1.3	385	0.0	①牛レバーは，水で3回くらい
		ピーマン（青）	20	4	0.2	0.0	1.0	7	0.0	よく洗う
		ピーマン（赤）	10	3	0.1	0.0	0.7	9	0.0	②にんにくの皮をむいてすりお
		ごま油	5	46	0.0	5.0	0.0	0	0.0	ろし，牛レバーをにんにく，しょ
		しょうゆ	3	2	0.2	0.0	0.2	0	0.4	うゆの中に30分漬け込んでお
		にんにく	3	4	0.2	0.0	0.8	0	0.0	く
	カリフラワーの甘酢漬	カリフラワー	55	15	1.7	0.1	2.9	1	0.0	③フライパンにごま油を熱し，
		小麦粉	2	7	0.2	0.0	1.5	0	0.0	牛レバーをよく炒める
		しょうが甘酢漬	2	1	0.0	0.0	0.3	0	0.1	④細く切った青・赤のピーマン
		砂糖	3	12	0.0	0.0	3.0	0	0.0	をフライパンに加え，炒める
		塩	0.3	0	0.0	0.0	0.0	0	0.3	カリフラワーの甘酢漬
		酢	6	2	0.0	0.0	0.1	0	0.0	①カリフラワーは，小麦粉を加
		かつお・昆布だし	15	0	0.0	0.0	0.0	0	0.0	えた湯でゆでる
										②しょうが甘酢漬は，せん切りに
										する
										③小房に分けたカリフラワー，

表 3-6　つづき

	献立名	食品名	1人当たり分量（g）	エネルギー（kcal）	たんぱく質（g）	脂質（g）	炭水化物（g）	VA（μgRAE）	食塩相当量（g）	作り方
夕食	さといもと野菜の煮物	さといも	50	29	0.8	0.1	6.6	0	0.0	しょうが甘酢漬を砂糖，塩，酢，だしを混ぜた中に漬け込んでおく
		こんにゃく	20	1	0.0	0.0	0.5	0	0.0	
		凍り豆腐	5	27	2.5	1.7	0.2	0	0.1	
		たけのこ（ゆで）	30	9	1.1	0.1	1.7	0	0.0	
		ごぼう	20	13	0.4	0.0	3.1	0	0.0	
		にんじん	10	4	0.1	0.0	0.9	72	0.0	
		れんこん	10	7	0.2	0.0	1.6	0	0.0	
		乾しいたけ	5	9	1.0	0.2	3.2	0	0.0	
		しょうゆ	6	5	0.5	0.0	0.5	0	0.9	
		酒	4.5	5	0.0	0.0	0.2	0	0.0	
		みりん	3	7	0.0	0.0	1.3	0	0.0	
		塩	0.2	0	0.0	0.0	0.0	0	0.2	
		かつお・昆布だし	50	1	0.2	0.0	0.2	0	0.1	
	果物	柿	200	120	0.8	0.4	31.8	70	0.0	
	小計			736	23.3	10.9	139.2	544	2.0	
	合計			2,346	82.7	55.9	380.9	1,279	6.8	

栄養評価

評価項目	実施献立	目標値
エネルギー (kcal)	2,346	2,350
たんぱく質 (g)	82.7	70
脂質 (g)	55.9	52～78
炭水化物 (g)	380.9	294～382
ビタミンA (μgRAE)	1,279	1,100
食塩相当量 (g)	6.8	6.5 未満
たんぱく質エネルギー比率 (%)	14.1	15～20
脂肪エネルギー比率 (%)	21.4	20～30
炭水化物エネルギー比率 (%)	64.9	50～65
穀類エネルギー比率 (%)	46.0	50.0
動物性たんぱく質比率 (%)	35.7	45.0

食品構成（g）

食品群	実施量	目安量
穀類	302	330
いも類	95	150
砂糖・甘味料類	13	10
豆類	55	50
種実類	3	3
緑黄色野菜	152	120
その他の野菜	242	230
果実類	470	285
きのこ類	7	20
海藻類	2	2
魚介類	75	50
肉類	45	40
卵類	50	50
乳類	300	300
油脂類	21	30
菓子類	0	10
嗜好飲料類	9	－
調味料・香辛料類	308	－

4—授乳期の栄養にかかわる病態・疾患と栄養ケア

1. 低体重・過体重

低体重

授乳婦の低体重は，妊娠中からの病態の異常，産後における激しいダイエット，母乳分泌，不安・ストレスによる食欲不振，育児による疲労などの要因によって起こってくる．

やせ志向の若年者は，BMI が“やせ”領域のままで妊娠してしまい，妊娠期においても体重増加がみられないケースもある．この場合，低出生体重児の出生につながるが，このような児では将来，生活習慣病発症リスクが高まる．授乳婦は，母体回復，母乳分泌，育児などに体力を消耗するため，低体重であると母体回復の遅延，母乳分泌量の不足，育児が困難になる．

授乳期の低体重によって起こる母体の症状では，① 乳房・乳腺の発達不足による母乳分泌量の低下，② 貧血，③ 骨粗鬆症，④ 歯の疾患（虫歯・歯肉炎など），⑤ 鉄欠乏性貧血，⑥ 感染症の罹患率増加，⑦ 抜け毛，⑧ 育児疲れがみられる．

過体重

授乳により，体脂肪は消費されていくので，授乳婦では妊娠前の体重に早めに戻る傾向にある．授乳婦の過体重は，妊娠期に貯蓄された体脂肪（約 3.0kg）を減らしていき，出産後 6 か月ごろには妊娠前の体重に戻ることが求められるため，エネルギー消費量および摂取量を考慮していかなければならない．そのため，1 か月に 1～2 回の体重測定を行うことが必要である．

また，10 か月を経過しても非妊娠時の体重に戻らない状態が続くと，そのまま肥満傾向が続くケースが多く，生活習慣病，次の出産に悪影響を及ぼすことにもなる．

出産後は，プロゲステロンによる体脂肪の貯蓄作用は消失するが，妊娠前からの肥満や妊娠中の体重増加が高く，また，母乳育児でない場合には過体重になってしまうことが多い．

授乳期における体重減少時には，食事内容や活動量（仕事，家事，育児などに伴う活動量）を考慮する．また，体重増加や体重が低下しないときには，浮腫の有無，エネルギーの過剰摂取について考慮し，摂取エネルギー量を 200 kcal 減らす．産褥・授乳期における体操も非妊娠時の体重に戻すために必要である．

2. 低栄養

授乳期の低栄養により，母体には次のような悪影響がみられる．① 射乳量の不足（オキシトシンの分泌低下による），② 母体の子宮復古の遅延，③ 月経再来の遅延，④ 骨粗鬆症の罹患率増加（授乳期は卵巣機能の抑制によるエストロゲンの低下），⑤ 鉄欠乏性貧血，⑥ 感染症の罹患率増加（疲労などによる抵抗力の低下），⑦ 色素沈着・肌荒れの回復遅延（ビタミン・ミネラルの不足），⑧ 母乳中のビタミン K 不足．

さらに，授乳婦が乳児のアレルギー予防のために除去食療法を実施すると，低栄養に陥るケースもみられる．

3. 摂食障害

授乳期における摂食障害は，非妊娠時からの本症の続行によるケースが多い．

授乳期は前項でも述べたように，母乳分泌量の増加，育児のために非妊娠時よりも栄養・食事の摂取を考慮しなければならないため，ストレス解消方法をみつけるとともに，必要に応じて心療内科を受診し，治療を行う必要がある．

5—栄養ケアの評価と結果のフィードバック

経過評価

乳児が順調に成長しているかどうかを1か月健診で評価する．また母親の体重が非妊娠時の状態に戻りつつあるか，低体重・過体重の状態になっていないかを評価するために，1か月に1～2回の体重測定を実行・記録させる．

結果評価（短期・長期目標）

母乳育児を成功させるための短期・長期目標が食行動の変容により，改善が認められたか否かを評価する．

総合評価

乳児の順調な成長，母親の体重管理などの最終目標に向けて栄養ケアを実施するうえで，問題点がなかったかどうかをモニタリングし，最終的な評価を行う．

結果のフィードバック

栄養アセスメント，栄養ケアプランの立案，栄養プログラム実施の各段階の評価など栄養ケア・栄養プログラムの全体について，評価した内容をフィードバックしながら，栄養ケアプランの修正や継続をしていく．母親の体重が非妊娠前の状態にまで戻ったか，母乳分泌量は適切か，乳児の発育状態はどうかを確認し，上記のことについてフィードバックしていく．

そのためには，POSに基づいた記録書を作成しておくことが大事である．

文献

1. 厚生労働省．日本人の食事摂取基準（2020年版）．
2. 一條元彦．母子にすすめる栄養指導．メディカ出版，1997．
3. 森　基子，玉川和子ほか．応用栄養学—ライフステージから見た人間栄養学．第10版．医歯薬出版，2015．
4. Takimoto, H., Yoshiike, N., Katagiri, A. et al. Nutritional status of pregnant and lactating women in Japan : a comparison with non-pregnant/non-lactating controls in the National Nutrition Survey. J Obstet Gynaecol Res., 29(2) : 96-103, 2003.

Chapter 4：乳児期の栄養

1—乳児期の特性と栄養ケアのあり方

乳児期は出生から満1歳までをいい，生後28日までにある乳児を新生児という．人間の一生のなかで，乳児期は身体的，生理的，精神的発育の最も盛んな時期であることから，体重1kg当たりに必要な栄養素量も成人より多い．食物摂取形態に関しても，乳汁だけを摂取する乳汁栄養から多くの食品を摂取することへの移行期間である離乳期栄養を含んでおり，生体機能的に一生の基礎を構築する重要な時期である．さらに，食事を通して心を豊かにし，食習慣や生活習慣を確立する大事な時期でもある．

1. 新生児期・乳児期の特性

生理的体重減少　新生児の水分量は体重の約80％で，成人の55～65％に比べて約20％ほど多い．また，体内水分は細胞内液と細胞外液に分類されるが，細胞内液量に比べ細胞外液量が多い．成長による水分量の減少は，主に細胞外液量の減少によるもので，細胞内水分量の体重に対する割合は新生児も成人も変わらない．乳児の水分量は成人よりもかなり多いので，発熱，下痢，嘔吐，高い温度の環境下では脱水症に陥りやすい．

生後数日で，皮膚および肺からの水分蒸発（不感蒸泄）に起因する体重減少が150～300g（出生時体重の5～10％）程度起こる．これを生理的体重減少という．哺乳量の増加とともに生後1～2週間で出生時の体重に戻る．

生理的黄疸　新生児の大部分では生後2日後から黄疸がみられる．生理的黄疸と呼ばれ，生後，体内の胎児性の赤血球が急激に壊されることが原因で，赤血球の崩壊速度に肝臓のビリルビン抱合速度が対応できないために起こる生理的なものである．

母乳性黄疸　生後数日に出現するものと，出生後1～2週間以上黄疸が遷延する2種類がある．前者は母乳摂取量の不足，後者は母乳中に含まれる脂肪酸や母体由来のホルモンが関与していると考えられている．日本においては，合併症であるビリルビン脳症が発症した例は報告されていないため，現状では特別な対応や処置は不要である．

胎便　生後初めて暗褐色の粘稠便が排泄される．これを胎便といい，粘液，嚥下した羊水，剥離した腸管上皮，ビリルビンなどを含んでいる．

身長・体重　出生時の身長は約50cmで，乳児期前半に著しく伸び，満1歳では出生時の1.5

倍の約75cmとなる．体重は出生時では約3kgだったものが，生後3～4か月で出生時の2倍，生後1年で出生時の3倍となる．

頭囲・胸囲　出生時の頭囲は胸囲より約1cmほど大きいが，生後1年で胸囲と頭囲はほぼ同じ値となり，その後は胸囲が増加する．

免疫機能　新生児の免疫機能は，母体の胎盤より移行したIgGおよび母乳を通して母体から移行したIgA抗体による受動免疫により発揮される．

生歯　一般に乳歯は，生後6～9か月ごろから生え始め，3歳までに上下20本が生えそろう．乳歯数と月齢との関係は“乳歯数＝月齢－6”の式で表される．

2. 栄養ケアのポイント

乳汁栄養

乳汁栄養は，乳汁，育児用調製粉乳およびその他の粉乳を用いて生後5～6か月ごろまで行われる栄養法で，母乳栄養，人工栄養，混合栄養の3種類に分けられる．

母乳栄養

乳児を母乳で育てることを母乳栄養という．分娩3日後に感染防御因子（IgA，ラクトフェリン，リゾチーム）を多く含む初乳が分泌される．授乳回数の目安は，生後1か月では3時間おきに1日6～8回，1～2か月では3～4時間おきに1日6～7回，それ以降は4時間おきに1日5～6回とする．日本人の食事摂取基準（2020年版）では，母乳栄養児の平均哺乳量は0.78L/日とされている．母乳の成分を，牛乳との比較で述べると，次のとおりである．

たんぱく質　母乳には，カゼインに比較してラクトアルブミン，ラクトグロブリンの含有割合が高い．牛乳には，母乳の約3倍のたんぱく質が含まれ，アルブミン，グロブリンが少なく，カゼイン（母乳の6倍）が多い．牛乳カゼインのカードが粗大であるのに対して母乳カゼインは凝固しにくく，生成したカードも微細である．カゼインのカードが粗大であるほど消化に時間がかかり，胃内停滞時間が長くなる．

脂質　母乳と牛乳中の脂肪酸含量はほぼ同じ（約3.5%）であるが，母乳中には，リノール酸，リノレン酸，DHAなどの多価不飽和脂肪酸が多く含まれている．

炭水化物　母乳は牛乳の1.5倍の炭水化物（乳糖）を含んでいる．

ミネラル　母乳中のミネラルは牛乳の1/3の濃度のため，乳児にとっては腎臓への負担が少ない．

ビタミン　母乳にはビタミンA，Cが多く，牛乳には，ビタミンB_1，B_2が多い．

しかし，母乳にはビタミンKが含まれていない．母乳栄養児では頭蓋内出血，新生児メレナの危険性が高い．この予防として正期産新生児には出生後，生後1週または産科退院時のいずれかの早い時期，1か月健診時に，計3回ビタミンK_2シロップ1mL（2mg）を投与する．

人工栄養

母乳不足，母乳禁忌などにより母乳以外の乳汁（育児用調製粉乳，全粉乳，脱脂粉乳，牛乳など）で育児をすることを人工栄養という．人工栄養に用いられる粉乳には，調製粉乳，特殊用途粉乳および特殊治療粉乳が含まれる．

調製粉乳　厚生労働省（1979年）より「生乳，牛乳もしくは特別牛乳またはこれらを原料として製造した食品を加工し，または主要原料とし，これを乳幼児に必要な栄養素を加え粉末性状にしたものをいう」と定められている．調製粉乳には，育児用調製粉乳のほかに低出生体重児用粉乳がある．育児用調製粉乳は母乳の栄養成分に近づけるため，たんぱく質（カゼイン）を減量し，リノール酸を中心とする多価不飽和脂肪酸の比率を調整し，乳糖，ラクチュロースおよびオリゴ糖を添加している．さらに，ミネラル（とくにCa，P，K）を減量し，腎機能の未熟な乳児に負担がかからないように調整している．

乳児用調製液状乳（液体ミルク）　2019年3月より販売・流通が開始され，組成は調製粉乳と同等である．常温で保存でき，災害時に備え備蓄ができる．

特殊用途粉乳　牛乳たんぱく質の抗原性に起因する牛乳アレルギー用粉乳（乳たんぱく質分解乳，アミノ酸混合乳，大豆乳），腎障害や心臓障害および腎性尿崩症などによりナトリウム負荷を避けるために用いられる低ナトリウム乳，脂質吸収不全（たんぱく質漏出性腸症）や胆道閉鎖症などに用いる中鎖脂肪乳，先天的に乳糖分解酵素であるラクターゼが欠損している場合に用いる無乳糖乳などが含まれる．

特殊治療粉乳　先天性代謝異常症に対する疾患（フェニルケトン尿症，メープルシロップ尿症，ガラクトース血症，ホモシスチン尿症）ごとの治療乳が含まれる．

これらとは別に，離乳期に用いられるフォローアップミルク（離乳期ミルク）がある．これは，離乳食が1日3回になったころ（9か月ごろ），離乳食で足りない栄養素を補い，牛乳に不足している鉄，ビタミン，ミネラルや良質たんぱく質が強化されたものである．

なお，牛乳は母乳と育児用調製粉乳と比較して，栄養素組成が相違している．牛乳は成分組織，消化面，衛生的見地から人工栄養の乳汁として適当ではないので，1歳までは勧められない．

混合栄養

母乳不足や職業をもっている母親が，母乳だけでは哺乳できない場合，母乳のほかに，人工栄養を加えて児に与える方法である．

母乳栄養と人工栄養の特性の比較を**表4-1**に，栄養成分の違いを**表4-2**に示す．

調乳用具の種類と消毒

調乳用具には，哺乳瓶，乳首，瓶ブラシ，乳首入れ，すりきり棒，ポット，計量器などが必要である．

用具の消毒法は煮沸，薬剤によるものなどがある．哺乳瓶は，洗剤を用いてブラシで内外を洗い流水でよくすすいだ後，哺乳瓶は10分程度，乳首は3分程度を目安に煮沸消毒をする．薬物消毒は，次亜塩素酸ソーダを主成分とした消毒液を規定どおりに希釈し，この希釈液を用いて次の授乳時間まで1時間以上浸漬させておく．

表 4-1　母乳栄養と人工栄養の特性比較

	母乳栄養	人工栄養
成分	生後 4〜5 か月ごろまでに必要な栄養素を含んでいる	母乳成分に近似
感染防御因子	IgA，ラクトフェリン，リゾチームが含まれている	含まれない
乳児罹患率	低い	母乳栄養児より多い
調乳	手間がかからない	手間，経済的負担は大きい
哺乳量	わかりにくい	はっきりわかる
母子関係	深い	母乳栄養よりは浅い
牛乳アレルギー	ない（まれに起こる）	ある
授乳障害	母体の健康状態に左右される	乳児側の原因によるものがある
栄養上の問題	母乳不足，ビタミン K・鉄不足	
その他	無菌的に摂取できる，母体の回復	

表 4-2　育児用調製粉乳・母乳・牛乳・フォローアップミルクの栄養成分組成

		育児用調製粉乳					母乳 成熟乳[*1]	牛乳[*1]	フォローアップミルク		
		A 社	B 社	C 社	D 社	E 社	100 g 当たり		A 社	B 社	C 社
調乳濃度	%	13.5	13	13	13	13	—	—	14	14	14
エネルギー	kcal	68	67	67	67	67	65	67	65	67	64
たんぱく質	g	1.59	1.61	1.6	1.6	1.6	1.1	3.3	2.1	2	2
脂質	g	3.5	3.6	3.5	3.6	3.5	3.5	3.8	2.5	2.8	2.5
炭水化物	g	7.7	7.2	7.2	7.1	7.2	7.2	4.8	8.4	8.3	8.5
灰分	g	0.3	0.3	0.3	0.3	0.3	0.2	0.7	0.6	0.5	0.6
ビタミン A	μg	53	66	59	59	59	46	38	45	50	53
ビタミン B_1	mg	0.04	0.05	0.05	0.04	0.05	0.01	0.04	0.10	0.10	0.08
ビタミン B_2	mg	0.08	0.09	0.09	0.10	0.09	0.03	0.15	0.11	0.11	0.10
ビタミン C	mg	6.8	6.5	6.5	6.2	6.5	5	1	8.0	7.0	7.0
ビタミン D	μg	0.9	1.1	1.1	1.2	1.1	0.3	0.3	0.6	0.7	1.5
カルシウム	mg	51	55	49	46	49	27	110	95	91	98
リン	mg	28	31	27	26	27	14	93	50	56	53
ナトリウム	mg	19	18	18	20	18	15	41	31	28	32
カリウム	mg	66	61	62	65	62	48	150	110	95	106
鉄	mg	0.8	0.8	0.8	0.8	0.8	0.04	0.02	1.3	1.1	1.2

2019 年 12 月現在.

*1：日本食品標準成分表 2019（七訂）.

調乳方法

調乳方法には，家庭などで授乳の都度，あらかじめ消毒した哺乳瓶で調乳する無菌操作法と，病院，乳児院や保育所など 1 日分をまとめて調乳し，最後に加熱消毒する終末殺菌法がある．また，調乳濃度は母乳に近い 13〜13.5％とし，1 日 600〜900 mL 程度を目安として乳児が欲しがるだけ与える．

表 4-3　乳児用調製粉乳の調乳・保存・取り扱い

1. 哺乳および調乳器具の洗浄と滅菌を行う前には必ず手を石鹸と清浄な水で十分に洗う
2. 粉ミルクを調乳する器具の表面を洗浄し，滅菌する
3. 火傷に気をつけて，70℃以上まで冷却した適量の沸騰された湯を，清潔で滅菌または殺菌済みのコップあるいは哺乳瓶に注ぐ
4. 表示された量の乳児用調製粉乳を正確に量って加える
5. 調乳後直ちに水道の流水の下に置くか，冷水または氷水の入った容器に静置することにより，授乳に適した温度まで短時間で冷却する
6. 調乳後 2 時間以内に消費されなかった粉ミルクはすべて廃棄すること

（FAO/WHO．乳児用調製粉乳の安全な調乳，保存及び取り扱いに関するガイドライン．2007）

無菌操作法

家庭における無菌操作法を**表 4-3** に示す．

終末殺菌法

病院や乳児院などにおいて大量に調乳する場合は 1 日分をまとめて作り，滅菌した哺乳瓶に個人ごとの 1 回量を分注し，自動蒸気殺菌装置または湯煎で 85℃で数分間，あるいはミルクが 85℃に達するまで殺菌する．その後，20℃以下になるまで急速に冷却し，4～5℃の冷蔵庫で保存する（十分に冷却する前に冷蔵庫に入れると細菌が増殖する可能性がある）．授乳時間に合わせて 40℃で再加熱してから与える．調乳したミルクは 24 時間以上保存しないようにする．

離乳期栄養

離乳の支援に関する基本的考え方

離乳とは，成長に伴い，母乳または育児用ミルクなどの乳汁だけでは不足してくるエネルギーや栄養素を補完するために，乳汁から幼児食に移行する過程をいい，そのときに与えられる食事を離乳食という．

離乳については，子どもの食欲，摂食行動，成長・発達パターンなど，子どもにはそれぞれ個性があるので，画一的な進め方にならないよう留意されなければならない．また，地域の食文化，家庭の食習慣などを考慮した無理のない離乳食の内容や量を，それぞれの子どもの状況にあわせて進めていくことが重要である．

離乳の支援にあたっては，子どもの健康を維持し，成長・発達を促すよう支援するとともに，授乳の支援と同様，健やかな母子，親子関係の形成を促し，育児に自信がもてるような支援を基本とする．とくに，子どもの成長や発達状況，日々の子どもの様子をみながら進めること，無理をさせないことに配慮する．また，離乳期は食事や生活リズムが形づくられる時期でもあることから，生涯を通じた望ましい生活習慣の形成や生活習慣病の予防の観点も踏まえて支援することが大切である．この時期から生活リズムを意識し，健康的な食習慣の基礎を培い，家族らと食卓を囲み，ともに食事をとりながら食べる楽しさの体験を増やしていくことで，一人ひとりの子どもの“食べる力”を育むための支援が推進されることを基本とする（「授乳・離乳の支援ガイド」2019 年 3 月厚生労働省）．

離乳の進め方（図 4-1）

離乳の開始　離乳の開始とは，なめらかにすりつぶした状態の食物を初めて与えたときをいう．開始時期の子どもの発達状況の目安としては，首の座りがしっかりして寝返りができ，5秒以上座れる，スプーンなどを口に入れても舌で押し出すことが少なくなる（哺乳反射の減弱），食べ物に興味を示すなどがあげられる．その時期は生後5～6か月ごろが適当である．離乳の開始は，おかゆ（米）から始める．新しい食品を始めるときには離乳食用のスプーンで1さじずつ与え，子どもの様子をみながら量を増やしていく．

離乳の開始前の子どもにとって，最適な栄養源は乳汁（母乳または育児用ミルク）であり，離乳の開始前に果汁やイオン飲料を与えることの栄養学的な意義は認められていない．また，はちみつは，乳児ボツリヌス症を引き起こすリスクがあるため，1歳を過ぎるまでは与えない．

離乳初期（生後5～6か月ごろ）　離乳食を飲み込むこと，その舌ざわりや味に慣れることが主目的である．離乳食は1日1回与える．母乳または育児用ミルクは，授乳のリズムに沿って子どもの欲するままに与える．

離乳中期（生後7～8か月ごろ）　生後7～8か月ごろからは舌でつぶせる固さのものを与える．離乳食は1日2回にして生活リズムを確立していく．母乳または育児用ミルクは離乳食の後に与え，このほかに授乳のリズムに沿って母乳は子どもの欲するままに，ミルクは1日に3回程度与える．

離乳後期（生後9～11か月ごろ）　歯ぐきでつぶせる固さのものを与える．離乳食は1日3回にし，食欲に応じて，離乳食の量を増やす．離乳食の後に母乳または育児用ミルクを与える．このほかに，授乳のリズムに沿って母乳は子どもの欲するままに，育児用ミルクは1日2回程度与える．手づかみ食べは，生後9か月ごろから始まり，1歳過ぎの子どもの発育および発達にとって，積極的にさせたい行動である．

離乳の完了（生後12～18か月ごろ）　離乳の完了とは，形のある食物をかみつぶすことができるようになり，エネルギーや栄養素の大部分が母乳または育児用ミルク以外の食物から摂取できるようになった状態をいう．食事は1日3回となり，そのほかに1日1～2回の補食を必要に応じて与える．母乳または育児用ミルクは，子どもの離乳の進行および完了の状況に応じて与える．なお，離乳の完了は，母乳または育児用ミルクを飲んでいない状態を意味するものではない．

食物アレルギーへの対応　食物アレルギーの発症を心配して，離乳の開始や特定の食物の摂取開始を遅らせても，食物アレルギーの予防効果があるという科学的根拠はないことから，生後5～6か月ごろから離乳を始めるように情報提供を行う．離乳を進めるにあたり，食物アレルギーが疑われる症状がみられた場合，自己判断で対応せずに，必ず医師の診断に基づいて進めることが必要である．なお，食物アレルギーの診断がされている子どもについては，必要な栄養素などを過不足なく摂取できるよう，具体的な離乳食の提案が必要である．

ベビーフード　離乳食は手作りが好ましいが，離乳食を作ることが負担となる保護者においては，ベビーフードなどの加工食品を上手に使用することも，一つの方法である．

		離乳初期 生後5〜6か月ごろ	離乳中期 生後7〜8か月ごろ	離乳後期 生後9〜11か月ごろ	離乳完了期 生後12〜18か月ごろ
		離乳の開始 ――→ 離乳の完了 以下に示す事項は，あくまでも目安であり，子どもの食欲や成長・発達の状況に応じて調整する			
食べ方の目安		●子どもの様子を見ながら1日1回1さじずつ始める ●母乳や育児用ミルクは飲みたいだけ与える	●1日2回食で食事のリズムをつけていく ●いろいろな味や舌ざわりを楽しめるように食品の種類を増やしていく	●食事のリズムを大切に，1日3回食に進めていく ●共食を通じて食の楽しい体験を積み重ねる	●1日3回の食事のリズムを大切に，生活リズムを整える ●手づかみ食べにより，自分で食べる楽しみを増やす
調理形態		なめらかにすりつぶした状態	舌でつぶせる固さ	歯ぐきでつぶせる固さ	歯ぐきでかめる固さ
1回当たりの目安量					
I	穀類（g）	つぶしがゆから始める	全がゆ 50〜80	全がゆ 90〜軟飯80	軟飯90〜 ご飯80
II	野菜・ 果物（g）	すりつぶした野菜なども試してみる	20〜30	30〜40	40〜50
III	魚（g）	慣れてきたら，つぶした豆腐・白身魚などを試してみる	10〜15	15	15〜20
	または肉 （g）		10〜15	15	15〜20
	または豆腐 （g）		30〜40	45	50〜55
	または卵 （個）		卵黄1〜 全卵1/3	全卵1/2	全卵1/2〜 2/3
	または乳製品（g）		50〜70	80	100
歯の萌出の目安			乳歯が生え始める	1歳前後で前歯が8本生えそろう	離乳完了期の後半ごろに奥歯（第一乳臼歯）が生え始める
摂食機能の目安		口を閉じて取り込みや飲み込みができるようになる 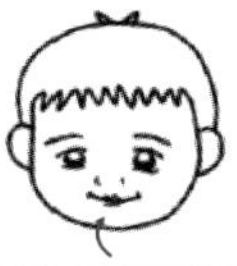	舌と上あごでつぶしていくことができるようになる 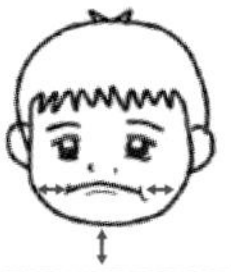	歯ぐきでつぶすことができるようになる 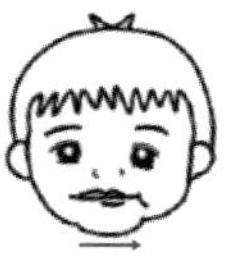	歯を使うようになる

※衛生面に十分に配慮して食べやすく調理したものを与える．

（食品の種類と組み合わせ）
- 与える食品は，離乳の進行に応じて，食品の種類および量を増やしていく．
- 離乳が進むにつれ，魚は白身魚から赤身魚，青皮魚へ，卵は卵黄から全卵へと進めていく．
- 脂肪の多い肉類は少し遅らせる．
- 野菜類には緑黄色野菜を用いる．
- 牛乳を飲用として与える場合は，鉄欠乏性貧血の予防の観点から，1歳を過ぎてからが望ましい．
- 離乳食に慣れ，1日2回食に進むころには，穀類（主食），野菜（副菜），たんぱく質性食品（主菜）を組み合わせた食事とする．
- フォローアップミルクは母乳代替食品ではなく，離乳が順調に進んでいる場合は，摂取する必要はない（母乳または育児用ミルクは必要）．

（調理形態・調理方法）
- 離乳の進行に応じて，食べやすく調理したものを与える．子どもは細菌への抵抗力が弱いので，調理を行う際には衛生面に十分に配慮する．
- 初めは“つぶしがゆ”とし，慣れてきたら粗つぶし，つぶさないままへと進め，軟飯へと移行する．
- 調味について，離乳の開始時期は，調味料は必要ない．

図4-1　離乳食の進め方の目安　（厚生労働省．授乳・離乳の支援ガイド．2019）

2―乳児期の栄養アセスメント

新生児･乳児期の栄養アセスメントには，①出生時の身体計測値，②出生時の合併症の有無，③授乳方法および授乳の種類と摂取量，離乳食の摂取状況，④成長の推移，⑤精神運動発達，などの情報が必要である．

1. 臨床診査

新生児では，体温，脈拍，呼吸は出生後の時間経過により変化し，24時間後に安定する．そのほかに顔色（蒼白，黄疸，チアノーゼ），けいれん，嘔吐，全身の状態を観察する．乳児期では，月齢に応じた身体発育，運動機能，精神発達状況，授乳法・離乳法の適切性，離乳食の摂取状況および摂取量，食欲や嗜好の変化を評価する．

2. 生理・生化学検査

先天性代謝異常（フェニルケトン尿症，メープルシロップ尿症，ホモシスチン尿症，ガラクトース血症，先天性副腎過形成症，クレチン症）を早期に発見するために，生後5～7日目にすべての新生児を対象に血液を採取してマススクリーニングが実施されている．

また，黄疸の経過観察･治療のための血清ビリルビン検査や貧血検査（赤血球･ヘモグロビン･ヘマトクリット・血清鉄），低出生体重児，母親が糖尿病の新生児および巨大児では血糖値検査を行う．

たんぱく質の栄養評価には，血清総たんぱく質，アルブミン，A/G比などが用いられる（**表4-4**）．

3. 身体計測

発育曲線

乳幼児の成長・発育の目安として，乳幼児体重・身長発育パーセンタイル曲線（厚生労働省，2010年）が使用されている（**図4-2**）．発育曲線が基準値から大きく外れたりするときは要注意であるが，10と90パーセンタイル曲線のあいだに値があれば正常とする．しかし，多少外れていても発育曲線に沿って成長していれば問題はない．パーセンタイルとは，測定値を小さ

表4-4　乳児の総たんぱく質，アルブミン，A/G比の臨床検査値

	新生児	1～3か月	4～6か月	7～9か月	10，11か月	1歳
総たんぱく質(g/dL)	4.5～7.1	5.1～6.8	5.6～7.1	5.9～7.4	5.9～7.5	6.0～7.5
アルブミン（%）	60.5～75.0	64.5～79.5	62.5～79.5	60.5～76.0	59.5～74.0	59.0～73.5
A/G比	1.6～3.1	1.8～3.7	1.6～3.6	1.5～2.8	1.5～2.7	1.5～2.6

（林　康之．小児の血清蛋白質分画値の正常値．医学書院，1988．p.467）

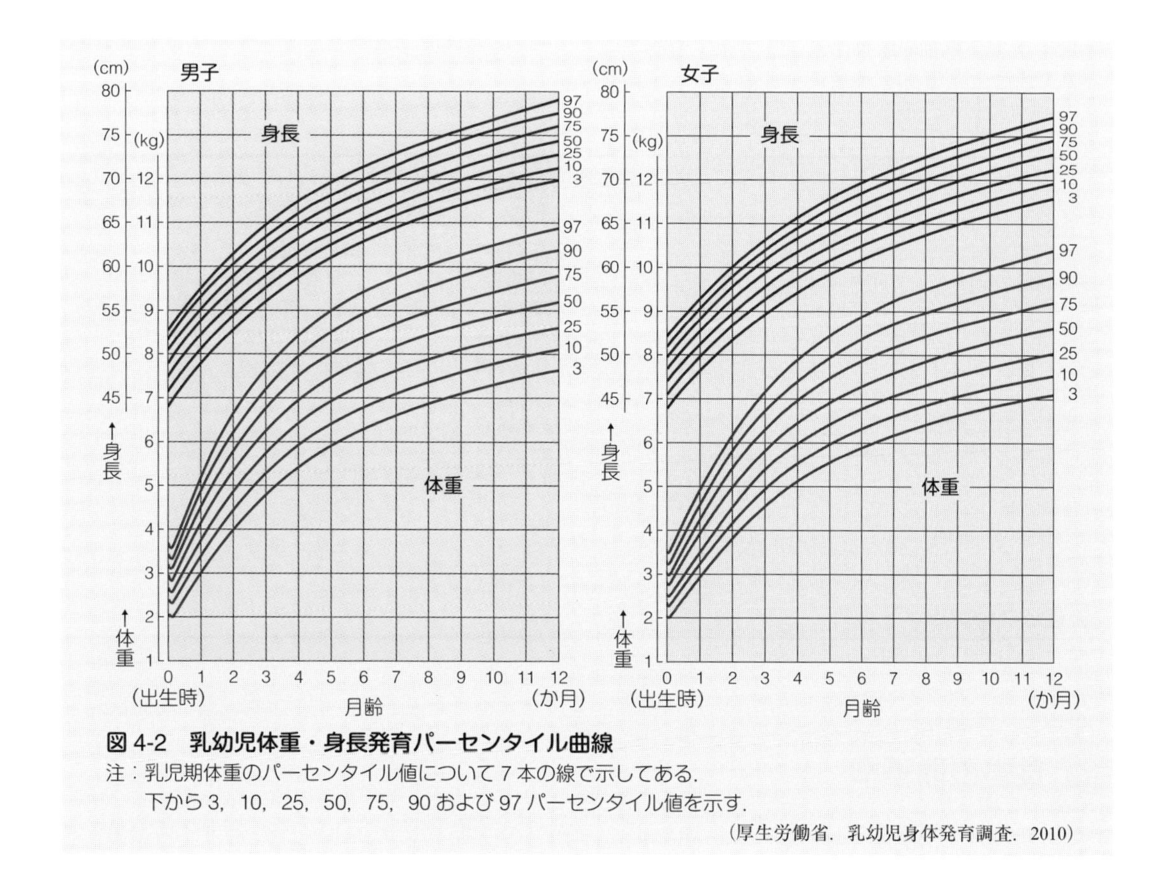

図 4-2　乳幼児体重・身長発育パーセンタイル曲線

注：乳児期体重のパーセンタイル値について 7 本の線で示してある．
下から 3，10，25，50，75，90 および 97 パーセンタイル値を示す．

（厚生労働省．乳幼児身体発育調査．2010）

いほうから大きいほうに順にならべて全体を 100 とした場合，下から何番目に当たるかを示したもので，50 パーセンタイル値は平均値ではなく，中央値である．

カウプ指数

栄養状態を判断するには体重変化が最も重要であるが，乳児期の体格指数であるカウプ指数などの身長に対する体重の比率から判断する方法も用いられる．

カウプ指数＝体重（g）/身長（m）^{2}

で表される．3 か月以上の乳児において，20 以上を肥満，18 以上を肥満傾向，16～18 を正常，15 以下をやせ傾向としている．

3—離乳期の栄養ケアの実際

1. 栄養ケアプログラム

乳児下痢症の栄養ケアプログラムの例を**表 4-5** に示す．

表 4-5 乳児下痢症の栄養ケアプログラム（例）
●年齢，性別：生後 10 か月，女児
●症状：中等度の乳児下痢症
●栄養ケアの期間：2 日間

栄養アセスメント	課題	短期計画（2 時間）		長期計画（3 ～ 24 時間）		評価
		目標	ケアプラン	目標	ケアプラン	
●出生時から健診での異常指摘はない ●2 日前から嘔吐，下痢を繰り返す ●食物はほとんどとれていない ●体重減少：5～10% ●神経症状：傾眠 ●大泉門：少し陥凹 ●皮膚の状態：乾燥 ●舌・口腔粘膜の状態：乾燥 ●尿量：低下 ●体温：38.0°C	●脱水症の改善 ●食物の経口摂取	●循環不全（循環血流量および腎血流量低下）の改善 ●ショック状態への移行を防止	●初期輸液として 1 号液（開始液）を 10～30 mL/kg/時で1～2 時間投与する（輸液の Na 濃度が，血清 Na 濃度よりも低値のものを使用する）	●脱水症の改善	●継続輸液として 3 号液（維持輸液）を 60～100 mL/kg/ 日投与する	●脱水・下痢が消失する ●経口摂取が可能となる

2. 食事摂取基準

乳児期の食事摂取基準は，0～5 か月と 6～11 か月の 2 期（エネルギー，たんぱく質は 0～5 か月，6～8 か月，9～11 か月の 3 期）に分けて，**表 4-6** のとおりに示されている．また，6～11 か月の鉄の推定平均必要量と推奨量は性別ごとに設定されている．

3. 献立例

“5～6 か月ごろ”“7～8 か月ごろ”“9～11 か月ごろ”“12～18 か月ごろ”の離乳食献立例を**表 4-7** に，かゆの種類における米と水の割合比を**表 4-8** に示す．

表 4-6　乳児の食事摂取基準

エネルギー・栄養素			月齢	0～5（月）		6～8（月）		9～11（月）	
			策定項目	男児	女児	男児	女児	男児	女児
エネルギー		（kcal/日）	推定エネルギー必要量	550	500	650	600	700	650
たんぱく質		（g/日）	目安量	10		15		25	
脂質	脂質	（%エネルギー）	目安量	50		40			
	飽和脂肪酸	（%エネルギー）	―	―		―			
	n-6 系脂肪酸	（g/日）	目安量	4		4			
	n-3 系脂肪酸	（g/日）	目安量	0.9		0.8			
炭水化物	炭水化物	（%エネルギー）	―	―		―			
	食物繊維	（g/日）	―	―		―			
ビタミン（脂溶性）	ビタミンA	（μgRAE/日）[*1]	目安量	300		400			
			耐容上限量	600		600			
	ビタミンD	（μg/日）	目安量	5.0		5.0			
			耐容上限量	25		25			
	ビタミンE	（mg/日）	目安量	3.0		4.0			
	ビタミンK	（μg/日）	目安量	4		7			
ビタミン（水溶性）	ビタミン B_1	（mg/日）	目安量	0.1		0.2			
	ビタミン B_2	（mg/日）	目安量	0.3		0.4			
	ナイアシン	（mgNE/日）[*2]	目安量	2		3			
	ビタミン B_6	（mg/日）	目安量	0.2		0.3			
	ビタミン B_{12}	（μg/日）	目安量	0.4		0.5			
	葉酸	（μg/日）	目安量	40		60			
	パントテン酸	（mg/日）	目安量	4		5			
	ビオチン	（μg/日）	目安量	4		5			
	ビタミンC	（mg/日）	目安量	40		40			
ミネラル（多量）	ナトリウム	（mg/日）	目安量	100		600			
	（食塩相当量）	（g/日）	目安量	0.3		1.5			
	カリウム	（mg/日）	目安量	400		700			
	カルシウム	（mg/日）	目安量	200		250			
	マグネシウム	（mg/日）	目安量	20		60			
	リン	（mg/日）	目安量	120		260			
ミネラル（微量）	鉄	（mg/日）[*3]	目安量	0.5		―			
			推定平均必要量	―		3.5	3.5	3.5	3.5
			推奨量	―		5.0	4.5	5.0	4.5
	亜鉛	（mg/日）	目安量	2		3			
	銅	（mg/日）	目安量	0.3		0.3			
	マンガン	（mg/日）	目安量	0.01		0.5			
	ヨウ素	（μg/日）	目安量	100		130			
			耐容上限量	250		250			
	セレン	（μg/日）	目安量	15		15			
	クロム	（μg/日）	目安量	0.8		1.0			
	モリブデン	（μg/日）	目安量	2		3			

*1：プロビタミンAカロテノイドを含まない.
*2：0～5か月児の目安量の単位はmg/日.
*3：6～11か月は一つの月齢区分として男女別に算定した.

〔日本人の食事摂取基準（2020年版）〕

表 4-7　月齢別による離乳食例（人工栄養児の場合）

月齢	区分	献立名	食品名	1人当たり分量（g）	エネルギー（kcal）	たんぱく質（g）	脂質（g）	炭水化物（g）	カルシウム（mg）	鉄（mg）	VA（μgRAE）	VB_1（mg）	VB_2（mg）	食塩相当量（g）	作り方
5〜6か月ごろ	6時	人工乳	水	(200)											
			調製粉乳	26	134	3.2	7.0	14.5	96	1.7	146	0.11	0.19	0.1	
	10時	つぶし7倍がゆ	精白米	6	21	0.4	0.1	4.7	0	0.0	0	0.00	0.00	0.0	つぶし7倍がゆ 米を浸漬させた後，規定の水で米を炊く．その後，すり鉢ですりつぶす くず汁の実つぶし 豆腐，かつおだし，しょうゆをすり鉢に入れ，する．これを火にかけ，かたくり粉でとろみをつける 青菜マッシュ ほうれんそうをゆでて，細かく刻み，裏ごしをし，ペースト状になったら，かつお昆布だしを加える
			水	72											
		くず汁の実つぶし	絹ごし豆腐	25	14	1.2	0.8	0.5	14	0.2	0	0.03	0.01	0.0	
			かつおだし	50	1	0.2	0.0	0.0	1	0.0	0	0.00	0.01	0.1	
			うすくちしょうゆ	1	1	0.1	0.0	0.1	0	0.0	0	0.00	0.00	0.2	
			かたくり粉	1	3	0.0	0.0	0.8	0	0.0	0	0.00	0.00	0.0	
		青菜マッシュ	ほうれんそう	20	4	0.4	0.1	0.6	10	0.4	70	0.02	0.04	0.0	
			かつお昆布だし	1	0	0.0	0.0	0.0	0	0.0	0	0.00	0.00	0.0	
		人工乳	水	(100)											
			調製粉乳	13	67	1.6	3.5	7.3	48	0.8	73	0.05	0.09	0.1	
		小計			111	3.9	4.4	13.9	74	1.5	143	0.11	0.15	0.3	
	14時	人工乳	水	(200)											
			調製粉乳	26	134	3.2	7.0	14.5	96	1.7	146	0.11	0.19	0.1	
	18時	人工乳	水	(200)											
			調製粉乳	26	134	3.2	7.0	14.5	96	1.7	146	0.11	0.19	0.1	
	22時	人工乳	水	(100)											
			調製粉乳	13	67	1.6	3.5	7.3	48	0.8	73	0.05	0.09	0.1	
		合計			579	15.2	28.8	64.8	411	7.4	652	0.48	0.81	0.6	
7〜8か月ごろ	6時	人工乳	水	(200)											
			調製粉乳	26	134	3.2	7.0	14.5	96	1.7	146	0.11	0.19	0.1	
	10時	全がゆ	精白米	12	43	0.7	0.1	9.3	1	0.1	0	0.01	0.00	0.0	ぎせい豆腐 にんじんはみじん切りにしてゆでる．グリンピースも軟らかくゆでる．豆腐はよくすり，卵黄，だし汁，塩，しょうゆ，砂糖で調味して，その中に野菜を入れる．器に入れてオーブンでゆっくり焼く（160℃で10分） 含め煮つぶし 小さく切ったかぼちゃを，水，砂糖，しょうゆでゆでる．その後，細かくつぶす
			水	72											
		ぎせい豆腐	卵黄	10	39	1.7	3.4	0.0	15	0.6	48	0.02	0.05	0.0	
			絹ごし豆腐	20	11	1.0	0.6	0.4	11	0.2	0	0.02	0.01	0.0	
			にんじん	5	2	0.0	0.0	0.4	1	0.0	35	0.00	0.00	0.0	
			グリンピース	5	5	0.3	0.0	0.9	1	0.1	2	0.02	0.01	0.0	
			かつおだし	30	1	0.1	0.0	0.0	1	0.0	0	0.00	0.00	0.0	
			砂糖	1	4	0.0	0.0	1.0	0	0.0	0	0.00	0.00	0.0	
			うすくちしょうゆ	0.5	0	0.0	0.0	0.0	0	0.0	0	0.00	0.00	0.1	
		含め煮つぶし	かぼちゃ	25	23	0.5	0.1	5.2	4	0.1	83	0.02	0.02	0.0	
			砂糖	2	8	0.0	0.0	2.0	0	0.0	0	0.00	0.00	0.0	
			こいくちしょうゆ	1	1	0.1	0.0	0.1	0	0.0	0	0.00	0.00	0.1	
		人工乳	水	(100)											
			調製粉乳	13	67	1.6	3.5	7.3	48	0.8	73	0.05	0.09	0.1	
		小計			202	6.0	7.7	26.6	82	1.9	240	0.14	0.19	0.3	
	14時	人工乳	水	(100)											
			調製粉乳	13	67	1.6	3.5	7.3	48	0.8	73	0.05	0.09	0.1	
	18時	うどん	ゆでうどん	20	54	1.2	0.1	11.4	4	0.1	0	0.02	0.01	0.5	うどん ゆでうどんは3cmくらいに切る．だし汁に材料を入れて中火でゆっくりと煮る．しょうゆを加えてひと煮立ちさせ，水溶きかたくり粉を加えとろみをつける チーズ煮 カリフラワー，たまねぎ，じゃがいも，にんじんはそれぞれみじん切りにしてゆでる．その後，水（約50g）にチーズを加えよく混ぜ合わせた後，ゆでた野菜を加え中火で煮る コンポート 鍋に小さく切ったりんごと砂糖を加え，中火で煮る
			かつおだし	50	1	0.2	0.0	0.0	1	0.0	0	0.00	0.01	0.1	
			うすくちしょうゆ	1	1	0.1	0.0	0.1	0	0.0	0	0.00	0.00	0.2	
			かたくり粉	3	10	0.0	0.0	2.4	0	0.0	0	0.00	0.00	0.0	
		チーズ煮	カリフラワー	10	3	0.3	0.0	0.5	2	0.1	0	0.01	0.01	0.0	
			たまねぎ	10	4	0.1	0.0	0.9	2	0.0	0	0.00	0.00	0.0	
			じゃがいも	10	8	0.2	0.0	1.8	0	0.0	0	0.01	0.00	0.0	
			にんじん	10	4	0.1	0.0	0.9	3	0.0	69	0.01	0.01	0.0	
			プロセスチーズ	5	17	1.1	1.3	0.1	32	0.0	13	0.00	0.02	0.1	
		コンポート	りんご	25	14	0.0	0.1	3.9	1	0.0	0	0.01	0.00	0.0	
			砂糖	1	4	0.0	0.0	1.0	0	0.0	0	0.00	0.00	0.0	

表 4-7　つづき

月齢	区分	献立名	食品名	1人当たり分量(g)	エネルギー(kcal)	たんぱく質(g)	脂質(g)	炭水化物(g)	カルシウム(mg)	鉄(mg)	VA(μgRAE)	VB_1(mg)	VB_2(mg)	食塩相当量(g)	作り方
7～8か月ごろ	18時	人工乳	水	(50)											
			調製粉乳	6.5	33	0.8	1.7	3.6	24	0.4	36	0.03	0.05	0.0	
		小計			151	4.1	3.3	26.5	69	0.7	119	0.08	0.10	0.9	
	22時	人工乳	水	(100)											
			調製粉乳	13	67	1.6	3.5	7.3	48	0.8	73	0.05	0.09	0.1	
		合計			621	16.5	24.8	82.1	344	6.0	650	0.43	0.66	1.4	
9～11か月ごろ	6時	人工乳	水	(100)											
			調製粉乳	13	67	1.6	3.5	7.3	48	0.8	73	0.05	0.09	0.1	
	10時	軟飯	精白米	25	90	1.5	0.2	19.4	1	0.2	0	0.02	0.01	0.0	ささみのトマト煮 ささみとたまねぎをゆで，細かく刻み，バターで炒める．皮と種を除き，刻んだトマトを加え，ささみのゆで汁で煮込んだ後，塩を加える さつまいもの茶巾 さつまいもを細かく切りゆでる．その後裏ごしをし，その他の材料を加えてよく混ぜる
			水	88											
		ささみのトマト煮	鶏ささみ	10	11	2.3	0.1	0.0	0	0.0	1	0.01	0.01	0.0	
			トマト	20	4	0.1	0.0	0.9	1	0.0	9	0.01	0.00	0.0	
			たまねぎ	5	2	0.1	0.0	0.4	1	0.0	0	0.00	0.00	0.0	
			無塩バター	2	15	0.0	1.7	0.0	0	0.0	16	0.00	0.00	0.0	
			塩	0.2	0	0.0	0.0	0.0	0	0.0	0	0.00	0.00	0.2	
		さつまいもの茶巾	さつまいも	30	40	0.4	0.1	9.6	11	0.2	1	0.03	0.01	0.0	
			調製粉乳	1	5	0.1	0.3	0.6	4	0.1	6	0.00	0.01	0.0	
			水	5											
			砂糖	0.2	1	0.0	0.0	0.2	0	0.0	0	0.00	0.00	0.0	
		人工乳	水	(50)											
			調製粉乳	6.5	33	0.8	1.7	3.6	24	0.4	36	0.03	0.05	0.0	
		小計			200	5.3	4.1	34.7	43	0.9	68	0.10	0.09	0.2	
	14時	野菜うどん	ゆでうどん	40	42	1.0	0.2	8.6	2	0.1	0	0.01	0.00	0.1	野菜うどん ほうれんそうはさっとゆで，細かく切っておく．にんじんも細かく切ってゆでておく．鍋に3cmに切ったうどんと野菜を入れ，だし汁を加えてゆっくりと煮込み，しょうゆを加えて調味する カテージチーズサラダ カテージチーズとオリーブ油に，皮と種を除き刻んだトマトを加えて，よく混ぜ合わせる
			ほうれんそう	10	2	0.2	0.0	0.3	5	0.2	35	0.01	0.02	0.0	
			にんじん	10	4	0.1	0.0	0.9	3	0.0	69	0.01	0.01	0.0	
			うすくちしょうゆ	2	1	0.1	0.0	0.2	0	0.0	0	0.00	0.00	0.3	
			かつお・昆布だし	100	2	0.3	0.0	0.3	3	0.0	0	0.01	0.01	0.1	
		カテージチーズサラダ	カテージチーズ	12	13	1.6	0.5	0.2	7	0.0	4	0.00	0.02	0.1	
			オリーブ油	2	18	0.0	2.0	0.0	0	0.0	0	0.00	0.00	0.0	
			トマト	30	6	0.2	0.0	1.4	2	0.1	14	0.02	0.01	0.0	
		人工乳	水	(50)											
			調製粉乳	6.5	33	0.8	1.7	3.6	24	0.4	36	0.03	0.05	0.0	
		小計			121	4.4	4.5	15.5	46	0.8	159	0.08	0.11	0.7	
	18時	軟飯	米	20	72	1.2	0.2	15.5	1	0.2	0	0.02	0.00	0.0	クリーム煮 白身魚はゆでて細かく身をさいておく．ほうれんそうはさっとゆで細かく切っておく．フライパンにバターと小麦粉を加え，弱火にして牛乳を加え，ソースを作る．その後，白身魚とほうれんそうを加え，中火にかけ塩を加え味をつける フルーツヨーグルト 細かく刻んだりんごとバナナにヨーグルトを加え，よく混ぜ合わせる
			水	70											
		クリーム煮	まだら	10	8	1.8	0.0	0.0	3	0.0	1	0.01	0.01	0.0	
			ほうれんそう	5	1	0.1	0.0	0.2	2	0.1	18	0.01	0.01	0.0	
			無塩バター	2	15	0.0	1.7	0.0	0	0.0	16	0.00	0.00	0.0	
			小麦粉	2	7	0.2	0.0	1.5	0	0.0	0	0.00	0.00	0.0	
			牛乳	50	34	1.7	1.9	2.4	55	0.0	19	0.02	0.08	0.1	
			塩	0.1	0	0.0	0.0	0.0	0	0.0	0	0.00	0.00	0.1	
		フルーツヨーグルト	ヨーグルト	30	19	1.1	0.9	1.5	36	0.0	10	0.01	0.04	0.0	
			バナナ	30	26	0.3	0.1	6.8	2	0.1	2	0.02	0.01	0.0	
			りんご	15	9	0.0	0.0	2.3	0	0.0	0	0.00	0.00	0.0	
		小計			189	6.4	4.8	30.1	101	0.4	65	0.09	0.15	0.2	
	22時	人工乳	水	(100)											
			調製粉乳	13	67	1.6	3.5	7.3	48	0.8	73	0.05	0.09	0.1	
		合計			644	19.3	20.4	94.9	286	3.9	437	0.38	0.54	1.2	
12～18か月ごろ	8時	ご飯	精白米	30	107	1.8	0.3	23.3	2	0.2	0	0.02	0.01	0.0	野菜の卵とじ にんじん，キャベツ，さやえんどうは1cmの色紙切りにする．野菜をだし汁で煮込み，塩で調味する．溶いた卵を加えて煮る
			水	45											
		野菜の卵とじ	全卵	30	45	3.7	3.1	0.1	15	0.5	45	0.02	0.13	0.1	
			にんじん	5	2	0.0	0.0	0.4	1	0.0	35	0.00	0.00	0.0	
			キャベツ	10	2	0.1	0.0	0.5	4	0.0	0	0.00	0.00	0.0	
			さやえんどう	5	2	0.2	0.0	0.4	2	0.0	2	0.01	0.01	0.0	
			かつおだし	30	1	0.1	0.0	0.0	1	0.0	0	0.00	0.00	0.0	
			塩	0.1	0	0.0	0.0	0.0	0	0.0	0	0.00	0.00	0.1	
			うすくちしょうゆ	0.5	0	0.0	0.0	0.0	0	0.0	0	0.00	0.00	0.1	

表 4-7　つづき

月齢	区分	献立名	食品名	1人当たり分量（g）	エネルギー（kcal）	たんぱく質（g）	脂質（g）	炭水化物（g）	カルシウム（mg）	鉄（mg）	VA（μgRAE）	VB_1（mg）	VB_2（mg）	食塩相当量（g）	作り方
12～18か月ごろ	8時	ソテー	ほうれんそう	40	8	0.9	0.2	1.2	20	0.8	140	0.04	0.08	0.0	ソテー バターと細かく刻んだベーコンを火にかける．その後，細かく刻んだほうれんそうとコーンを加えて炒める
			ベーコン	5	20	0.6	2.0	0.0	0	0.0	0	0.02	0.01	0.1	
			コーン	5	4	0.1	0.0	0.9	0	0.0	0	0.00	0.00	0.0	
			無塩バター	2	15	0.0	1.7	0.0	0	0.0	16	0.00	0.00	0.0	
		小計			207	7.6	7.2	26.9	45	1.7	239	0.13	0.24	0.5	
	10時	オレンジエッグノック	牛乳	80	54	2.6	3.0	3.8	88	0.0	30	0.03	0.12	0.1	オレンジエッグノック 牛乳と100％オレンジジュース，卵，砂糖をよく攪拌する．鍋に入れて弱火でゆっくり火を通す．少し冷まして与える
			100％オレンジジュース	40	17	0.3	0.0	4.3	4	0.0	2	0.03	0.01	0.0	
			全卵	20	30	2.5	2.1	0.1	10	0.4	30	0.01	0.09	0.1	
			砂糖	5	19	0.0	0.0	5.0	0	0.0	0	0.00	0.00	0.0	
		小計			120	5.4	5.1	13.1	102	0.4	62	0.07	0.21	0.2	
	12時	ご飯	精白米	30	107	1.8	0.3	23.3	2	0.2	0	0.02	0.01	0.0	あんかけ豆腐ステーキ 豆腐は湯通しをする．細かく切ったもやし，ピーマン，にんじん，たまねぎをバターで炒め，砂糖としょうゆで調味をする．その後，かたくり粉でとろみをつけ，湯通しした豆腐の上に盛り付ける かぼちゃのグラッセ かぼちゃを小さく切りゆでる．バター，砂糖を火にかけゆでたかぼちゃを加え，塩で調味する
			水	45											
		あんかけ豆腐ステーキ	木綿豆腐	40	29	2.6	1.7	0.6	34	0.4	0	0.03	0.01	0.0	
			調合油	3	28	0.0	3.0	0.0	0	0.0	0	0.00	0.00	0.0	
			緑豆もやし	10	1	0.2	0.0	0.3	1	0.0	0	0.00	0.01	0.0	
			ピーマン	5	1	0.0	0.0	0.3	1	0.0	2	0.00	0.00	0.0	
			にんじん	5	2	0.0	0.0	0.4	1	0.0	35	0.00	0.00	0.0	
			たまねぎ	5	2	0.1	0.0	0.4	1	0.0	0	0.00	0.00	0.0	
			うすくちしょうゆ	1	1	0.1	0.0	0.1	0	0.0	0	0.00	0.00	0.2	
			かたくり粉	1.5	5	0.0	0.0	1.2	0	0.0	0	0.00	0.00	0.0	
			砂糖	2	8	0.0	0.0	2.0	0	0.0	0	0.00	0.00	0.0	
		かぼちゃのグラッセ	かぼちゃ	40	36	0.8	0.1	8.2	6	0.2	132	0.03	0.04	0.0	
			無塩バター	2	15	0.0	1.7	0.0	0	0.0	16	0.00	0.00	0.0	
			砂糖	2	8	0.0	0.0	2.0	0	0.0	0	0.00	0.00	0.0	
			塩	0.1	0	0.0	0.0	0.0	0	0.0	0	0.00	0.00	0.1	
		小計			242	5.6	6.8	38.8	47	0.9	184	0.09	0.07	0.3	
	15時	牛乳	牛乳	100	67	3.3	3.8	4.8	110	0.0	38	0.04	0.15	0.1	
		果物	バナナ	20	17	0.2	0.0	4.5	1	0.1	1	0.01	0.01	0.0	
		小計			84	3.5	3.8	9.3	111	0.1	39	0.05	0.16	0.1	
	18時	サラダスパゲッティ	スパゲッティ（乾）	15	57	1.8	0.3	11.1	3	0.2	0	0.03	0.01	0.0	サラダスパゲッティ スパゲッティをゆで，3cmくらいの長さに切る．にんじんはいちょう切りにしゆでる．たまねぎはスライスし，水にさらす．ハムときゅうりは小さく切る．ゆであがったスパゲッティに下処理した材料を加え，マヨネーズ，ヨーグルトと塩を加えてよく混ぜる 野菜ポトフ キャベツ，たまねぎ，にんじん，じゃがいもは小さく切りゆでる．グリンピースもゆでておく．だし汁に材料を加えて煮た後，塩で調味する さつまいもの黄金焼き さつまいもは蒸して裏ごす．鍋にバターを溶かし，牛乳，砂糖，塩を入れ，さつまいもを加えてよく練り上げる．粗熱を取った後に，卵黄を加えて混ぜ，ホイルに絞ってオーブンで焼く（160℃，8分）
			ハム	4	9	0.6	0.7	0.0	0	0.0	0	0.03	0.01	0.1	
			きゅうり	15	2	0.2	0.0	0.5	4	0.0	4	0.00	0.00	0.0	
			にんじん	5	2	0.0	0.0	0.4	1	0.0	35	0.00	0.00	0.0	
			たまねぎ	5	2	0.1	0.0	0.4	1	0.0	0	0.00	0.00	0.0	
			マヨネーズ	4	28	0.1	3.0	0.2	0	0.0	1	0.00	0.00	0.1	
			ヨーグルト	20	12	0.7	0.6	1.0	24	0.0	7	0.01	0.03	0.0	
			塩	0.2	0	0.0	0.0	0.0	0	0.0	0	0.00	0.00	0.2	
		野菜ポトフ	キャベツ	10	2	0.1	0.0	0.5	4	0.0	0	0.00	0.00	0.0	
			たまねぎ	10	4	0.1	0.0	0.9	2	0.0	0	0.00	0.00	0.0	
			にんじん	10	4	0.1	0.0	0.9	3	0.0	69	0.01	0.01	0.0	
			じゃがいも	20	15	0.3	0.0	3.5	1	0.1	0	0.02	0.01	0.0	
			グリンピース	2	2	0.1	0.0	0.3	1	0.0	1	0.01	0.00	0.0	
			スイートコーン	2	2	0.0	0.0	0.4	0	0.0	0	0.00	0.00	0.0	
			かつおだし	140	3	0.6	0.0	0.0	3	0.0	0	0.00	0.01	0.1	
			塩	0.2	0	0.0	0.0	0.0	0	0.0	0	0.00	0.00	0.2	
		さつまいもの黄金焼き	さつまいも	40	54	0.5	0.1	12.8	14	0.2	1	0.04	0.02	0.0	
			無塩バター	3	23	0.0	2.5	0.0	0	0.0	24	0.00	0.00	0.0	
			牛乳	15	10	0.5	0.6	0.7	17	0.0	6	0.01	0.02	0.0	
			砂糖	4	15	0.0	0.0	4.0	0	0.0	0	0.00	0.00	0.0	
			塩	0.2	0	0.0	0.0	0.0	0	0.0	0	0.00	0.00	0.2	
			卵黄	3	12	0.5	1.0	0.0	5	0.2	14	0.01	0.02	0.0	
		小計			257	6.3	8.9	37.5	83	1.0	161	0.17	0.15	0.9	
		合計			911	28.5	31.8	125.7	387	4.1	685	0.51	0.83	2.0	

表 4-7 つづき

栄養評価

評価項目		5～6 か月		7～8 か月		9～11 か月		12～18 か月	
		実施献立	目安量	実施献立	目安量	実施献立	目安量	実施献立	目安量
エネルギー	(kcal)	579	575	621	625	644	675	911	925
たんぱく質	(g)	15.2	12.5	16.5	15.0	19.3	25	28.5	29～48
脂質	(g)	28.8	28.8	24.8	27.8	20.4	30	31.8	25.7
炭水化物	(g)	64.8	66.6	82.1	81.3	94.9	76.3	125.7	135.3
カルシウム	(mg)	411	225	344	250	286	250	387	400
鉄	(mg)	7.4	2.8	6.0	4.8	3.9	4.8	4.1	4.5
食塩相当量	(g)	0.6	0.9	1.4	1.5	1.2	1.5	2.0	3.3 未満
たんぱく質エネルギー比率	(%)	10.5	8.7	10.6	8.0	12.0	14.8	12.5	16.5
脂肪エネルギー比率	(%)	44.8	45.0	35.9	40.0	28.5	40.0	31.4	25.0
炭水化物エネルギー比率	(%)	44.7	46.3	53.5	52.0	59.5	45.2	56.1	57.5

食品構成

	食品群		1 日当たりの使用量（実施献立）				1 回当たりの目安量（離乳の進め方）			
			5～6 か月	7～8 か月	9～11か月	12～18か月	5～6 か月	7～8 か月	9～11か月	12～18か月
I	穀類	(g)	七分がゆ 42	全がゆ 60	軟飯 135	ご飯 144	—	全がゆ 50～80	全がゆ 90～ 軟飯 80	軟飯 90～ ご飯 80
II	野菜・果物	(g)	20	90	125	249	—	20～30	30～40	40～50
III	魚	(g)	—	—	10	—	—	10～15	15	15～20
	または肉	(g)	—	—	10	9	—	10～15	15	15～20
	または豆腐	(g)	25	20	—	40	—	30～40	45	50～55
	または卵	(個)	—	卵黄 10	—	卵黄 3～ 全卵 50	—	卵黄 1～ 全卵 1/3	全卵 1/2	全卵 1/2～ 2/3
	または乳製品	(g)	—	5	92	215	—	50～70	80	100

表 4-8 かゆの調理における米と水の割合比

かゆの種類	米	水の配合		出来上がり重量（倍）
		容量比	重量比	
三分がゆ	1	12	15	12
五分がゆ	1	10	12	10
七分がゆ	1	7	8	7
全がゆ	1	5	6	5
軟飯	1	3	3.5	3
米飯	1	1.2	1.5	2.4

補足）かゆの作り方

1. 米を洗う.
2. 洗った米に，分量の水を加えて 30～60 分浸漬させた後，火にかける.
3. 沸騰したら弱火にして 30～40 分炊き，火を止めて 10 分間蒸らす.

4—乳児期の栄養にかかわる病態・疾患と栄養ケア

1. 低出生体重児

低出生体重児は出生体重が2,500g未満のものをいう．そのうち，出生体重が1,500g未満の児は極低出生体重児，1,000g未満の児は超低出生体重児とする．低出生体重児は，体重が軽いほど全身状態が悪く哺乳困難な場合が多く，チアノーゼ，無呼吸発作および嘔吐などがみられる．とくに哺乳反射が未熟なため誤嚥しやすく，また噴門括約筋の未発達により，胃内容の逆流による嘔吐や乳汁の気道内吸引が起こる危険性がある．これらの理由から，授乳を開始する時間を正常児よりも遅らせる方法がとられてきた．しかし，最近ではこの時期における低栄養がもたらすさまざまなリスクを避けるために，出生直後からブドウ糖の輸液が開始され，できるだけ早期に授乳を行うように変わってきた．その理由は，①低血糖の予防，②高ビリルビン血症の予防，③脱水や体たんぱく質の消耗による代謝異常の予防，④脳に対する栄養の補給，のためである．

2. 食物アレルギー

食物が抗原として生体に作用して免疫学的反応を起こし，生体に不利な反応を現すものを食物アレルギーという．食物アレルギーが乳幼児期に多いのは，腸管における分泌IgAが少ないこと，食物抗原物質の腸管における透過性が亢進していることなどがあげられる．

原因となる食品は，卵，牛乳，青魚，小麦，大豆，そば，落花生などがある．症状としては，アトピー性皮膚炎，じんま疹，気管支喘息，嘔吐，下痢，腹痛などがある．

食物アレルギーは専門医の診断を受け，アレルゲン（アレルギーを起こす抗原）が特定できたら，原因食品を除いた除去食を与える．抗原となる食品を除去する結果，栄養価の高いたんぱく質性食品を除去することになる場合，それに代わるたんぱく質源の確保に十分配慮する（詳細は「Chapter 5：幼児期の栄養」参照）．

3. 便秘

乳児期の便秘の原因は，離乳前では母乳や育児ミルク不足，濃厚調乳，離乳後では牛乳過飲，食物繊維不足などが原因である．症状としては，腹部膨満，腹痛，食欲不振，排便時の疼痛や下血などがある．食事療法の基本として，母乳栄養児の場合は，母乳不足があるかどうかを確認し，母乳不足であれば混合栄養とする．人工･混合栄養児の場合も，母乳栄養児と同様でよい．そのほかに果汁，砂糖湯（3～5%濃度），マルツエキス（2～3%濃度）やヨーグルトを与えてもよい．離乳期の場合は，ヨーグルトや乳酸飲料を与えたり，離乳食に適量の食物繊維として野菜類を加えるとよい．

表 4-9　主な先天性代謝異常症

病名	概念	症状	栄養管理
フェニルケトン尿症	フェニルアラニンをチロシンに変換するフェニルアラニン水酸化酵素欠損による	精神・運動機能の遅れ，けいれん発作，湿疹，赤毛や色白などの色素異常，汗や尿がかび臭い	フェニルアラニンを除去した治療用ミルクなどを用いて低フェニルアラニン食とする．フェニルアラニンは必須アミノ酸であるため，必要最少量を与えるようにし，血中フェニルアラニン値を5～6 mg/dL程度に維持する
メープルシロップ尿症	分岐鎖アミノ酸（ロイシン，イソロイシン，バリン）の中間代謝であるα-ケト酸の脱炭酸反応部位が障害されたために起こる	生後3～5日後に哺乳困難，嘔吐，けいれんなどをきたし，痙性麻痺，後弓反張，発育障害，精神遅滞などをきたす．血中に分枝アミノ酸が多く，低血糖とアシドーシスを起こす	分岐鎖アミノ酸を除去した特殊ミルクを用いる．離乳期以降は，献立作成にメープルシロップ尿症食品交換表を用いる
ガラクトース血症	ガラクトースの代謝酵素であるガラクトース-1-リン酸ウリジルトランスフェラーゼの先天的な欠損である	嘔吐，下痢，黄疸，体重増加不良，肝脾腫が見られ，数か月後には白内障，精神運動発達遅延，アミノ酸尿，糖尿を生じ，肝硬変，くる病，精神遅滞をきたす	ガラクトースを含む乳糖を除去する．乳児期は無乳糖ミルクを用い，離乳期以降は乳糖，ガラクトースを制限した食事を与える
ホモシスチン尿症	ホモシステインからシスタチオニンへの転換を触媒するシスタチオニン合成酵素の先天的欠損である	精神遅滞，水晶体脱臼，白内障，骨粗鬆症などの症状をきたす	メチオニン除去ミルクを用い，低メチオニン・高シスチン食を用いる

（五明紀春ほか．最新栄養科学シリーズ 2．応用栄養学．朝倉書店，2008）

4. 下痢

乳児の下痢の原因は，食事，感染，体質，薬物，環境など多岐にわたるが，感染によるものが多い．ロタウイルスによる腸管感染が多く，便が白っぽくなるため白色便下痢症ともいわれる．冬期（11 月～2 月）の乳幼児下痢症の 80～90％はロタウイルスによる．症状としては，軽症の場合は下痢だけであるが，重症の場合は嘔吐，下痢，発熱などにより脱水症を呈し，電解質異常，アシドーシス，四肢冷感，顔面蒼白などの症状がみられる．食事療法の基本は，脱水症の防止であり，水分を補給する．下痢が 1 日 2～3 回におさまり，熱がなく，乳児の機嫌が悪くなければ離乳食を再開する．このとき，脂肪の少ないでんぷん性の食品（米，パン，じゃがいもなど）からはじめ，次に豆腐，白身魚，卵などを加えていき，量も多くならないように気をつける．繊維の多いもの，油脂類はひかえる．

5. 先天性代謝異常

先天性代謝異常症は，遺伝性の酵素障害により生体内に代謝されない物質が蓄積され，その蓄積された物質から不必要な物質が生成されることなどにより，生体機能に異常が生じる疾患である（**表 4-9**）．

6. ミルク嫌い

ミルク嫌いは乳児期の特徴で，よく問題になっていたが，最近，育児用調製粉乳の調乳濃度が薄くなり，また自律授乳方式になったことにより少なくなっている．これは，母子関係や乳児の自律哺乳能ができてくる2，3か月ごろからみられ始める．母乳とミルクの違いがわかるようになってミルクを嫌う場合と，必要以上のミルクを熱心に与えられることに対する拒否反応である場合とがある．

対策としては，栄養状態が良好であれば水分は不足しないように与えたうえで様子をみるのがよく，ミルクの無理強いはしない．

5—栄養ケアの評価と結果のフィードバック

哺乳に関する評価

図4-3に示したように，乳児の哺乳状態を観察し，乳児が順調に発育しているかどうかを確認することが重要である．同時に，母親が適切な哺乳方法を選び，自信をもって育児を行っているかどうかを確認することも大事である．

哺乳障害時の対応　哺乳障害が母親側にある要因として，乳首の異常や乳腺炎などがあり，乳児側にある要因としては，物理的・機械的障害や神経・筋障害および心疾患，呼吸器疾患や全身衰弱などによる吸啜（きゅうてつ）障害や嚥下（えんげ）障害によるものがある．

哺乳所要時間　哺乳所要時間は，母乳は20分，人工乳は10分くらいを目安とする．

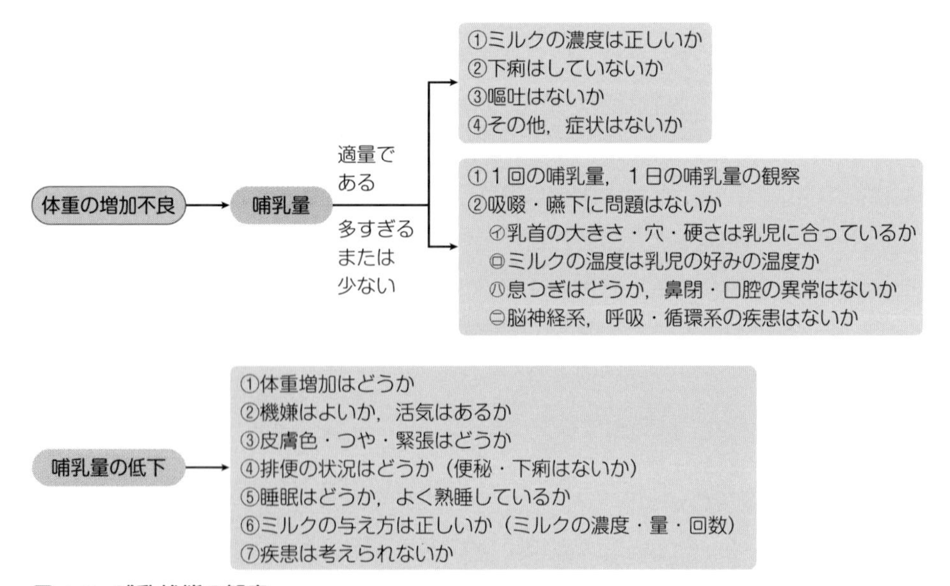

図4-3　哺乳状態の観察

（宮崎和子 監．看護観察のキーポイントシリーズ，小児I．中央法規，2000．p.211）

表 4-10　離乳食の評価項目

●離乳食の段階，内容，量を確認する
●機嫌，便の状態はよいか
●体重増加は適切か
●貧血の有無
●食物アレルギーの有無
●食事中の手の動き，食べ物や食器，スプーンに対する関心
●食欲の有無，欲しいものを指したり，要求する
●好き嫌いはあるか
●食事時間の規則性
●生活リズムの規則性

表 4-11　母親の離乳に対する理解

●離乳および離乳食について理解しているか
●離乳食の献立，調理方法は乳児の発達に合っているか
●与える時間，回数，場所，姿勢は適切か
●離乳食について悩みはないか（食べない，少食，内容）
●手づかみ食べを拒んでいないか
●スプーンを使いたがったりするのに合わせて介助しているか
●無理に食べさせていないか
●ゆったりと楽しい雰囲気で食べさせているか
●母親は疲れていないか

（**表 4-10**，**4-11**：中村丁次ほか．管理栄養士技術ガイド．文光堂，2008．p.399）

離乳食に関する評価

表 4-10，**4-11** に示したように，離乳食の食品，調理などが乳児に合っているかどうかや，母親の離乳食に対する理解と姿勢についても観察し，総合的に評価する．

文献

1. 厚生労働省．日本人の食事摂取基準（2020 年版）．
2. 森　基子，玉川和子ほか．応用栄養学—ライフステージからみた人間栄養学．第 10 版．医歯薬出版，2015.

Chapter
5：幼児期の栄養

1―幼児期の特性と栄養ケアのあり方

幼児期とは，満1歳より小学校入学までをいう．乳児期と比べ，成長･発育は緩やかとなるが，運動機能や精神機能の発達は著しい．この時期の毎日の食事は，基本的生活習慣の確立に大きな影響を及ぼす．

1. 幼児期の特性

消化機能は，まず咀しゃく能力が高まる．歯の生える時期や咀しゃく能力の発達に合わせて適度な硬さの食事を与え，かむことを習慣づける．分泌される消化酵素も量，活性ともに高まる．胃の容量は400～800mLになり，1回当たりの食事量が増え，間食が減る．成人に比べ細菌に対する抵抗力や肝臓での解毒作用が低いので，衛生面には特に配慮する．

骨格をはじめ内臓諸器官，筋肉の著しい発達がみられるため，運動機能は粗大運動も微細運動も発達する．また幼児期では，乳児期に比べ身長の伸びが著しいため細長い体型となり，立位，歩行，走る，跳ぶなどの動作も活発になり，運動量が増えエネルギー消費量が多くなる．

精神機能は，スキャモンの発育曲線（**図5-1**）にみられるように，幼児期では神経系型はほかの器官よりも発育が早く，脳の重量は4～5歳で約1,200gとなり，おとなの80%ほどになる．それに伴って，言語，知能，情緒，社会性などの発達が目覚しく，2～3歳ごろにみられる自己主張や反抗期は自我の芽生えの現れである．食物への関心が高まり，嗜好が生まれる．偏食や食欲のむらが起こりやすい．仲間と集団で食事を楽しめるようになる．

2. 栄養ケアのポイント

① 幼児期の食事は食習慣の基礎づくりとして重要である．食事は成長期の子どもの栄養補給としてはもちろんのこと，社会生活の基本である人間関係を作り上げていく点においても重要な役割を果たしている．

② 規則正しく食事をする習慣をつけること，食事の一部としての間食に気をつけること，食べ物の好き嫌いを少なくすることが大切である．そのためには，家族そろった楽しい食事の雰囲気をつくることも必要となり，また，積極的に外遊びをさせることも重要である．

③ 子どもの理解度に応じて食の基礎的知識にかかわる食育を行うことが大切である．その教材･

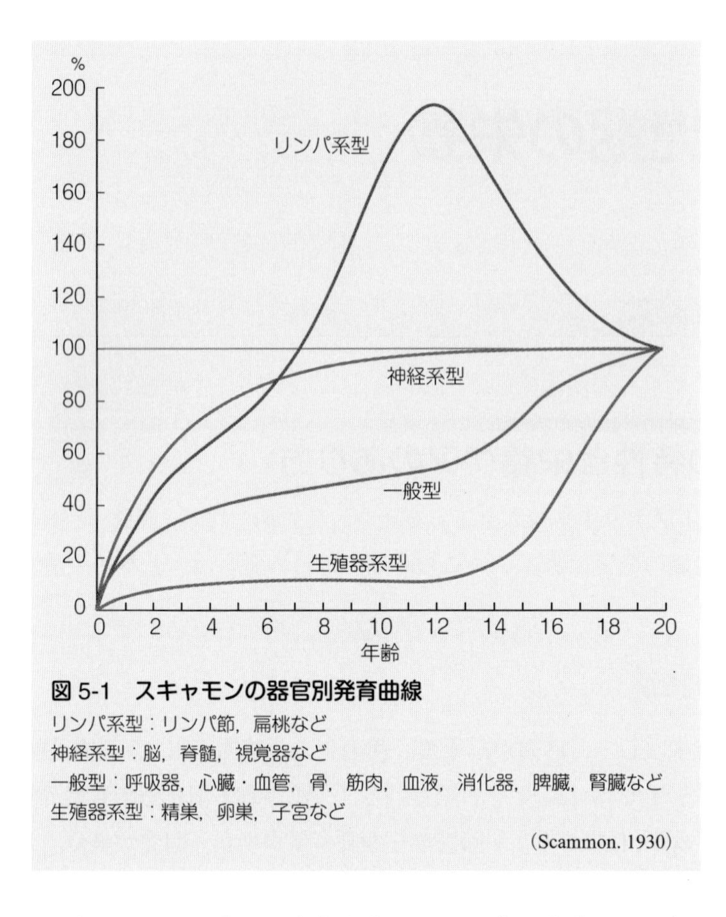

図 5-1　スキャモンの器官別発育曲線

リンパ系型：リンパ節，扁桃など
神経系型：脳，脊髄，視覚器など
一般型：呼吸器，心臓・血管，骨，筋肉，血液，消化器，脾臓，腎臓など
生殖器系型：精巣，卵巣，子宮など

(Scammon. 1930)

教育方法もなるべくシンプルに楽しい印象をもたせる．楽しく学べるようにクイズ・パズル化した絵本教材などが開発されている．食の健やかな感性をはぐくむように，多様な食材やメニューなどの食体験も豊かな食の感性教育につながる．

2―幼児期の栄養アセスメント

1. 臨床診査

栄養状態にかかわる自他覚症状を観察する．う歯や口腔機能の発達なども観察する．身体計測では，身長，体重，胸囲，頭囲などを測定し，基準値との比較および発育曲線により発育状態を判定する．保健所における 1 歳 6 か月健診，3 歳児健診が実施されるが，特に異常が認められない限り，生化学検査は行われない．

2. 身体計測

幼児期は乳児期よりも発育速度は緩やかになる．体重の増加は，1 歳から 2 歳にかけては約 2.5kg であるが，その後は年約 2kg 増とほぼ一定で推移する．幼児期の成長は年少ほどその度合いが大きい．6 歳では，体重は出生時の約 6 倍，身長は約 2 倍強となる．

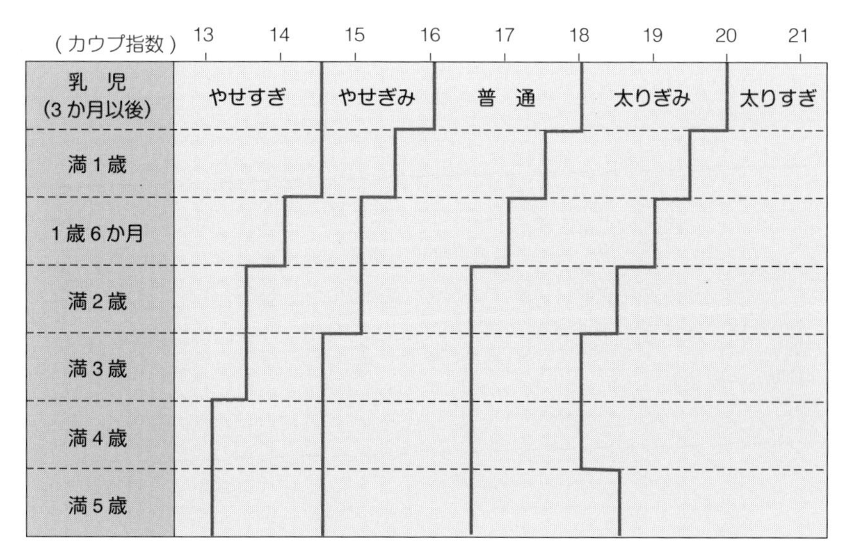

図 5-2 カウプ指数による発育状況の判定

(今村榮一．新・育児学 乳幼児栄養の実際．日本小児医事出版社，2005)

① 体格指数による評価では，カウプ（Kaup）指数やローレル（Rohrer）指数により身長と体重のバランスを見る．カウプ指数は乳幼児の栄養状態の判定に用いられ，体重（kg）/ 身長（m）^{2} で求められる．**図 5-2** にその判定基準を示す．ローレル指数は学童に対して用いられ，体重（kg）/ 身長（m）^{3} × 10 で求められる．通常は 160 以上を肥満としている（p.106 参照）．体格指数による判定は，成長の経過では必ずしもすべてに適用できない．身長の 3 乗により求めるローレル指数では誤差が大きくなると考えられる．

② 成長曲線による身体評価（**図 5-3**）では，$\text{肥満度} = \dfrac{\text{実測体重(kg)} - \text{標準体重(kg)}}{\text{標準体重(kg)}} \times 100(\%)$

の計算結果から判定する. 幼児期には, 身長や体重の成長曲線を検討する方法が最も実用的で, 優れた身体発育評価法である．± 15%以上を普通，－ 15～－ 20%をやせ，－ 20%以下をやせすぎ，＋ 15～＋ 20%を太りぎみ，＋ 20～＋ 30%をやや太りすぎ，30%以上を太りすぎとしている．

3. 臨床検査

血清たんぱく質や血清アルブミン濃度はたんぱく質摂取量の判定，ヘモグロビン濃度は貧血の判定，血清総コレステロールや中性脂肪値は脂質やエネルギー摂取量の判定の指標として用いられる．小児の検査値と判定について注意すべきことは，多くの場合，年齢によって判定基準が異なることである．

4. 食環境

食事のパターンとリズム，偏食の有無，嗜好の偏り，間食の度合い，咀しゃく力などを調査する．また，成長過程に応じた食行動を指導し，食事の自立へと導く．発達段階に応じた食事

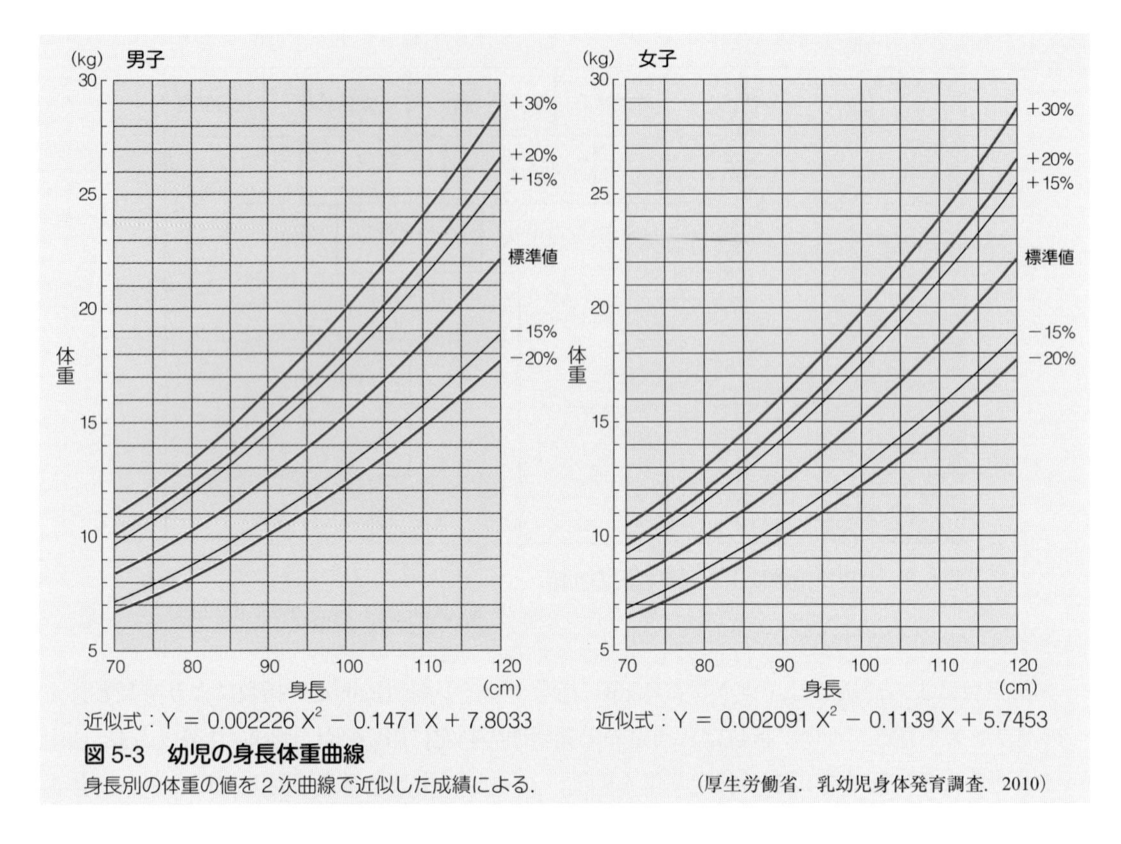

近似式：Y = 0.002226 X^2 − 0.1471 X + 7.8033

近似式：Y = 0.002091 X^2 − 0.1139 X + 5.7453

図 5-3　幼児の身長体重曲線

身長別の体重の値を 2 次曲線で近似した成績による.　（厚生労働省. 乳幼児身体発育調査. 2010）

表 5-1　発達に関するチェック項目

12 か月から 17 か月	●1 日 3 回の食事のリズムがつきましたか
2 歳	●スプーンを使って自分で食べますか ●肉や繊維のある野菜を食べますか ●歯みがきの練習をはじめていますか
3 歳	●よくかんで食べる習慣はありますか
4 歳	●歯みがきをしていますか
5 から 6 歳	●食事やおやつの時間は決まっていますか ●帰宅時や食事の前などに手洗いの習慣がありますか

（日本小児保健協会. 平成 22 年度幼児健康度調査）

環境を整える．1，2 歳ではスプーンを持って食べるようになるが，まだまだ手づかみ食べの多い時期である．年齢に応じて，コップから飲むことや箸の持ち方・使い方を覚えさせる（**表 5-1**）.

3―栄養ケアの実際

1. 栄養ケア（支援）プログラム

幼児期の栄養ケアプログラムを**表 5-2** に示す.

表 5-2　幼児期の栄養ケアプログラム（例）

- 年齢，性別：5 歳 0 か月，男子　●家族構成：父 37 歳，母 34 歳，妹 2 歳
- 栄養ケアの期間：4 歳 0 か月開始，1 年間
- 現病歴：身体のだるさを訴える，低体重，食欲不振
- 指導開始時：4 歳 0 か月，身長 101 cm，体重 12.0 kg（標準体重の－25.7%）
- 1 年後：5 歳 0 か月，身長 108 cm，体重 15.2 kg（標準体重の－17.3%）

栄養アセスメント	課題	短期計画（期間：3 か月）		長期計画（期間：1 年間）		評価
		目標	ケアプラン	目標	ケアプラン	
●幼稚園年長組に通う．2 歳の妹あり ●父親は帰宅が遅い ●母親はほとんど料理をせず，調理済みや冷凍食品を利用する ●男児が持参する弁当のおかずも冷凍食品や，味の濃いレトルト食品などが多い ●野菜はほとんど摂取しない ●菓子類，清涼飲料水の摂取量が多く，牛乳はほとんど飲まない ●幼稚園から戻り，自宅ではほとんどテレビゲームをして過ごす ●ゲームをしながらスナック菓子と清涼飲料水を飲食し，夕飯は少量ですます ●夜型の生活から抜けきらず，朝もなかなか起きられない ●朝食も欠食が多い ●外遊びが嫌いで，夜遅くまでテレビを見たり，ゲームをする	●夜型の生活 ●外遊びをしない ●欠食が多い ●野菜が嫌い ●母親が料理をあまりしない	●早寝早起き ●規則正しい生活 ●食事の時間を決める ●朝食をきちんと食べる ●家族そろっての食事をこころがける ●冷凍食品やレトルト食品の使用頻度を少なくする ●野菜やいも類，海藻類を食事に積極的に取り入れる ●おやつの内容を変える	●母親に生活リズムの変容を強く求める ●外で元気に遊ぶ ●食事を楽しんで家族そろって食べる ●食事摂取基準を参考に，指示エネルギーを 1,300 kcal，たんぱく質を 50 g とする ●飲み物は麦茶か牛乳とし，おやつはスナック菓子と清涼飲料水をやめる ●おかずはできるだけ手作りで，薄味をこころがける	●保護者の行動変容 ●母親に子どもの栄養障害は保護者の責任が大きいことを自覚させる ●規則正しい生活をする ●1 年間で標準体重の 80% までに近づける	●短期目標で達成できたことを継続させる ●外で身体を動かし，お腹をすかせて夕食をとるように，保護者に伝える ●両親に子どもの抱えている栄養問題を十分に理解してもらうように，再度指導を行う	●1 年後，順調に体重も増加し，子どもにも明るさが戻った ●何事にも意欲的に取り組むようになった ●せっかくでき上がった，規則正しい食生活のリズム維持が大切である ●この状態を継続させることが，肝要である ●食行動への自立へとつなげたい
		到達状況（5 歳 3 か月）		到達状況（6 歳 0 か月）		
		●身長：110 cm ●体重：16.0 kg ●標準体重の－15.3% ●スナック菓子と清涼飲料水をやめた		●身長：114 cm ●体重：17.7 kg ●標準体重の－14.0% ●朝食を毎日とるようになった ●早寝早起きの生活を続けている		

2. 食事摂取基準・食品構成例

栄養必要量の算定

幼児期は発育・発達の著しい時期であるので，それに必要とする栄養量は多く，体重 1kg 当たりで比較するとエネルギー，たんぱく質，脂質は成人の約 2 倍の値となる．幼児期の食事摂取基準と食品構成例を**表 5-3** に示す．

脂肪エネルギー比率は 20～30%，ビタミンとミネラルも十分に摂取するようにこころがける．特に，カルシウムや鉄の充足が難しいので留意する．水分の補給も重要である．

3. 献立例

表 5-3 に示した食事摂取基準および食品構成例に基づいた幼児期の 1 日の献立例を**表 5-4** に

表 5-3　幼児期の食事摂取基準と食品構成例

食事摂取基準

栄養素等		1～2 歳		3～5 歳	
		男	女	男	女
エネルギー	(kcal)	950	900	1,300	1,250
たんぱく質	(g)	20		25	
脂肪エネルギー比率	(%)	20～30			
ビタミン A	(μgRAE)	400	350	450	500
ビタミン B_1	(mg)	0.5		0.7	
ビタミン B_2	(mg)	0.6	0.5	0.8	
ビタミン C	(mg)	40		50	
食塩相当量	(g)	3.0 未満		3.5 未満	
カルシウム	(mg)	450	400	600	550
鉄	(mg)	4.5		5.5	

身体活動レベル II（ふつう）（AF 1～2 歳：1.35，3～5 歳：1.45）．
脂肪エネルギー比率，食塩相当量は目標量，その他の栄養素は推奨量．

食品構成例（g）

食品群	1～2 歳	3～5 歳
穀類	110	150
いも類	40	50
砂糖・甘味料類	15	20
豆類	30	40
種実類	5	5
緑黄色野菜	70	90
その他の野菜	100	120
果実類	120	150
きのこ類	5	5
海藻類	5	5
魚介類	30	35
肉類	30	35
卵類	25	30
乳類	200	250
油脂類	8	10
菓子類	15	20

表 5-4　献立例：幼児期の食事

1～2 歳

	献立名	食品名	1人当たり分量(g)	エネルギー(kcal)	たんぱく質(g)	脂質(g)	炭水化物(g)	カルシウム(mg)	鉄(mg)	食塩相当量(g)	作り方
朝食	サンドイッチ	食パン	30	79	2.8	1.3	14.0	9	0.2	0.4	
		ハム	2	2	0.4	0.1	0.0	0	0.0	0.1	
		チーズ	8	27	1.8	2.1	0.1	50	0.0	0.2	
		トマト	8	2	0.1	0.0	0.4	1	0.0	0.0	
		きゅうり	5	1	0.1	0.0	0.2	1	0.0	0.0	
		レタス	5	1	0.0	0.0	0.1	1	0.0	0.0	
		マヨネーズ	3	20	0.1	2.2	0.1	1	0.0	0.1	
		バター	2	15	0.0	1.6	0.0	0	0.0	0.0	
	温野菜	ブロッコリー	15	5	0.6	0.1	0.8	6	0.2	0.0	
		パプリカ（黄）	15	4	0.1	0.0	1.0	1	0.0	0.0	
		にんじん	15	6	0.1	0.0	1.4	4	0.0	0.0	
	果物	バナナ	40	34	0.4	0.1	9.0	2	0.1	0.0	
	牛乳	牛乳	100	67	3.3	3.8	4.8	110	0.0	0.1	
	小計			263	9.8	11.3	31.8	187	0.7	0.9	
間食	菓子	ビスケット	10	52	0.6	2.8	6.3	2	0.1	0.1	
	お茶	麦茶	100	1	0.0	0.0	0.3	2	0.0	0.0	
	小計			53	0.6	2.8	6.6	4	0.1	0.1	
昼食	チキンライス	精白米	40	143	2.4	0.4	31.0	2	0.3	0.0	チキンライス ①鶏むね肉は小さめに切り，たまねぎは皮をむいて粗みじん切り，マッシュルームはいしづきを取って薄切りにする ②フライパンに油を入れ，鶏肉を入れ色が変わるまで炒める ③たまねぎを加えて，しんなりするまで炒め合わせ，マッシュルームを入れてさらにひと炒めする ④ご飯を加え，ほぐすように炒めてコンソメ，ケチャップで調味する
		鶏むね肉	10	12	2.4	0.2	0.0	1	0.0	0.0	
		たまねぎ	15	6	0.2	0.0	1.3	3	0.0	0.0	
		マッシュルーム	8	1	0.2	0.0	0.2	0	0.0	0.0	
		ケチャップ	4	5	0.1	0.0	1.1	1	0.0	0.1	
		調合油	1	9	0.0	1.0	0.0	0	0.0	0.0	
	野菜スープ	キャベツ	25	6	0.3	0.1	1.3	11	0.1	0.0	
		ほうれんそう	15	3	0.3	0.1	0.5	7	0.3	0.0	
		塩	0.1	0	0.0	0.0	0.0	0	0.0	0.1	
		コーン（缶）	4	3	0.1	0.0	0.7	0	0.0	0.0	
		コンソメ	0.5	1	0.0	0.0	0.2	0	0.0	0.2	
		水	100								
	卵焼き	卵	15	23	1.8	1.5	0.0	8	0.3	0.1	
		こまつな	15	2	0.2	0.0	0.4	26	0.4	0.0	
		しらす	2	2	0.5	0.0	0.0	4	0.0	0.1	
		だし汁	8	0	0.0	0.0	0.0	0	0.0	0.0	
		調合油	1	9	0.0	1.0	0.0	0	0.0	0.0	
	ポテトサラダ	じゃがいも	25	19	0.4	0.0	4.4	1	0.1	0.0	ポテトサラダ ①じゃがいもは皮ごと水洗いして，芽を取る ②グリンピースと 1 cm 幅に切った赤ピーマンを下ゆでする ③鍋にじゃがいもを入れ，水をかぶるくらい入れて 20 分程度ゆでる．ゆで上がったら湯をきり，熱いうちにふきんで包み皮をむく．皮をむいたじゃがいもをボールに入れて，木べらでくずし，熱いうちに塩・こしょうで下味をつける ④グリンピース・赤ピーマンを合わせて，マヨネーズを入れて混ぜ，最後にトマトを乗せる
		グリンピース	2	3	0.2	0.0	0.5	1	0.0	0.0	
		ピーマン（赤）	3	1	0.0	0.0	0.2	0	0.0	0.0	
		マヨネーズ	4	27	0.1	2.9	0.1	1	0.0	0.1	
		こしょう	0.01	0	0.0	0.0	0.0	0	0.0	0.0	
		ミニトマト	10	3	0.1	0.0	0.7	1	0.0	0.0	
	果物	りんご	40	23	0.0	0.1	6.2	1	0.0	0.0	
	小計			301	9.5	7.4	48.9	67	1.8	0.7	

表 5-4　1～2 歳 つづき

	献立名	食品名	1人当たり分量(g)	エネルギー(kcal)	たんぱく質(g)	脂質(g)	炭水化物(g)	カルシウム(mg)	鉄(mg)	食塩相当量(g)	作り方
間食	ヨーグルトかん	ヨーグルト	80	50	2.9	2.4	3.9	96	0.0	0.1	ヨーグルトかん ①ヨーグルトは常温にしておく ②鍋に水と粉寒天を入れて火にかけ，かき混ぜながらよく煮溶かす ③砂糖とはちみつを加えて，よく混ぜながら 1～2 分煮る ④粗熱を取り，ヨーグルトとレモン汁を加え混ぜる ⑤水でぬらした容器に流し入れ，冷蔵庫で冷やす．上に干しぶどうを乗せる
		砂糖	2	8	0.0	0.0	2.0	0	0.0	0.0	
		レモン（果汁）	2	1	0.0	0.0	0.2	0	0.0	0.0	
		寒天	1.3	0	0.0	0.0	0.0	0	0.0	0.0	
		水	40								
		干しぶどう	3	9	0.1	0.0	2.4	2	0.1	0.0	
	ジュース	オレンジジュース	50	21	0.4	0.0	5.5	5	0.1	0.0	
	小計			88	3.4	2.4	14.0	103	0.1	0.1	
夕食	ご飯	精白米	40	143	2.4	0.4	31.0	2	0.3	0.0	白和え ①豆腐は大きめの一口大にちぎり，ペーパータオルに包んで水気を絞る ②干しひじきは洗って水に戻し，水をきって軽く絞る ③にんじん，こんにゃくは短冊切りにし，さやいんげんは筋を取り下ゆでをし，斜め切りにする ④すり鉢でごまをよくすり，豆腐，砂糖，塩を加えてさらによくする ⑤すべての材料を和え，器に盛る
	わかめのみそ汁	乾燥わかめ	0.5	1	0.1	0.0	0.2	4	0.0	0.1	
		ねぎ	5	1	0.1	0.0	0.3	5	0.1	0.0	
		だし汁	100	2	0.3	0.0	0.3	3	0.0	0.1	
		みそ	4	8	0.5	0.2	0.9	4	0.2	0.4	
	焼き鮭	鮭	30	40	6.7	1.2	0.0	4	0.2	0.1	
		塩	0.1	0	0.0	0.0	0.0	0	0.0	0.1	
		だいこん	40	7	0.2	0.0	1.6	10	0.1	0.0	
		すだち	2	0	0.0	0.0	0.1	0	0.0	0.0	
	白和え	絹ごし豆腐	30	17	1.5	0.9	0.6	17	0.2	0.0	
		干しひじき	1	1	0.1	0.0	0.6	10	0.6	0.0	
		大豆（ゆで）	2	4	0.3	0.2	0.2	2	0.0	0.0	
		にんじん	4	2	0.0	0.0	0.4	1	0.0	0.0	
		さやいんげん	5	1	0.1	0.0	0.3	2	0.0	0.0	
		こんにゃく	15	1	0.0	0.0	0.3	6	0.1	0.0	
		ごま	2	12	0.4	1.1	0.4	24	0.2	0.0	
		しょうゆ	1	1	0.1	0.0	0.1	0	0.0	0.1	
		塩	0.1	0	0.0	0.0	0.0	0	0.0	0.1	
	かぼちゃの煮物	かぼちゃ	25	23	0.5	0.1	5.2	4	0.1	0.0	
		だし汁	10	0	0.0	0.0	0.0	0	0.0	0.0	
		しょうゆ	1	1	0.1	0.0	0.1	0	0.0	0.1	
		みりん	1	2	0.0	0.0	0.4	0	0.0	0.0	
	小計			267	13.4	4.2	43.0	96	2.2	1.3	
	合計			971	36.7	28.0	144.3	457	4.8	3.0	

栄養評価

評価項目		実施献立	目標値[*1]
エネルギー	(kcal)	971	950
たんぱく質[*2]	(g)	36.7	36
脂質[*3]	(g)	28.0	26
カルシウム	(mg)	457	450
鉄	(mg)	4.8	4.5
食塩相当量	(g)	3.0	3.0 未満
たんぱく質エネルギー比率	(%)	15.1	13～20
脂肪エネルギー比率	(%)	24.1	20～30
炭水化物エネルギー比率	(%)	60.8	50～65
穀類エネルギー比率	(%)	37.6	50
動物性たんぱく質比率	(%)	53.7	50

*1：目標値は年齢別，性別食事摂取基準の最大値を目安に算出した．

*2：たんぱく質（g）の目標値はエネルギー比 15% で計算．

*3：脂質（g）の目標値はエネルギー比 25% で計算．

食品構成（g）

食品群	実施量	目安量
穀類	110	110
いも類	40	40
砂糖・甘味料類	2	15
豆類	34	30
種実類	2	5
緑黄色野菜	137	70
その他の野菜	94	100
果実類	137	120
きのこ類	8	5
海藻類	3	5
魚介類	32	30
肉類	12	30
卵類	15	25
乳類	188	200
油脂類	4	8
菓子類	10	15

表 5-4 3～5 歳

	献立名	食品名	1人当たり分量(g)	エネルギー(kcal)	たんぱく質(g)	脂質(g)	炭水化物(g)	カルシウム(mg)	鉄(mg)	食塩相当量(g)	作り方
朝食	サンドイッチ	ライ麦パン	60	158	5.0	1.3	31.6	10	0.4	0.7	
		ハム	3	4	0.6	0.1	0.1	0	0.0	0.1	
		チーズ	10	34	2.3	2.6	0.1	63	0.0	0.3	
		トマト	8	2	0.1	0.0	0.4	1	0.0	0.0	
		きゅうり	5	1	0.1	0.0	0.2	1	0.0	0.0	
		レタス	5	1	0.0	0.0	0.1	1	0.0	0.0	
		マヨネーズ	4	27	0.1	2.9	0.1	1	0.0	0.1	
		バター	3	22	0.0	2.4	0.0	0	0.0	0.1	
	温野菜	ブロッコリー	20	7	0.9	0.1	1.0	8	0.2	0.0	
		パプリカ（黄）	20	5	0.2	0.0	1.3	2	0.1	0.0	
		にんじん	20	8	0.1	0.0	1.9	6	0.0	0.0	
	果物	バナナ	50	43	0.6	0.1	11.3	3	0.2	0.0	
	牛乳	牛乳	150	101	5.0	5.7	7.2	165	0.0	0.2	
	小計			411	14.7	15.4	55.2	261	1.0	1.4	
昼食	チキンライス	精白米	55	197	3.4	0.5	42.7	3	0.4	0.0	チキンライス p. 85 参照
		鶏むね肉	20	24	4.9	0.4	0.0	1	0.1	0.0	
		たまねぎ	20	7	0.2	0.0	1.8	4	0.0	0.0	
		マッシュルーム	10	1	0.3	0.0	0.2	0	0.0	0.0	
		ケチャップ	5	6	0.1	0.0	1.4	1	0.0	0.2	
		調合油	2	18	0.0	2.0	0.0	0	0.0	0.0	
	野菜スープ	キャベツ	30	7	0.4	0.1	1.6	13	0.1	0.0	
		ほうれんそう	20	4	0.4	0.1	0.6	10	0.4	0.0	
		塩	0.1	0	0.0	0.0	0.0	0	0.0	0.1	
		コーン（缶）	5	4	0.1	0.0	0.9	0	0.0	0.0	
		コンソメ	0.5	1	0.0	0.0	0.2	0	0.0	0.2	
		水	120								
	卵焼き	卵	20	30	2.5	2.1	0.1	10	0.4	0.1	
		こまつな	20	3	0.3	0.0	0.5	34	0.6	0.0	
		しらす	3	3	0.7	0.0	0.0	6	0.0	0.1	
		だし汁	10	0	0.0	0.0	0.0	0	0.0	0.0	
		調合油	1	9	0.0	1.0	0.0	0	0.0	0.0	
	ポテトサラダ	じゃがいも	30	23	0.5	0.0	5.3	1	0.1	0.0	ポテトサラダ p. 85 参照
		グリンピース	2	3	0.2	0.0	0.5	1	0.0	0.0	
		ピーマン（赤）	3	1	0.0	0.0	0.2	0	0.0	0.0	
		マヨネーズ	5	34	0.1	3.6	0.1	1	0.0	0.1	
		こしょう	0.01	0	0.0	0.0	0.0	0	0.0	0.0	
		ミニトマト	10	3	0.1	0.0	0.7	1	0.0	0.0	
	果物	りんご	60	34	0.1	0.1	9.3	2	0.1	0.0	
	小計			413	14.3	10.1	66.0	89	2.4	0.9	
間食	ヨーグルトかん	ヨーグルト	100	62	3.6	3.0	4.9	120	0.0	0.1	ヨーグルトかん p. 86 参照
		砂糖	3	12	0.0	0.0	3.0	0	0.0	0.0	
		レモン	2	1	0.0	0.0	0.2	0	0.0	0.0	
		寒天	1.5	0	0.0	0.0	0.0	0	0.0	0.0	
		水	50								
		干しぶどう	3	9	0.1	0.0	2.4	2	0.1	0.0	
	ジュース	オレンジジュース	100	42	0.8	0.0	11.0	9	0.1	0.0	
	小計			125	4.5	3.0	21.5	131	0.2	0.1	

示した．1 日の食事のエネルギー配分は**表 5-5** を参考にする．幼児は細菌に対する抵抗力が弱いので，調理室，調理器具や食器，調理者の衛生，食品の選択に気を配り，安全な調理を行うようにする．強い香辛料を使用しない限り，一般食の調理法をすべて用いることができる．

表 5-4　3～5 歳 つづき

	献立名	食品名	1人当たり分量(g)	エネルギー(kcal)	たんぱく質(g)	脂質(g)	炭水化物(g)	カルシウム(mg)	鉄(mg)	食塩相当量(g)	作り方
夕食	ご飯	精白米	50	179	3.1	0.5	38.8	3	0.4	0.0	
	わかめのみそ汁	乾燥わかめ	0.5	1	0.1	0.0	0.2	4	0.0	0.1	
		ねぎ	10	3	0.2	0.0	0.5	10	0.1	0.0	
		だし汁	120	2	0.4	0.0	0.4	4	0.0	0.1	
		みそ	5	10	0.7	0.3	1.1	5	0.2	0.6	
	焼き鮭	鮭	35	47	7.8	1.4	0.0	5	0.2	0.1	
		だいこん	50	9	0.3	0.1	2.1	12	0.1	0.0	
		すだち	3	1	0.0	0.0	0.2	0	0.0	0.0	
	白和え	絹ごし豆腐	40	22	2.0	1.2	0.8	23	0.3	0.0	白和え
		干しひじき	2	3	0.2	0.1	1.1	20	1.2	0.1	p. 86 参照
		大豆	2	4	0.3	0.2	0.2	2	0.0	0.0	
		にんじん	5	2	0.0	0.0	0.5	1	0.0	0.0	
		さやいんげん	6	1	0.1	0.0	0.3	3	0.0	0.0	
		こんにゃく	15	1	0.0	0.0	0.3	6	0.1	0.0	
		ごま	3	18	0.6	1.6	0.6	36	0.3	0.0	
		しょうゆ	1	1	0.1	0.0	0.1	0	0.0	0.1	
	かぼちゃの煮物	かぼちゃ	30	27	0.6	0.1	6.2	5	0.2	0.0	
		だし汁	10	0	0.0	0.0	0.0	0	0.0	0.0	
		みりん	2	5	0.0	0.0	0.9	0	0.0	0.0	
	小計			334	16.3	5.4	54.2	139	3.2	1.2	
	合計			1,273	49.8	33.9	194.9	621	6.7	3.5	

栄養評価

評価項目	実施献立	目標値*1
エネルギー (kcal)	1,273	1,300
たんぱく質*2 (g)	49.8	49
脂質*3 (g)	33.9	36
カルシウム (mg)	621	600
鉄 (mg)	6.7	5.5
食塩相当量 (g)	3.5	3.5 未満
たんぱく質エネルギー比率 (%)	15.7	20 未満
脂肪エネルギー比率 (%)	24.0	20～30
炭水化物エネルギー比率 (%)	60.3	50～65
穀類エネルギー比率 (%)	41.5	50
動物性たんぱく質比率 (%)	53.3	50

*1：目標値は年齢別，性別食事摂取基準の最大値を目安に算出した．
*2：たんぱく質（g）の目標値はエネルギー比 15% で計算．
*3：脂質（g）の目標値はエネルギー比 25% で計算．

食品構成（g）

食品群	実施量	目安量
穀類	165	150
いも類	45	50
砂糖・甘味料類	3	20
豆類	44	40
種実類	3	5
緑黄色野菜	172	90
その他の野菜	115	120
果実類	218	150
きのこ類	10	5
海藻類	4	5
魚介類	38	35
肉類	23	35
卵類	20	30
乳類	260	250
油脂類	6	10
菓子類	0	20

また，食べやすい形，切り方をする．しかし，かむことの練習も必要なので，ただ小さければよいというわけではない．盛り付けの効果も考えて，形，切り方を決める．

間食（おやつ）

① 幼児は，身体の小さい割に多くの栄養量を必要とするが，消化器が未発達のため，1 日 3 食の食事だけで必要量を満たすことは難しく，間食が必要となる．また，子どもの精神面の発

表 5-5 エネルギー配分の目安

食事	1～2歳	3～5歳
朝食	25%	25%
間食	5%	0%
昼食	30%	30%
間食	10%	15%
夕食	30%	30%

表 5-6 間食の例（1人分）

スイートポテト（g）		フルーツくず玉（g）	
さつまいも	35	でん粉（さつまいも）	15
牛乳	35	砂糖	7
卵	8	レモン果汁	5
砂糖	5	キウイフルーツ	10
バター	1	もも（缶）	10
	84	みかん（缶）	10
			57
エネルギー 109 kcal		エネルギー 98 kcal	
①さつまいもの皮をむき，ゆでる ②熱いうちに裏ごしし，砂糖，卵，バター，牛乳を加えてよく練る ③形を整え，オーブンで焼く		①でん粉，砂糖，水をあわせて混ぜ，こす ②厚手鍋を火にかけ，木じゃくしでかき混ぜながら練る．透明になってきたら，まとめて氷水に入れる ③粗熱が取れたら，水の中で一口大にちぎる ④器にくず玉，フルーツ，レモン汁，缶汁を入れる	

達のためにも，大切な役割をする．雰囲気をなごませ，安らぎを与えるものでありたい．

② 間食の分量：一般には，1日の総エネルギーの10～20%といわれる．食欲，食事間隔などを考慮に入れ，次の食事に差し支えない程度の量とする．1～2歳児では約100～200kcal，3～5歳児では約150～250kcalくらいが適当と考えられている．

③ 間食の時刻と回数：1～2歳児は午前10時と午後3時の2回，3～5歳児は午後3時の1回が基準である．規則的に与えるのが望ましい．不規則にだらだらと与えると虫歯の罹患率が高いといわれている．屋内の食卓で，手を洗ってから食べる習慣を身につけたい．

④ 幼児期の間食は，食事のひとつと考える．食事形態は，子どもの咀しゃく力に合わせた調理形態とし，離乳食からおとなの調理形態に近づける時期である．好ましい間食例を**表5-6**に示した．好ましい間食の条件としては，消化しやすいもの（次の食事に差し支えないもの．糖質の多いものを中心に，高脂質，高たんぱく質性食品は少なめにする），水分の多いもの（幼児はおとなより水分を要求するので，水気の多い牛乳，果物，果汁を利用するのもよい），砂糖や塩分を多くとり過ぎないもの（糖分の多いジュース類やあめの多量摂取は避ける），刺激の強くないもの（刺激の強い食品，けばけばしい色のものは使用しない），衛生的で安全なもの（むきだしのまま露店で販売しているものなどは与えないようにする）などがあげられる．

保育所給食

保育所給食は，幼児の発達段階に応じた適正な食事を供与する重要な場である．食事を介して，食事のマナーを伝えたり食育の場とすることも役割のひとつとなる．食事の前に手を洗わせ，食前食後のあいさつをする，楽しい雰囲気で十分咀しゃくさせる，姿勢を正しくさせ，食器の用い方を指導する．食後のうがい，手指，口の周辺の清潔についても指示を与える．食事の後片づけも手伝わせる．

表 5-7　保育所における給与栄養目標量（設定例）

I.　1〜2 歳児の給与栄養目標量（男子）

	エネルギー (kcal)	たんぱく質 (g)	脂質 (g)	炭水化物 (g)	食物繊維 (g)	ビタミンA (μgRAE)	ビタミン B_1 (mg)	ビタミン B_2 (mg)	ビタミンC (mg)	カルシウム (mg)	鉄 (mg)	食塩相当量 (g)
食事摂取基準（A）（1 日当たり）	950	31〜48	21〜32	119〜154	7	400	0.5	0.6	40	450	4.5	3.0
昼食＋おやつの比率（B）*	50%	50%	50%	50%	50%	50%	50%	50%	50%	50%	50%	50%
1 食（昼食）の給与栄養目標量（C＝A × B/100）	475	16〜24	11〜16	60〜77	3.5	200	0.25	0.30	20	225	2.3	1.5
保育所における給与栄養目標量（C を丸めた値）	480	20	14	70	4	200	0.25	0.30	20	225	2.3	1.5

*：昼食及び午前・午後のおやつで 1 日の給与栄養量の 50% を給与することを前提とした.

II.　3〜5 歳児の給与栄養目標量（男子）

	エネルギー (kcal)	たんぱく質 (g)	脂質 (g)	炭水化物 (g)	食物繊維 (g)	ビタミンA (μgRAE)	ビタミン B_1 (mg)	ビタミン B_2 (mg)	ビタミンC (mg)	カルシウム (mg)	鉄 (mg)	食塩相当量 (g)
食事摂取基準（A）（1 日当たり）	1,300	42〜65	29〜43	163〜211	9	500	0.7	0.8	50	600	5.5	3.5
昼食＋おやつの比率（＝B）*1	45%	45%	45%	45%	45%	45%	45%	45%	45%	45%	45%	45%
1 食（昼食）の給与栄養目標量（C＝A × B/100）	585	19〜29	13〜19	73〜95	4	225	0.32	0.36	23	270	2.5	1.6
家庭から持参する米飯 110g の栄養量（D）*2	185	4	0	40	0.3	0	0.02	0.01	0	3	0.1	0
E＝C − D	400	16〜27	13〜20	34〜56	3.7	225	0.30	0.35	23	267	2.4	1.6
保育所における給与栄養目標量（E を丸めた値）	400	22	17	45	4	225	0.30	0.35	23	267	2.4	1.6

*1：昼食（主食は家庭より持参）及び午前・午後のおやつで 1 日の給与栄養量の 45% を給与することを前提とした.
*2：家庭から持参する主食量は，主食調査結果（過去 5 年間の平均 105g）から 110g とした.

〔日本人の食事摂取基準（2015 年版）の実践・運用．第一出版，2015 を元に筆者改変〕

表 5-7 に保育所における給与栄養目標量を，**表 5-8** に保育所給食の献立例を示した.

表 5-8　献立例：保育所給食

1～2 歳

	献立名	食品名	1人当たり分量(g)	エネルギー(kcal)	たんぱく質(g)	脂質(g)	炭水化物(g)	カルシウム(mg)	鉄(mg)	食塩相当量(g)	作り方
間食	ヨーグルト和え	ヨーグルト（全脂無糖）	30	19	1.1	0.9	1.5	36	0.0	0.0	
		もも（缶詰）	30	26	0.2	0.0	6.2	1	0.1	0.0	
	小計			44	1.2	0.9	7.7	37	0.1	0.0	
昼食	ひじきご飯	精白米	40	143	2.4	0.4	31.0	2	0.3	0.0	
		干しひじき	2	3	0.2	0.1	1.1	20	1.2	0.1	
		塩	0.3	0	0.0	0.0	0.0	0	0.0	0.3	
	肉巻き	豚肉	25	51	5.3	3.0	0.1	1	0.1	0.0	肉巻き ①ほうれんそうとにんじんをゆで，豚肉に塩とこしょうで下味をつける ②肉にほうれんそう，にんじん，チーズを巻き，油をひいたフライパンで焼き，しょうゆで風味をつける
		塩	0.2	0	0.0	0.0	0.0	0	0.0	0.2	
		こしょう	0.01	0	0.0	0.0	0.0	0	0.0	0.0	
		調合油	1	9	0.0	1.0	0.0	0	0.0	0.0	
		ほうれんそう	10	2	0.2	0.0	0.3	5	0.2	0.0	
		にんじん	5	2	0.0	0.0	0.5	1	0.0	0.0	
		チーズ	3	10	0.7	0.8	0.0	19	0.0	0.1	
		しょうゆ	1	1	0.1	0.0	0.1	0	0.0	0.1	
	ごま酢和え	きゅうり	20	3	0.2	0.0	0.6	5	0.1	0.0	
		塩	0.1	0	0.0	0.0	0.0	0	0.0	0.1	
		わかめ	1	1	0.1	0.0	0.4	8	0.0	0.2	
		ごま	1.5	9	0.3	0.8	0.3	18	0.1	0.0	
		酢	1.5	0	0.0	0.0	0.0	0	0.0	0.0	
		砂糖	0.5	2	0.0	0.0	0.5	0	0.0	0.0	
	ふかしいも	さつまいも	35	47	0.4	0.1	11.2	13	0.2	0.0	ふかしいも ①さつまいもを型取り，蒸す ②塩とごまをふる
		塩	0.1	0	0.0	0.0	0.0	0	0.0	0.1	
		ごま	0.1	1	0.0	0.1	0.0	1	0.0	0.0	
	サラダ	絹ごし豆腐	20	11	1.0	0.6	0.4	11	0.2	0.0	
		ブロッコリー	15	5	0.6	0.1	0.8	6	0.2	0.0	
		にんじん	8	3	0.1	0.0	0.7	2	0.0	0.0	
		レタス	8	1	0.0	0.0	0.2	2	0.0	0.0	
		トマト	8	2	0.1	0.0	0.4	1	0.0	0.0	
		マヨネーズ	2	13	0.1	1.4	0.0	0	0.0	0.0	
	果物	みかん	40	17	0.2	0.0	4.5	4	0.0	0.0	
	小計			336	12.0	8.4	53.2	120	2.7	1.3	
間食	にんじんケーキ	にんじん	8	3	0.1	0.0	0.7	2	0.0	0.0	にんじんケーキ ①にんじんをすり，レモン汁を加える ②卵を割りほぐして，砂糖を加える ①のにんじんを加える ③薄力粉をふるい入れ，さっくりと混ぜ，バターを少しずつ加える ④生地をケースに入れ，焼く
		薄力粉	6	22	0.5	0.1	4.5	1	0.0	0.0	
		グラニュー糖	6	23	0.0	0.0	6.0	0	0.0	0.0	
		卵	12	18	1.5	1.2	0.0	6	0.2	0.0	
		バター	1	7	0.0	0.8	0.0	0	0.0	0.0	
		レモン汁	1	0	0.0	0.0	0.1	0	0.0	0.0	
	牛乳	牛乳	100	67	3.3	3.8	4.8	110	0.0	0.1	
	小計			141	5.3	6.0	16.2	120	0.3	0.2	
	合計			521	18.6	15.3	77.1	277	3.0	1.5	

表 5-8　3～5 歳

	献立名	食品名	1人当たり分量(g)	エネルギー(kcal)	たんぱく質(g)	脂質(g)	炭水化物(g)	カルシウム(mg)	鉄(mg)	食塩相当量(g)	作り方
昼食	ひじきご飯	精白米	50	179	3.1	0.5	38.8	3	0.4	0.0	
		干しひじき	3	4	0.3	0.1	1.7	30	1.7	0.1	
	肉巻き	豚肉	30	61	6.3	3.6	0.1	2	0.1	0.0	肉巻き
		塩	0.3	0	0.0	0.0	0.0	0	0.0	0.3	p. 91 参照
		こしょう	0.01	0	0.0	0.0	0.0	0	0.0	0.0	
		調合油	1	9	0.0	1.0	0.0	0	0.0	0.0	
		ほうれんそう	10	2	0.2	0.0	0.3	5	0.2	0.0	
		にんじん	5	2	0.0	0.0	0.5	1	0.0	0.0	
		チーズ	5	17	1.1	1.3	0.1	32	0.0	0.1	
		しょうゆ	2	1	0.2	0.0	0.2	1	0.0	0.3	
	ごま酢和え	きゅうり	25	4	0.3	0.0	0.8	7	0.1	0.0	
		塩	0.1	0	0.0	0.0	0.0	0	0.0	0.1	
		わかめ	1.5	2	0.2	0.0	0.6	12	0.0	0.3	
		ごま	2	12	0.4	1.1	0.4	24	0.2	0.0	
		酢	2	1	0.0	0.0	0.0	0	0.0	0.0	
		砂糖	0.5	2	0.0	0.0	0.5	0	0.0	0.0	
	ふかしいも	さつまいも	55	74	0.7	0.1	17.5	20	0.3	0.0	ふかしいも
		ごま	0.1	1	0.0	0.1	0.0	1	0.0	0.0	p. 91 参照
	サラダ	絹ごし豆腐	20	11	1.0	0.6	0.4	11	0.2	0.0	
		ブロッコリー	20	7	0.9	0.1	1.0	8	0.2	0.0	
		にんじん	10	4	0.1	0.0	0.9	3	0.0	0.0	
		レタス	10	1	0.1	0.0	0.3	2	0.0	0.0	
		トマト	10	2	0.1	0.0	0.5	1	0.0	0.0	
		マヨネーズ	3	20	0.1	2.2	0.1	1	0.0	0.1	
	果物	みかん	50	22	0.3	0.1	5.7	6	0.1	0.0	
	小計			436	15.1	10.7	70.3	166	3.7	1.4	
間食	にんじんケーキ	にんじん	10	4	0.1	0.0	0.9	3	0.0	0.0	にんじんケーキ
		薄力粉	8	29	0.7	0.1	6.1	2	0.0	0.0	p. 91 参照
		グラニュー糖	8	31	0.0	0.0	8.0	0	0.0	0.0	
		卵	15	23	1.8	1.5	0.0	8	0.3	0.1	
		バター	2	15	0.0	1.6	0.0	0	0.0	0.0	
		レモン汁	1	0	0.0	0.0	0.1	0	0.0	0.0	
	牛乳	牛乳	120	80	4.0	4.6	5.8	132	0.0	0.1	
	小計			182	6.6	7.9	20.9	144	0.4	0.2	
	合計			618	21.7	18.6	91.2	311	4.0	1.6	

栄養評価

評価項目		1～2歳[*3]		3～5歳[*4]	
		実施献立	目標値	実施献立	目標値
エネルギー	(kcal)	521	500	618	585
たんぱく質[*1]	(g)	18.6	20	21.7	22
脂質[*2]	(g)	15.3	14	18.6	13
カルシウム	(mg)	277	200	311	270
鉄	(mg)	3.0	2.3	4.0	2.5
食塩相当量	(g)	1.5	1.5 未満	1.6	1.6 未満
たんぱく質エネルギー比率	(%)	14.3	20 未満	14.0	20 未満
脂肪エネルギー比率	(%)	26.4	20～30	27.1	20～30
炭水化物エネルギー比率	(%)	59.3	50～65	58.9	50～70
穀類エネルギー比率	(%)	31.7	50	33.7	50
動物性たんぱく質比率	(%)	63.4	50	61.3	50

*1：たんぱく質の目標値はエネルギー比 15% で計算.
*2：脂質の目標値はエネルギー比 25% で計算.
*3：1～2 歳は 1 日の給与栄養量の 50% として計算.
*4：3～5 歳は 1 日の給与栄養量の 45% に，家庭から持参する主食量 110 g を加えた.

4—幼児期の栄養にかかわる病態・疾病と栄養ケア

幼児期の栄養にかかわる問題には肥満と低栄養状態，う歯（**表 5-9**），食物アレルギー，周期性嘔吐症などがある．食生活では，欠食や偏食，個食や孤食など，生活習慣の乱れの問題もある．

1. 肥満

小児のメタボリックシンドローム診断基準が 2007 年 4 月に発表された．成人の場合とほぼ同じで，下記 4 項目のうち，① 腹囲 80 cm 以上（小学生は 75 cm 以上）の肥満が診断の必須条件となる．さらに，以下の 3 項目（②～④）のうち 2 項目以上が該当するとメタボリックシンドロームと診断する．該当する項目が 1 項目の場合は，予備軍と考える（Chapter 6：**表 6-8** 参照）．

① 腹囲（ウエストサイズ）：中学生 80 cm 以上 / 小学生 75 cm 以上．またはウエスト周囲径（cm）÷身長（cm）が 0.5 以上

② 血圧：125/70 mmHg 以上

③ 空腹時血糖値：100 mg/dL 以上

④ 血中脂質：中性脂肪 120 mg/dL 以上または HDL-コレステロール 40 mg/dL 未満

幼児期の肥満の場合には，基本的には極端なエネルギー制限は行わない．成長期なので，身長の伸びを考慮し，運動療法も併用しながら，標準体重に近づけるようにする．食事摂取基準を参考に，個人差を考慮しながら栄養管理を行う．

平成 22 年度の幼児健康度調査（**表 5-10**）においても，毎日きちんと朝食をとる幼児は 9 割程度である．幼児期においては，家庭での適切な食習慣作りが重要である．

表 5-9　幼児のう歯を持つ者の割合（%）

児年齢（歳）					
1	2	3	4	5	6
0.0	7.4	8.6	36.0	39.0	45.5

（厚生労働省．平成 28 年度歯科疾患実態調査）

表 5-10　幼児の朝食のとり方（%）

	児年齢（歳）					
	1	1.6	2	3	4	5～6
毎日食べる	92.6	93.3	91.4	92.8	94.5	95.0
週に 1～2 回抜く	4.6	3.9	4.8	4.8	3.5	3.2
週に 3～4 回抜く	0.2	0.2	0.6	0.6	0.3	0.2
週に 1～2 回しか食べない	0.7	1.0	0.9	0.5	0.8	0.6
その他	1.6	1.3	1.8	1.1	0.5	0.2
不明	0.4	0.3	0.5	0.2	0.5	0.8

（日本小児保健協会．平成 22 年度幼児健康度調査）

表 5-11　幼児期アレルギーの主な新規発症の原因食物

	0歳（n＝884）	1歳（n＝317）	2，3歳（n＝173）	4～6歳（n＝109）
No.1	鶏卵 57.6%	鶏卵 39.1%	魚卵 20.2%	果物 16.5%
No.2	牛乳 24.3%	魚卵 12.9%	鶏卵 13.9%	鶏卵 15.6%
No.3	小麦 12.7%	牛乳 10.1%	ピーナッツ 11.6%	ピーナッツ 11.0%
No.4		ピーナッツ 7.9%	ナッツ類 11.0%	ソバ・魚卵 9.2%
No.5		果物 6.0%	果物 8.7%	

年齢群ごとに5%以上を占めるものを上位第5位まで記載

（今井孝成，ほか．アレルギー．2016；65：942-6より）

表 5-12　食品衛生法により規定されるアレルギー表示（2019年10月改正）

表示	品目
表示義務（7品目）	卵，乳，小麦，そば，落花生，えび，かに（特定原材料という）
表示奨励（21品目）	あわび，いか，イクラ，オレンジ，キウイフルーツ，牛肉，くるみ，さけ，さば，大豆，鶏肉，豚肉，まつたけ，もも，やまいも，りんご，ゼラチン，バナナ，ごま，カシューナッツ，アーモンド

（厚生労働省）

2. 食物アレルギー

食物アレルギーの定義と分類は，日本小児アレルギー学会の食物アレルギー委員会より示されている．食物アレルギーは「食物によって引き起こされる抗原特異的な免疫学的機序を介して生体にとって不利益な症状が惹起される現象」と定義されている（食物アレルギー診療ガイドライン2016）．

発症は消化機能の未発達な乳幼児に多いが，成長とともに軽減することが多い．食物アレルギーの診断は，プリックテストなどの皮膚テスト，RAST法などの血中特異的IgE抗体測定により原因アレルゲンを同定する．アレルゲンとなる物質，すなわち抗原はたんぱく質が多い．しかし，たんぱく質以外の物質でもアレルギーを引き起こすことがある．

表 5-11 に幼児期アレルギーの主な原因食物を示した．年齢によって原因物質は異なるが，どの年齢でも最も多いのは鶏卵である．鶏卵，乳製品，小麦が幼児期の3大アレルゲンとして知られている．母乳も異種たんぱくであるためアレルゲンとなる場合がある．さらに，大豆やそばのほかに果物（りんご，もも，マンゴー，キウイフルーツなど）など動物性食品以外にも認められる．アナフィラキシーショックを起こす危険性のある小麦，そば，卵，乳類，落花生，えびおよびかにの7品目を含む加工食品については，食品衛生法においてアレルギー物質と規定され，「特定原材料名表示」のなかでアレルゲン表示が義務化されている（**表 5-12**）．またその他の21品目に関しては，アレルギー表示が奨励されている食品である．

治療には，除去食療法と減感作療法が行われる．除去食療法では，原因食品を特定して食事により抗原を除去する．そのため，栄養面を考慮しアレルゲンを含まない代替食品を用いて栄養の確保を図る．原因となる食品は生涯にわたり除去しなければならないこともあるが，多く

表 5-13　献立例：幼児期の食事；卵アレルギー

1～2 歳

	献立名	食品名	1人当たり分量(g)	エネルギー(kcal)	たんぱく質(g)	脂質(g)	炭水化物(g)	カルシウム(mg)	鉄(mg)	食塩相当量(g)	作り方
朝食	サンドイッチ	食パン	30	79	2.8	1.3	14.0	9	0.2	0.4	
		ハム	2	2	0.4	0.1	0.0	0	0.0	0.1	
		チーズ	8	27	1.8	2.1	0.1	50	0.0	0.2	
		トマト	8	2	0.1	0.0	0.4	1	0.0	0.0	
		きゅうり	5	1	0.1	0.0	0.2	1	0.0	0.0	
		レタス	5	1	0.0	0.0	0.1	1	0.0	0.0	
		マーガリン	3	23	0.0	2.5	0.0	0	0.0	0.0	
	温野菜	ブロッコリー	15	5	0.6	0.1	0.8	6	0.2	0.0	
		パプリカ（黄）	15	4	0.1	0.0	1.0	1	0.0	0.0	
		にんじん	15	6	0.1	0.0	1.4	4	0.0	0.0	
	果物	バナナ	40	34	0.4	0.1	9.0	2	0.1	0.0	
	牛乳	牛乳	100	67	3.3	3.8	4.8	110	0.0	0.1	
	小計			251	9.7	10.0	31.8	186	0.6	0.8	
間食	菓子	ビスケット	10	52	0.6	2.8	6.3	2	0.1	0.1	
	お茶	麦茶	100	1	0.0	0.0	0.3	2	0.0	0.0	
	小計			53	0.6	2.8	6.6	4	0.1	0.1	
昼食	チキンライス	精白米	40	143	2.4	0.4	31.0	2	0.3	0.0	マッシュポテト ①じゃがいもは皮ごと水洗いして，芽を取る ②赤ピーマンは 1cm 幅に切る ③鍋にじゃがいもを入れ，水をかぶるくらい入れて 20 分程度ゆでる．ゆであがったら湯をきり，熱いうちにふきんで包み皮をむく ④皮をむいたじゃがいもをボールに入れて，ポテトマッシャーやすりこ木で潰す ⑤鍋に潰したじゃがいもと牛乳，塩，こしょう，バターを加え，よわめの中火にかけてよく混ぜ合わせながら水気を飛ばす ⑥グリンピース，赤ピーマンを合わせて，最後にトマトを乗せる
		鶏むね肉	10	12	2.4	0.2	0.0	1	0.0	0.0	
		たまねぎ	15	6	0.2	0.0	1.3	3	0.0	0.0	
		マッシュルーム	8	1	0.2	0.0	0.2	0	0.0	0.0	
		ケチャップ	4	5	0.1	0.0	1.1	1	0.0	0.1	
		調合油	1	9	0.0	1.0	0.0	0	0.0	0.0	
	肉団子のスープ	豚ひき肉	15	35	2.7	2.6	0.0	1	0.2	0.0	
		たまねぎ	5	2	0.1	0.0	0.4	1	0.0	0.0	
		かたくり粉	2	7	0.0	0.0	1.6	0	0.0	0.0	
		キャベツ	25	6	0.3	0.1	1.3	11	0.1	0.0	
		こまつな	15	2	0.2	0.0	0.4	26	0.4	0.0	
		塩	0.1	0	0.0	0.0	0.0	0	0.0	0.1	
		コーン（缶）	4	3	0.1	0.0	0.7	0	0.0	0.0	
		コンソメ	0.5	1	0.0	0.0	0.2	0	0.0	0.2	
		水	100						0.0	0.0	
	マッシュポテト	じゃがいも	30	23	0.5	0.0	5.3	1	0.1	0.0	
		グリンピース	2	3	0.2	0.0	0.5	1	0.0	0.0	
		ピーマン（赤）	3	1	0.0	0.0	0.2	0	0.0	0.0	
		牛乳	6	4	0.2	0.2	0.3	7	0.0	0.0	
		バター	3	22	0.0	2.4	0.0	0	0.0	0.1	
		こしょう	0.01	0	0.0	0.0	0.0	0	0.0	0.0	
		ミニトマト	10	3	0.1	0.0	0.7	1	0.0	0.0	
	果物	りんご	40	23	0.0	0.1	6.2	1	0.0	0.0	
	小計			311	9.8	7.1	51.5	56	1.4	0.6	
間食	ヨーグルトかん	ヨーグルト	80	50	2.9	2.4	3.9	96	0.0	0.1	
		砂糖	2	8	0.0	0.0	2.0	0	0.0	0.0	
		レモン	2	1	0.0	0.0	0.2	0	0.0	0.0	
		寒天	1.3	0	0.0	0.0	0.0	0	0.0	0.0	
		水	40								
		干しぶどう	3	9	0.1	0.0	2.4	2	0.1	0.0	
	ジュース	オレンジジュース	50	21	0.4	0.0	5.5	5	0.1	0.0	
	小計			88	3.4	2.4	14.0	103	0.1	0.1	

表 5-13　1～2 歳 つづき

	献立名	食品名	1人当たり分量(g)	エネルギー(kcal)	たんぱく質(g)	脂質(g)	炭水化物(g)	カルシウム(mg)	鉄(mg)	食塩相当量(g)	作り方
夕食	ご飯	精白米	40	143	2.4	0.4	31.0	2	0.3	0.0	
	わかめのみそ汁	乾燥わかめ	0.5	1	0.1	0.0	0.2	4	0.0	0.1	
		ねぎ	5	1	0.1	0.0	0.3	5	0.1	0.0	
		だし汁	100	2	0.3	0.0	0.3	3	0.0	0.1	
		みそ	4	8	0.5	0.2	0.9	4	0.2	0.5	
	焼き鮭	鮭	30	40	6.7	1.2	0.0	4	0.2	0.1	
		だいこん	40	7	0.2	0.0	1.6	10	0.1	0.0	
		すだち	2	0	0.0	0.0	0.1	0	0.0	0.0	
	白和え	絹ごし豆腐	30	17	1.5	0.9	0.6	17	0.2	0.0	
		干しひじき	1	1	0.1	0.0	0.6	10	0.6	0.0	
		大豆（ゆで）	2	4	0.3	0.2	0.2	2	0.0	0.0	
		にんじん	4	2	0.0	0.0	0.4	1	0.0	0.0	
		さやいんげん	5	1	0.1	0.0	0.3	2	0.0	0.0	
		こんにゃく	15	1	0.0	0.0	0.3	6	0.1	0.0	
		ごま	2	12	0.4	1.1	0.4	24	0.2	0.0	
		しょうゆ	1	1	0.1	0.0	0.1	0	0.0	0.1	
	かぼちゃの煮物	かぼちゃ	25	23	0.5	0.1	5.2	4	0.1	0.0	
		しらす	2	2	0.5	0.0	0.0	4	0.0	0.1	
		だし汁	10	0	0.0	0.0	0.0	0	0.0	0.0	
		しょうゆ	1	1	0.1	0.0	0.1	0	0.0	0.1	
		みりん	1	2	0.0	0.0	0.4	0	0.0	0.0	
	小計			269	13.8	4.2	43.0	104	2.2	1.2	
	合計			972	37.3	26.5	146.9	453	4.4	2.8	

3～5 歳

	献立名	食品名	1人当たり分量(g)	エネルギー(kcal)	たんぱく質(g)	脂質(g)	炭水化物(g)	カルシウム(mg)	鉄(mg)	食塩相当量(g)	作り方
朝食	サンドイッチ	ライ麦パン	60	158	5.0	1.3	31.6	10	0.8	0.7	
		ハム	3	4	0.6	0.1	0.1	0	0.0	0.1	
		チーズ	10	34	2.3	2.6	0.1	63	0.0	0.3	
		トマト	8	2	0.1	0.0	0.4	1	0.0	0.0	
		きゅうり	5	1	0.1	0.0	0.2	1	0.0	0.0	
		レタス	5	1	0.0	0.0	0.1	1	0.0	0.0	
		マーガリン	4	31	0.0	3.3	0.0	1	0.0	0.1	
	温野菜	ブロッコリー	20	7	0.9	0.1	1.0	8	0.2	0.0	
		パプリカ(黄)	20	5	0.2	0.0	1.3	2	0.1	0.0	
		にんじん	20	8	0.1	0.0	1.9	6	0.0	0.0	
	果物	バナナ	50	43	0.6	0.1	11.3	3	0.2	0.0	
	牛乳	牛乳	150	101	5.0	5.7	7.2	165	0.0	0.2	
	小計			393	14.6	13.4	55.2	260	1.3	1.3	
昼食	チキンライス	精白米	55	197	3.4	0.5	42.7	3	0.4	0.0	チキンライス p. 85 参照
		鶏むね肉	20	24	4.9	0.4	0.0	1	0.0	0.0	
		たまねぎ	20	7	0.2	0.0	1.8	4	0.0	0.0	
		マッシュルーム	10	1	0.3	0.0	0.2	0	0.0	0.0	
		ケチャップ	5	6	0.1	0.0	1.4	1	0.0	0.2	
		調合油	2	18	0.0	2.0	0.0	0	0.0	0.0	

表 5-13　3～5 歳 つづき

	献立名	食品名	1人当たり分量(g)	エネルギー(kcal)	たんぱく質(g)	脂質(g)	炭水化物(g)	カルシウム(mg)	鉄(mg)	食塩相当量(g)	作り方
昼食	肉団子のスープ	豚ひき肉	20	47	3.5	3.4	0.0	1	0.2	0.0	
		たまねぎ	6	2	0.1	0.0	0.5	1	0.0	0.0	
		かたくり粉	2	7	0.0	0.0	1.6	0	0.0	0.0	
		キャベツ	30	7	0.4	0.1	1.6	13	0.1	0.0	
		こまつな	20	3	0.3	0.0	0.5	34	0.6	0.0	
		塩	0.1	0	0.0	0.0	0.0	0	0.0	0.1	
		コーン(缶)	5	4	0.1	0.0	0.9	0	0.0	0.0	
		コンソメ	1	2	0.1	0.0	0.4	0	0.0	0.4	
		水	120								
	マッシュポテト	じゃがいも	45	34	0.7	0.0	7.9	1	0.2	0.0	マッシュポテト
		グリンピース	2	3	0.2	0.0	0.5	1	0.0	0.0	p. 95 参照
		ピーマン(赤)	3	1	0.0	0.0	0.2	0	0.0	0.0	
		牛乳	10	7	0.3	0.4	0.5	11	0.0	0.0	
		バター	4	30	0.0	3.2	0.0	1	0.0	0.1	
		こしょう	0.01	0	0.0	0.0	0.0	0	0.0	0.0	
		ミニトマト	10	3	0.1	0.0	0.7	1	0.0	0.0	
	果物	りんご	60	34	0.1	0.1	9.3	2	0.1	0.0	
	小計			438	14.7	10.4	70.7	76	1.9	0.7	
間食	ヨーグルトかん	ヨーグルト	100	62	3.6	3.0	4.9	120	0.0	0.1	ヨーグルトかん
		砂糖	3	12	0.0	0.0	3.0	0	0.0	0.0	p. 86 参照
		レモン	2	1	0.0	0.0	0.2	0	0.0	0.0	
		寒天	1.5	0	0.0	0.0	0.0	0	0.0	0.0	
		水	50								
		干しぶどう	3	9	0.1	0.0	2.4	2	0.1	0.0	
	ジュース	オレンジジュース	100	42	0.8	0.0	11.0	9	0.1	0.0	
	小計			125	4.5	3.0	21.5	131	0.2	0.1	
夕食	ご飯	精白米	50	179	3.1	0.5	38.8	3	0.4	0.0	
	わかめのみそ汁	乾燥わかめ	0.5	1	0.1	0.0	0.2	4	0.0	0.1	
		ねぎ	10	3	0.2	0.0	0.5	10	0.1	0.0	
		だし汁	120	2	0.4	0.0	0.4	4	0.0	0.1	
		みそ	5	10	0.6	0.3	1.1	5	0.2	0.6	
	焼き鮭	鮭	40	53	8.9	1.6	0.0	6	0.2	0.1	
		だいこん	50	9	0.3	0.1	2.1	12	0.1	0.0	
		すだち	3	1	0.0	0.0	0.2	0	0.0	0.0	
	白和え	絹ごし豆腐	40	22	2.0	1.2	0.8	23	0.3	0.0	白和え
		干しひじき	2	3	0.2	0.1	1.1	20	1.2	0.1	p. 86 参照
		大豆	2	4	0.3	0.2	0.2	2	0.0	0.0	
		にんじん	5	2	0.0	0.0	0.5	1	0.0	0.0	
		さやいんげん	6	1	0.1	0.0	0.3	3	0.0	0.0	
		こんにゃく	15	1	0.0	0.0	0.3	6	0.1	0.0	
		ごま	3	18	0.6	1.6	0.6	36	0.3	0.0	
		しょうゆ	1	1	0.1	0.0	0.1	0	0.0	0.1	
	かぼちゃの煮物	かぼちゃ	30	27	0.6	0.1	6.2	5	0.2	0.0	
		しらす	2	2	0.5	0.0	0.0	4	0.0	0.1	
		だし汁	10	0	0.0	0.0	0.0	0	0.0	0.0	
		しょうゆ	1	2	0.1	0.0	0.1	0	0.0	0.1	
		みりん	2	5	0.0	0.0	0.9	0	0.0	0.0	
	小計			345	18.0	5.7	54.4	143	3.1	1.4	
	合計			1,301	51.8	33.1	201.8	610	6.5	3.5	

表 5-13　つづき

栄養評価

評価項目	1～2歳		3～5歳	
	実施献立	目標値	実施献立	目標値
エネルギー (kcal)	972	950	1,301	1,300
たんぱく質 (g)	37.3	36	51.8	49
脂質 (g)	26.5	26	33.1	36
カルシウム (mg)	453	450	610	600
鉄 (mg)	4.4	4	6.5	5.5
食塩相当量 (g)	2.9	3.0 未満	3.5	3.5 未満
たんぱく質エネルギー比率 (%)	15.4	20 未満	15.9	20 未満
脂肪エネルギー比率 (%)	24.5	20～30	22.9	20～30
炭水化物エネルギー比率 (%)	60.1	50～65	61.2	50～65
穀類エネルギー比率 (%)	37.6	50	41.0	50
動物性たんぱく質比率 (%)	55.5	50	56.2	50

*[1]：目標値は年齢別，性別食事摂取基準の最大値を目安に算出した．
*[2]：たんぱく質（g）の目標値はエネルギー比 15% で計算．
*[3]：脂質（g）の目標値はエネルギー比 25% で計算．

食品構成（g）

食品群	1～2歳		3～5歳	
	実施量	目安量	実施量	目安量
穀類	110	110	165	150
いも類	47	40	62	50
砂糖・甘味料類	2	15	3	20
豆類	34	30	44	40
種実類	2	5	3	5
緑黄色野菜	120	70	152	90
その他の野菜	99	100	121	120
果実類	137	120	218	150
きのこ類	8	5	10	5
海藻類	3	5	4	5
魚介類	32	30	42	50
肉類	27	30	43	50
卵類	0	0	0	0
乳類	194	200	270	250
油脂類	7	8	10	10
菓子類	10	15	0	20

は加齢とともにアレルギーが寛解する．減感作療法では，少しずつ，食べられる量を増やしていく．発育とともに発症の頻度と症状は軽減することが多い．あく抜き処理や，プロテアーゼ処理による抗原たんぱく質の変性や加熱処理によるたんぱく質の熱変性を利用して食品の抗原性を弱める．

表 5-13 に，卵アレルギーがある場合の食事例を示した．これは，**表 5-4** の幼児の 1 日の食事から，卵および卵を含む食品を除去し，代替の食品を利用した例である．

3. 消化不良

消化不良は，消化管における食物の適正な消化吸収の不良が原因でみられるさまざまな症状をいう．急性消化不良症では，原則として絶食または減食とし，水分・電解質の補給を行う．

乳児下痢症は，下痢だけが主な症状で機嫌がよく，食欲も普通でほかに症状のない場合は治療の必要はなく心配はない．下痢で失われる水分と電解質の補給が重要である（「Chapter 4：乳児期の栄養」参照）．

5—栄養ケアの評価と結果のフィードバック

① 栄養管理プログラムの各過程（判定評価，計画，実施）についてモニタリングを行う．発達チェックの目安（母子手帳）などを参考に，管理栄養士として，保護者あるいは年長児では本人に対して適切な食生活について指導・支援する．肥満の推移には，肥満度を基準として用いるととらえやすい．肥満の経過をみていくのにも実際的である．

② 幼児期の栄養管理プログラムの評価には，対象者本人よりもむしろ家族の行動やライフスタイルの変化があるかどうかが重要となる．健康状態やQOLが改善されているか，食行動の望ましい変容はあるかどうか，健康的な食生活をはぐくみ合う結果が得られたかなどを評価する．

文献

1. 厚生労働省．日本人の食事摂取基準（2020年版）．
2. 森　基子，玉川和子ほか．応用栄養学—ライフステージからみた人間栄養学．第10版．医歯薬出版，2015．
3. 食事摂取基準の実践・運用を考える会 編．日本人の食事摂取基準（2015年版）の実践・運用—特定給食施設等における栄養・食事管理．第一出版，2015．
4. 厚生労働省．保育所における食事の提供ガイドライン．2012．
5. 木戸康博，真鍋祐之 編．管理栄養士養成課程におけるモデルコアカリキュラム準拠 第3巻　応用栄養学—ライフステージ別・環境別．医歯薬出版，2012．

Chapter

6：学童期の栄養

1─学童期の特性と栄養ケアのあり方

学童期とは，小学生に相当する満6～12歳までの期間をさし，成長・発育において，乳児期，幼児期より比較的緩やかである．

1. 学童期の特性

成長・発育

身長の発育は，学童期前半では穏やかであるが，とくに学童期後半から第2発育急進期（スパート）に向けて急増する．身長の発育に伴って骨も成長し，仮骨核数が増大し，骨が成熟する．歯は6歳ごろに第1大臼歯が生え，同じころから乳歯が徐々に永久歯に生え変わる．また，骨格筋量が増大し，活動が非常に活発となり，さまざまな体力要素が養われて運動機能は発達する．

脳・神経系の発育は学童期後半ごろに完成する．精神発達は幼児期に続いて著しく，言語によるコミュニケーションは充実し，記憶力や理解力，創造力などの知的能力が増す．学校生活など社会性を通して自己抑制や協調性が増し，社会性が急速に発達する．自我に目覚め，自立を図るようになり，自己管理能力が発達する．

免疫機能と関連の深いリンパ系組織の発育は著しく，ピークとなる学童期後半では成人期の2倍に達し，感染症に対する抵抗力が強くなる．

栄養・食事における特性

成長・発育にはエネルギーおよび栄養素（たんぱく質，脂質，各種ビタミン，無機質など）の摂取が必要である．

この時期は味覚や嗜好，食事の規則性などの食生活習慣が確立する時期であり，学童期と続く思春期の食生活習慣が成人後の健康状態に大きく影響する．しかし，社会環境の変化は，学童期の栄養・食生活にも悪影響をきたし，体力・運動能力の低下などが懸念されている．

学童期の栄養・食生活上の問題としては，次のことがあげられる．

① 夜型生活リズムへの移行による，朝食の欠食や食事リズムの乱れ
② 家族そろって夕食をとる頻度の減少や孤食の増加

③ 嗜好偏重による，好きなものだけ食べる固食化，カルシウムや食物繊維などの不足
④ インスタント食品やファストフード，市販調理済み食品などの利用状況の増加
⑤ 学童期からの肥満傾向の増加，過度のやせ

このような現状を踏まえ，生涯にわたって健全な心身を培い，豊かな人間性をはぐくむことを目的とした食育を推進するために，食育基本法が2005年に制定された．食育基本法では，家庭・学校・保育所・地域などが連携して，国民運動としての食育推進が提唱されている．

学校給食

学校給食は，栄養不足を補う役割を担って開始され，1954年には学校給食法が制定された．2008年に改正された学校給食法では時代の変化に合わせ，食育基本法を踏まえた食育の推進に重点を置いた内容となった．

学校給食法第2条では，教育目的実現のために学校給食が達成すべき目標として，次の7項目が掲げられている．

① 適切な栄養の摂取による健康の保持増進を図ること
② 日常生活における食事について正しい理解を深め，健全な食生活を営むことができる判断力を培い，および望ましい食習慣を養うこと
③ 学校生活を豊かにし，明るい社交性および協同の精神を養うこと
④ 食生活が自然の恩恵の上に成り立つものであることについての理解を深め，生命および自然を尊重する精神ならびに環境の保全に寄与する態度を養うこと
⑤ 食生活が食にかかわる人々のさまざまな活動に支えられていることについての理解を深め，勤労を重んずる態度を養うこと
⑥ わが国や各地域の優れた伝統的な食文化についての理解を深めること
⑦ 食料の生産，流通および消費について，正しい理解に導くこと

学校給食の形態は，完全給食（主食＋おかず＋ミルクを提供），補食給食（おかず＋ミルクを提供），ミルク給食（ミルクだけ提供）からなるが，ほとんどの小学校では完全給食が実施されている．

小学校学習指導要領では，学校給食は特別活動のなかの「学級活動」に位置づけられている．家庭における食生活が大きく変化しつつある現状では，学校での食育は重要であり，学校給食はその生きた教材として重要である．

2. 栄養ケアのポイント

成長・発達，身体活動に対応した栄養補給

学童期は，体格などの成長・発育の程度，活動量などにおいて，乳幼児期以上に個人差が大きくなる．栄養補給は，この個人差を考慮しなければならない．

推定エネルギー必要量は，成長に必要なエネルギー量を加えて求める．体重当たりに換算す

ると成人の1.3～1.5倍となる．たんぱく質の推奨量は，成長に伴う体たんぱく質の蓄積量と維持必要量から換算する．脂肪エネルギー比率の目標量は，総摂取エネルギー量の20～30%である．炭水化物エネルギー比率は，少なくとも50%以上とする．ミネラルでは，とくに骨や歯の成長のために需要が増すカルシウムと，発育急進に対応して需要が増す鉄が成長期の学童には重要となる．ビタミンでは，学童期前半から血中濃度が上昇し，後半では要求量の高まるビタミンAをはじめ，成長上，とくにビタミンB_1，B_2，Cなどが重要となる．

生活習慣病リスク軽減のための食生活

学童期の栄養・食生活上の問題は，生活習慣に起因するものが多い．栄養ケアを効果的にするためにも，食事摂取基準を満たす食事の摂取だけでなく，個人の生活状況をよく把握して，規則正しい生活リズムへと導く．

また，学童期は自己管理能力が形成される時期であるため，運動量や食事量など具体的なメニューを提示して指導することが可能である．学童本人に，目的意識を促し，環境を整備し，定期的にセルフモニタリングを行う．目標達成のために家族や周囲の大人の理解と協力も必要である．

近年，学童の体力・運動能力の低下が懸念されているが，戸外でのスポーツや遊びを増やすことで，ストレスを緩和し，生活習慣病リスクを低減することが期待される．

自己管理能力形成のための食生活

自我のコントロールができるようになる学童期では，規則正しい食生活は精神発達上にも好影響があるとされる．また，学童期は食生活習慣が確立される時期でもあるため，食生活の正しいあり方を考えたうえで，食品の選択，量の選定，調理形態，味付け，間食および夜食の取捨選択を行う．

食生活の管理能力をはぐくむために，家庭や学校において，年齢に応じた調理技術や食物・栄養・健康に関する知識を習得させる．積極的な食事づくり体験や一家だんらんの場となる楽しい食事体験などの食育体験は，精神発達および自己管理能力の形成に有効である．

一方，朝食欠食や孤食，固食などの誤った食習慣の定着を防ぎ，食環境の改善・整備に努める．学童自身が，自分自身の食状況を把握し，簡単な栄養アセスメント能力を形成していけるように促す．

学校給食における栄養ケア

学校給食法に基づき告示される「学校給食実施基準」（文部科学省）では，学校給食に供する食物の栄養内容の基準が定められている．この基準値は食事摂取基準を参考とし，食生活などの実態調査結果を勘案して算出されているため，児童生徒の個々の健康状態や生活活動の実態，地域の実情などに十分配慮して弾力的に適用することとしている（**表6-1**）．

学校給食法の食育重視の改正に伴い，学校給食の栄養的意義や衛生・安全面の配慮，望まし

表 6-1　学校給食摂取基準（幼児・児童・生徒 1 人 1 回当たり）

区分	基準値							1 日の食事摂取基準に対する学校給食の割合（参考）
	児童（6〜7 歳）の場合	児童（8〜9 歳）の場合	児童（10〜11 歳）の場合	生徒（12〜14 歳）の場合	夜間課程を置く高等学校の生徒の場合	特別支援学校の幼児の場合	特別支援学校の生徒の場合	
エネルギー　(kcal)	530	650	780	830	860	490	860	身体活動レベルⅡとして必要量の 33%
たんぱく質　(%)	学校給食による摂取エネルギー全体の 13〜20%							(目標量)
脂質　(%)	学校給食による摂取エネルギー全体の 20〜30%							(目標量)
ナトリウム（食塩相当量）(g)	2 未満	2 未満	2.5 未満	2.5 未満	2.5 未満	1.5 未満	2.5 未満	目標量の 33% 未満
カルシウム　(mg)	290	350	360	450	360	290	360	推奨量の 50%
マグネシウム　(mg)	40	50	70	120	130	30	130	推奨量の 33%（生徒は 40%）
鉄　(mg)	2.5	3	4	4	4	2	4	推奨量の 40%（生徒は 33%）
ビタミン A（μgRAE）	170	200	240	300	310	180	310	推奨量の 40%
ビタミン B_1　(mg)	0.3	0.4	0.5	0.5	0.5	0.3	0.5	推奨量の 40%
ビタミン B_2　(mg)	0.4	0.4	0.5	0.6	0.6	0.3	0.6	推奨量の 40%
ビタミン C　(mg)	20	20	25	30	35	15	35	推奨量の 33%
食物繊維　(g)	4 以上	5 以上	5 以上	6.5 以上	7 以上	4 以上	7 以上	目標量の 40% 以上

注）1．表に掲げるもののほか，次に掲げるものについても示した摂取について配慮すること．
亜鉛 ‥‥‥ 児童（6〜7 歳）2mg，児童（8〜9 歳）2mg，児童（10〜11 歳）2mg，生徒（12〜14 歳）3mg，夜間課程を置く高等学校の生徒 3mg，特別支援学校の幼児 1mg，同生徒 3mg
2．この摂取基準は，全国的な平均値を示したものであるから，適用に当たっては，個々の健康および生活活動などの実態ならびに地域の実情などに十分配慮し，弾力的に運用すること．
3．献立の作成に当たっては，多様な食品を適切に組み合わせるよう配慮すること．

（文部科学省．学校給食実施基準の一部改正について．2018）

い生活習慣の形成といった従来からの目的に加え，食に関する指導に学校給食を活用できるように多様な食品を適切に組み合わせて食事内容の充実を図るための創意工夫が求められている．

2—学童期の栄養アセスメント

学童期の栄養状態は，身体計測，体格指数，臨床検査などから適切な指標を用いて，総合的に評価する．

学童期の身体発育の評価指標として，身長と体重のパーセンタイル値発育曲線，体格指数にはカウプ（Kaup）指数（BMI）とローレル（Rohrer）指数，肥満およびやせ傾向の把握には肥満度（過体重度）などが用いられる．

身長と体重のパーセンタイル値発育曲線は，学校での児童生徒の健康診断において 2006 年度から，栄養状態の評価に用いられている．身長と体重のパーセンタイル値発育曲線は，厚生労働省の乳幼児身体発育調査および文部科学省の学校保健統計調査の各測定値から作成しており，その中央値を 50 パーセンタイル値で示している（**図 6-1**）．身長と体重のパーセンタイル値発育曲線の特徴は，次のとおりである．

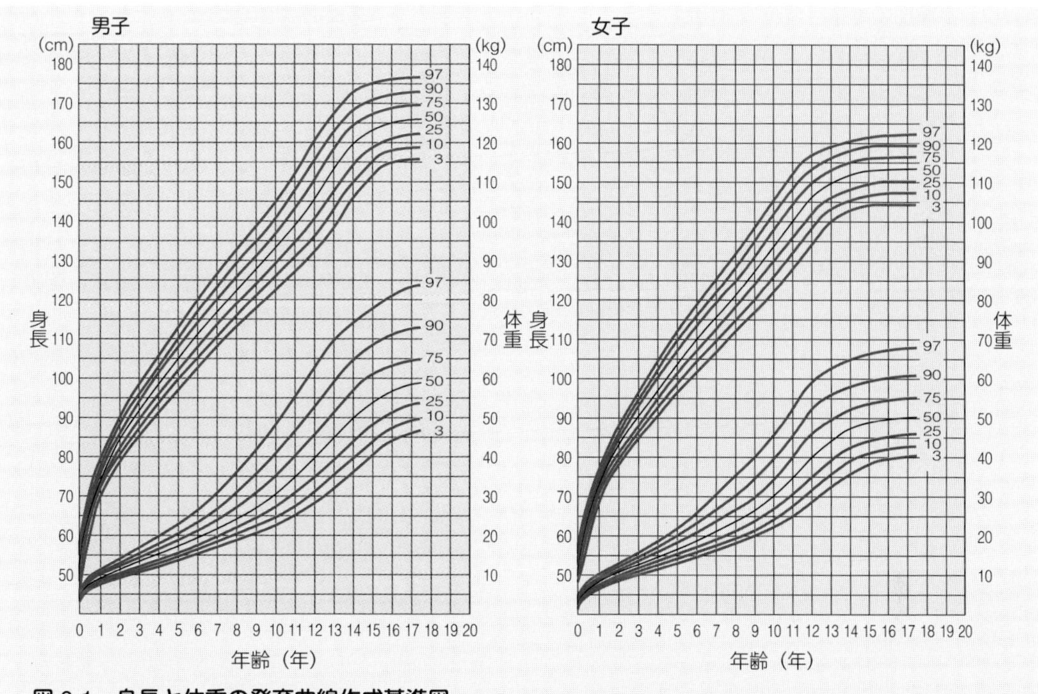

図 6-1　身長と体重の発育曲線作成基準図

（平成 12 年乳幼児身体発育調査報告書〈厚生労働省〉および平成 12 年度学校保健統計調査報告書〈文部科学省〉のデータをもとに作成.「児童生徒の健康診断マニュアル〈改訂版〉」から抜粋）

① 個々の子ども特有の発育特性を評価できる

② 栄養状態の変化や，低身長，高身長，性早熟症などの病気を早期発見できる

③ 目で見てわかるので，子どもおよび保護者が理解しやすい

④ パーセンタイル値で扱うことは統計学的に合理的である

体格指数では，学童期はとくにローレル指数が用いられる．ローレル指数は，体重（kg）÷身長（m）^{3} × 10 で求められ，判定は 130 を基準とする（**表 6-2**）．ローレル指数は年齢や身長によって変動が大きいため，個々の子どもの栄養状態を追跡して評価するには不向きである．体格指数として BMI を用いる場合も同様の理由で変動が大きいため，年齢別のパーセンタイル値と比較して評価する．

肥満度の算出法は複数あるが，文部科学省学校保健統計では，2006 年度から，次式により求めている．

$$肥満度（過体重度\%）= \frac{実測体重（kg）－身長別標準体重（kg）}{身長別標準体重（kg）} \times 100（\%）$$

身長別標準体重＝ a ×実測身長（cm）　b（a および b の値は**表 6-3** 参照）

肥満度（過体重度%）が，＋ 20%以上であれば肥満傾向，－ 20%以下であればやせ傾向と判定する．

臨床検査項目としては，血圧，血糖，ヘモグロビン，ヘマトクリット，血清たんぱく質，血清

表 6-2　学童期の身長，体重の平均値

年齢（歳）	身長（cm）		体重（kg）		ローレル指数	
	男	女	男	女	男	女
6	116.5	115.6	21.4	20.9	135	135
7	122.5	121.5	24.0	23.5	131	131
8	128.1	127.2	27.2	26.4	129	128
9	133.6	133.4	30.6	29.8	128	126
10	138.8	140.2	34.0	34.0	127	123
11	145.2	146.8	38.4	39.0	125	123

（平成 28 年度学校保健統計調査）

表 6-3　身長別標準体重を求める係数と計算式*

年齢係数	男子		年齢係数	女子	
	a	b		a	b
5	0.386	23.699	5	0.377	22.75
6	0.461	32.382	6	0.458	32.079
7	0.513	38.878	7	0.508	38.367
8	0.592	48.804	8	0.561	45.006
9	0.687	61.39	9	0.652	56.992
10	0.752	70.461	10	0.73	68.091
11	0.782	75.106	11	0.803	78.846
12	0.783	75.642	12	0.796	76.934
13	0.815	81.348	13	0.655	54.234
14	0.832	83.695	14	0.594	43.264
15	0.766	70.989	15	0.56	37.002
16	0.656	51.822	16	0.578	39.057
17	0.672	53.642	17	0.598	42.339

*：身長別標準体重＝ a ×実測身長（cm）－ b

コレステロール，血清中性脂肪などがあげられる．臨床検査値は年齢，性別などによりばらつきが大きく，成長途上にある小児の臨床検査の基準値を一定数の実測値より求めて一般化することは困難であるため，確定した基準値はほとんどなく，参考文献などによって基準値は異なる．

3―栄養ケアの実際

学童期の栄養ケアプログラムの例を**表 6-4** に示す．

食事摂取基準と食品構成例を**表 6-5** に，献立例を**表 6-6**，**表 6-7** に示す．

4―学童期の栄養にかかわる病態・疾患と栄養ケア

1. 肥満とやせ

肥満度（%）が，＋ 20%以上 30%未満を軽度肥満傾向児，＋ 30%以上 50%未満を中等度肥満傾向児，＋ 50%以上を高度の肥満傾向児，－ 20～－ 30%未満を軽度やせ傾向児，－ 30%以下を高度のやせ傾向児とする．

文部科学省学校保健統計によると，学童期における肥満傾向児の出現頻度は 1980 年度からの 20 年間で増加し，中・高学年では約 10 人に 1 人が肥満傾向にあるとされる．学童期にみられる肥満のほとんどは，原因疾患が明らかではない単純性肥満である．単純性肥満には体質の遺伝と生活環境が影響する．学童期における肥満傾向児の出現頻度増加には，朝食欠食や偏食・固食，スナック菓子やファストフード依存など間食の質の変化および多食，運動不足などの生

表 6-4　学童期の栄養ケアプログラム（例）―肥満を予防する栄養ケア

- 年齢，性別：11 歳，男児
- 家族歴：BMI：父 27，母 21，兄（15 歳）20
- 本人の嗜好：偏食はとくにないが，野菜は苦手．嗜好飲料を好み，食事のお茶も，果物・野菜ジュースや清涼飲料水などで補う．
- 生活習慣：中学受験を目指し，サッカークラブとスイミングをやめ，毎日塾に通うようになる．生活習慣の変化とともに，3 か月で 3kg の体重増加．通塾前に間食代わりの軽食をとり，夕食は塾から帰宅後の 21:00，睡眠は 23:00～7:00．朝食はほとんど食べない．特別に運動はしていない．

栄養アセスメント	課題	短期計画（期間：1 か月）		長期計画（期間：6 か月）		評価
		目標	ケアプラン	目標	ケアプラン	
●身長：144.8 cm ●体重：45.0 kg ●6 年生から運動をやめて毎日通塾するようになり，3 か月で 3 kg の体重増加 ●ローレル指数：148.2 ●肥満度：18.0% ●BMI：21.5 **簡易食事調査結果** ●総エネルギー：2,600 kcal ●たんぱく質：100 g ●脂質：75 g ●炭水化物：380 g ●野菜総摂取量：150 g 程度 ●夕食＋間食の比率が高く，清涼飲料水をはじめ，嗜好飲料の摂取量が多い	**肥満の予防** ●食事の時間と内容の見直し ●1 日の食事配分の見直し ●生活習慣を見直し，朝食欠食を改善する	**一次目標** ●急激な体重増加を止める（ローレル指数 150 未満） **対策** ●月 1 回の栄養指導 ●嗜好飲料の制限 ●間食と夕食の配分を見直す ●積極的に体を動かす ●定期的な体重測定 **二次目標** ●朝食欠食の改善 **対策** ●朝 10 分早く起床する	**食事内容** ●エネルギー：2,500 kcal ●たんぱく質エネルギー比：15% ●脂肪エネルギー比：25% ●通塾前後の食事の配分を考慮し，通塾前（夕食）：通塾後（夜食）＝1：1 程度を目指す ●嗜好飲料は牛乳・お茶に代替し，エネルギー摂取量を減らす ●野菜の摂取をこころがける ●朝食の摂取をこころがける **栄養指導（本人，家族）** ●小児の肥満と生活習慣病の危険性，肥満の予防方法について説明し，理解を得る ●朝食欠食の問題点について説明し，理解を得る ●朝食を必ず摂取できるよう，生活改善点について家族で話し合い，目標を設定する	●体重増加が年 3～5 kg 程度となるよう，食事，運動のバランスを保つ（ローレル指数 145 未満）	**食事内容** ●エネルギー：2,300 kcal ●たんぱく質エネルギー比：15% ●脂肪エネルギー比：25% ●野菜：1 日 300 g を目標とする ●食事配分は朝食 1.5：昼食 3：夕食 2：夜食 1.5 とし，夕食を軽めにして通塾前に摂取する	**目標達成の状況** ●ローレル指数，肥満度の改善 **栄養素等摂取** ●エネルギー：2,300 kcal ●たんぱく質エネルギー比：15% ●脂肪エネルギー比：25% ●朝食摂取のペースができあがり，食事配分はほぼ朝食 2：昼食 3：夕食 2：夜食 1 として摂取 **栄養指導** ●食生活リズムが規則的になり，食事内容も改善がみられ，肥満防止に有効となっていることを説明する ●肥満防止と食事，運動の重要性を改めて説明し，今後も無理なく続けられるよう習慣化することを促す **本人・家族の評価** ●食生活改善により，本人も体調良好を自覚し，食に対する興味が出てきた ●家族も食生活の重要性を理解し，平日の夕食は孤食化するものの，朝食を家族とともにとるよう工夫するようになった
		到達状況		到達状況		
		●身長：145.1 cm ●体重：45.3 kg ●ローレル指数：148.3 ●肥満度：18.1% ●朝食は少量ながら摂取するようになった		●身長：148.0 cm ●体重：46.0 kg ●ローレル指数：141.9 ●肥満度：13.2% ●野菜の摂取量は平均 250 g 程度 ●朝食を摂取できるようになった		

表 6-5　学童期の食事摂取基準と食品構成例

身体活動レベル II（ふつう）

食事摂取基準

栄養素等		6～7歳		8～9歳		10～11歳	
		男	女	男	女	男	女
エネルギー（推定エネルギー必要量）	(kcal)	1,550	1,450	1,850	1,700	2,250	2,100
たんぱく質	(g)	30	30	40	40	45	50
脂肪エネルギー比率	(%)	20～30					
食塩相当量	(g)	4.5 未満	4.5 未満	5.0 未満	5.0 未満	6.0 未満	6.0 未満
カルシウム	(mg)	600	550	650	750	700	750
鉄	(mg)	5.5	5.5	7.0	7.5	8.5	8.5 (月経あり 12.0)
マグネシウム	(mg)	130	130	170	160	210	220
ビタミンA	(μgRAE)	400	400	500	500	600	600
ビタミンB_1	(mg)	0.8	0.8	1.0	0.9	1.2	1.1
ビタミンB_2	(mg)	0.9	0.9	1.1	1.0	1.4	1.3
ビタミンC	(mg)	60	60	70	70	85	85

脂肪エネルギー比率，食塩相当量は目標量，その他の栄養素は推奨量.

食品構成例（g）

食品群	6～7歳		8～9歳		10～11歳	
	男	女	男	女	男	女
穀類	220	200	270	240	330	280
いも類	60	50	70	70	90	80
砂糖・甘味料類	15	15	20	20	20	20
豆類	30	30	40	40	50	50
種実類	5	5	5	5	5	5
緑黄色野菜	100	100	100	100	100	100
その他の野菜	150	120	150	150	200	200
果実類	100	100	100	100	100	100
きのこ類	5	5	5	5	5	5
海藻類	5	5	5	5	5	5
魚介類	25	20	40	40	50	45
肉類	25	20	40	30	50	45
卵類	15	15	20	20	25	20
乳類	250	250	250	300	300	300
油脂類	12	12	15	12	20	15
菓子類	20	20	20	20	30	30
嗜好飲料類	100	100	150	150	200	200
調味料・香辛料類	20	20	30	30	40	40

活習慣・食生活の変化が大きく影響している．学童期の肥満傾向児の大半は軽度肥満であり，思春期に入ると肥満を解消する児が多い.

一方，幼児期に肥満が進行し，学童期で中等度および高度肥満となる児は思春期肥満および成人肥満に移行しやすい．この場合，成人期の生活習慣病の合併率にも大きく関係するため，

表 6-6　献立例：学童期（男子）の食事

6～7 歳（男子）

	献立名	食品名	1人当たり分量（g）	エネルギー（kcal）	たんぱく質（g）	脂質（g）	炭水化物（g）	食物繊維（g）	食塩相当量（g）	作り方
朝食	ご飯	精白米	50	179	3.1	0.5	38.8	0.3	0.0	
	キャベツオムレツ	キャベツ	15	3	0.2	0.0	0.8	0.3	0.0	キャベツオムレツ ①キャベツ，にんじん，ハムはせん切りにする ②卵は溶きほぐし，①と牛乳，塩，こしょうを混ぜ合わせる ③フライパンを熱してバターを加え，②を流し入れる．ふたをして弱火で加熱し，途中裏返して両面を焼く
		にんじん	4	2	0.0	0.0	0.4	0.1	0.0	
		プレスハム	3	4	0.5	0.1	0.1	0.0	0.1	
		卵	20	30	2.5	2.1	0.1	0.0	0.1	
		牛乳	2	1	0.1	0.1	0.1	0.0	0.0	
		塩	0.1	0	0.0	0.0	0.0	0.0	0.1	
		こしょう	少々	0	0.0	0.0	0.0	0.0	0.0	
		バター	1	7	0.0	0.8	0.0	0.0	0.0	
	（付け合わせ）	ブロッコリー（塩ゆで）	30	10	1.3	0.2	1.6	1.3	0.0	
	大豆入りミネストローネ	大豆（水煮缶詰）	7	10	0.9	0.5	0.5	0.5	0.0	大豆入りミネストローネ ①野菜，ベーコンは1～1.5cm 角切り，トマト水煮は軽くつぶす ②厚手の鍋にベーコンを入れて弱火にかけ，油がでてきたところへ，角切り野菜を加えて炒める ③洋風だしを加え，アクを取りながら 15 分ほど煮込む．大豆を加えて，野菜が軟らかくなるまで煮込む．でき上がりを見計らって途中でマカロニを加える ④蒸発量が多い場合は水を足し，塩で味を調える
		マカロニ	5	19	0.6	0.1	3.7	0.1	0.0	
		ベーコン	2	8	0.3	0.8	0.0	0.0	0.0	
		トマト（ホール缶詰）	20	4	0.2	0.0	0.9	0.3	0.0	
		たまねぎ	15	6	0.2	0.0	1.3	0.2	0.0	
		じゃがいも	10	8	0.2	0.0	1.8	0.1	0.0	
		セロリー	5	1	0.0	0.0	0.2	0.1	0.0	
		にんじん	5	2	0.0	0.0	0.5	0.1	0.0	
		にんにく	0.2	0	0.0	0.0	0.1	0.0	0.0	
		洋風だし	75	5	1.0	0.0	0.2	0.0	0.4	
		塩	0.3	0	0.0	0.0	0.0	0.0	0.3	
	果物のヨーグルトかけ	バナナ	25	22	0.3	0.1	5.6	0.3	0.0	
		りんご	15	0	0.0	0.0	2.3	0.2	0.0	
		キウイフルーツ	10	5	0.1	0.0	1.4	0.3	0.0	
		ヨーグルト	40	25	1.4	1.2	2.0	0.0	0.0	
		はちみつ	1.5	4	0.0	0.0	1.2	0.0	0.0	
	小計			368	13.0	6.5	64.2	5.4	1.0	
昼食（学校給食）	ご飯	精白米	65	233	4.0	0.6	50.4	0.3	0.0	
	牛乳	牛乳（1本 200mL）	206	138	6.8	7.8	9.9	0.0	0.2	
	青椒肉絲	牛もも薄切り肉	25	86	4.1	7.2	0.1	(0.0)	0.1	青椒肉絲 ①牛肉は繊維に逆らって 4cm 長さのせん切りにし，下味をまぶす ②たけのこ，青・赤ピーマンは 4cm 長さのせん切りにする ③しょうが，ねぎはみじん切りにする ④②をトレイに広げ，上から①，③を広げる ⑤④をスチームコンベクションオーブン，コンビ 150°C で 5 分程度加熱し，合わせ調味料を加え混ぜて，コンビ 150°C 5 分程度さらに加熱する
	（下味）	酒	0.3	0	0.0	0.0	0.0	0.0	0.0	
		こいくちしょうゆ	0.3	0	0.0	0.0	0.0	0.0	0.0	
		かたくり粉	1.5	5	0.0	0.0	1.2	0.0	0.0	
		調合油	2	18	0.0	2.0	0.0	0.0	0.0	
		たけのこ（ゆで）	20	6	0.7	0.0	1.1	0.7	0.0	
		ピーマン（青）	10	2	0.1	0.0	0.5	0.2	0.0	
		ピーマン（赤）	3	1	0.0	0.0	0.2	0.0	0.0	
		しょうが	1.6	0	0.0	0.0	0.1	0.0	0.0	
		白ねぎ	1.6	1	0.0	0.0	0.1	0.0	0.0	
	（合わせ調味料）	砂糖	0.8	3	0.0	0.0	0.8	0.0	0.0	
		こいくちしょうゆ	1.5	1	0.1	0.0	0.1	0.0	0.2	
		かき油	0.4	0	0.0	0.0	0.1	0.0	0.0	
		酒	2	2	0.0	Tr	0.1	0.0	0.0	
		鳥がらだし	4	0	0.0	0.0	0.0	0.0	0.0	
		ごま油	0.4	4	0.0	0.4	0.0	0.0	0.0	

学童期での肥満治療は重要である．

肥満は高血圧，脂質異常症，糖尿病，脂肪肝，運動能力の低下など，身体に対して悪影響がある状態に結びつくほか，自分への不満感や他人への劣等感をもって，内向的，消極的になりやすいなど，精神面に対しても悪影響がある．肥満の解消，治療には，不規則な生活習慣を是

表6-6　6～7歳（男子）つづき

	献立名	食品名	1人当たり分量(g)	エネルギー(kcal)	たんぱく質(g)	脂質(g)	炭水化物(g)	食物繊維(g)	食塩相当量(g)	作り方
昼食（学校給食）	切干しだいこんの中華風サラダ	切干しだいこん	3	9	0.3	0.0	2.1	0.6	0.0	切干しだいこんの中華風サラダ ①切干しだいこんは軽く水洗いしてから，水に浸漬して戻す ②にんじんは4cm長さのせん切りにする ③かいわれだいこんは洗って半分長さに切る ④かに風味かまぼこはほぐして熱湯に通す ⑤①～③をゆで，水気をきって冷ます ⑥④と⑤を混ぜ合わせてドレッシングで和える ⑦洗って一口大に切ったレタスを敷き，⑥を盛り，ミニトマトをあしらう 中華風コーンスープ ①たまねぎは繊維に逆らってせん切りにする ②鳥がらだしに①を加えて加熱し，たまねぎに火が通ったらコーン缶を加えて一煮立ちさせる ③調味料で味を調え，水溶きかたくり粉で濃度をつけ，割りほぐした卵を流し入れて火を止める ④ごま油で風味付けし，器に盛って小口切りにしたねぎを散らす
		にんじん	5	2	0.0	0.0	0.5	0.1	0.0	
		かいわれだいこん	2	0	0.0	0.0	0.1	0.0	0.0	
		かに風味かまぼこ	5	5	0.6	0.0	0.5	(0.0)	0.1	
	（ドレッシング）	酢	2	1	0.0	0.0	0.0	(0.0)	0.0	
	（ドレッシング）	こいくちしょうゆ	1.5	1	0.1	0.0	0.1	(Tr)	0.2	
	（ドレッシング）	砂糖	0.7	3	0.0	0.0	0.7	0.0	0.0	
	（ドレッシング）	ごま油	0.4	4	0.0	0.4	0.0	0.0	0.0	
		レタス	10	2	0.1	0.0	0.3	0.2	0.0	
		ミニトマト	10	3	0.1	0.0	0.7	0.1	0.0	
	中華風コーンスープ	コーンクリーム（缶詰）	35	29	0.6	0.2	6.5	0.6	0.2	
		たまねぎ	15	6	0.2	0.0	1.3	0.2	0.0	
		鳥がらだし	100	7	1.1	0.2	0.0	0.0	0.1	
		卵	5	8	0.6	0.5	0.0	0.0	0.0	
		青ねぎ	1	0	0.0	0.0	0.1	0.0	0.0	
		酒	1.5	2	0.0	0.0	0.1	0.0	0.0	
		塩	0.5	0	0.0	0.0	0.0	0.0	0.5	
		ごま油	0.1	1	0.0	0.1	0.0	0.0	0.0	
		かたくり粉	0.7	2	0.0	0.0	0.6	0.0	0.0	
	小計			585	19.3	19.6	78.3	2.9	1.6	
間食	揚げさつまいものはちみつバター	さつまいも	40	54	0.5	0.1	12.8	0.9	0.0	揚げさつまいものはちみつバター ①さつまいもは乱切りにして，あくを抜く ②①の水気をふき取り，150°Cの油でゆっくり揚げる．熱いうちに，バターと和える ③②を盛り付けてはちみつをかけ，スライスアーモンドを散らす
		調合油（吸油率30%）	1.2	11	0.0	1.2	0.0	0.0	0.0	
		バター	0.5	4	0.0	0.4	0.0	(0.0)	0.0	
		はちみつ	5	15	0.0	Tr	4.1	(0.0)	0.0	
		スライスアーモンド	1	6	0.2	0.5	0.2	0.1	0.0	
	牛乳	牛乳	120	80	4.0	4.6	5.8	0.0	0.1	
	小計			172	4.6	6.9	23.3	1.2	0.1	
夕食	ご飯	精白米	65	233	4.0	0.6	50.4	0.3	0.0	
	わかめと麩のみそ汁	乾燥わかめ	0.5	1	0.1	0.0	0.2	0.2	0.1	
		焼き麩	2	8	0.6	0.1	1.1	0.1	0.0	
		たまねぎ	20	7	0.2	0.0	1.8	0.3	0.0	
		青ねぎ	5	1	0.1	0.0	0.3	0.1	0.0	
		みそ	7	13	0.9	0.4	1.5	0.3	0.9	
		かつお・昆布だし	110	2	0.3	0.0	0.3	0.0	0.1	

表 6-6　6～7 歳（男子）つづき

	献立名	食品名	1人当たり分量（g）	エネルギー（kcal）	たんぱく質（g）	脂質（g）	炭水化物（g）	食物繊維（g）	食塩相当量（g）	作り方
夕食	鮭のマヨネーズ焼き（マヨネーズソース）	生鮭（切り身）	35	47	7.8	1.4	0.0	0.0	0.1	鮭のマヨネーズ焼き ①たまねぎ，にんじん，ピーマンをみじん切りにし，電子レンジで加熱して火を通し，冷ましておく ②生鮭をオーブン 220 °C で約 4 分焼き，マヨネーズで和えた①を乗せて約 2 分焼く 揚げ出し豆腐の野菜あんかけ ①豆腐は軽く重しをして水気をきる ②ねぎ，にんじん，しいたけは 3 cm 長さのせん切りにする ③さやえんどうは塩ゆでして，3 cm 長さのせん切りにする ④①を 2 等分して水気をふき取り，かたくり粉をまぶす．170°C の油で揚げる ⑤野菜あんを作る．だし汁と調味料を合わせて煮立て，②を煮る．野菜に火が通ったら水溶きかたくり粉で濃度をつける ⑥④を盛り付けて⑤をかけ入れ，③をあしらう
		たまねぎ	10	4	0.1	0.0	0.9	0.2	0.0	
		にんじん	5	2	0.0	0.0	0.5	0.1	0.0	
		ピーマン	2	0	0.0	0.0	0.1	0.0	0.0	
		マヨネーズ	4	28	0.1	3.0	0.1	(0.0)	0.1	
		こしょう	少々	0	0.0	0.0	0.0	0.0	0.0	
	揚げ出し豆腐の野菜あんかけ	木綿豆腐	35	25	2.3	1.5	0.6	0.1	0.0	
		かたくり粉	2	7	0.0	0.0	1.6	0.0	0.0	
		調合油（吸油率 6%）	2	18	0.0	2.0	0.0	0.0	0.0	
		白ねぎ	10	3	0.1	0.0	0.8	0.3	0.0	
		にんじん	5	2	0.0	0.0	0.5	0.1	0.0	
		生しいたけ	3	1	0.1	0.0	0.2	0.1	0.0	
		さやえんどう	3	1	0.1	0.0	0.2	0.1	0.0	
		かつお・昆布だし	20	0	0.1	Tr	0.1	—	0.0	
		砂糖	0.4	2	(0.0)	(0.0)	0.4	0.0	0.0	
		塩	0.1	0	0.0	0.0	0.0	(0.0)	0.1	
		うすくちしょうゆ	1.0	1	0.1	0.0	0.1	(Tr)	0.1	
		酒	0.8	1	0.0	Tr	0.0	0.0	0.0	
		かたくり粉	0.5	2	0.0	0.0	0.4	0.0	0.0	
	三色野菜のごま和え	もやし	20	3	0.3	0.0	0.5	0.3	0.0	
		ほうれんそう	10	2	0.2	0.0	0.3	0.3	0.0	
		にんじん	5	2	0.0	0.0	0.5	0.1	0.0	
		いりごま	1.2	7	0.2	0.7	0.2	0.2	0.0	
		こいくちしょうゆ	1.2	1	0.1	0.0	0.1	(Tr)	0.2	
		砂糖	0.6	2	0.0	0.0	0.6	0.0	0.0	
	お茶	ほうじ茶	100	0	0.0	0.0	0.1	0.0	0.0	
	小計			430	18.0	9.9	64.3	3.6	1.8	
	合計			1,555	54.9	42.9	230.1	13.1	4.5	

栄養評価

評価項目		実施献立	目標値
エネルギー	(kcal)	1,555	1,550
たんぱく質	(g)	54.9	58
脂質	(g)	42.9	35～51
炭水化物	(g)	230.1	194～271
食塩相当量	(g)	4.5	4.5 未満
たんぱく質エネルギー比率	(%)	14.1	15
脂肪エネルギー比率	(%)	24.8	25（20～30）
炭水化物エネルギー比率	(%)	61.1	60（50～65）
穀類エネルギー比率	(%)	43.2	50（45～55）
動物性たんぱく質比率	(%)	52.3	50（45～50）

食品構成（g）

食品群	実施量	目安量
穀類	187	220
いも類	55	60
砂糖・甘味料類	9	15
豆類	42	30
種実類	2	5
緑黄色野菜	117	100
その他の野菜	189	150
果実類	55	100
きのこ類	3	5
海藻類	1	5
魚介類	40	25
肉類	30	25
卵類	25	15
乳類	368	250
油脂類	8	12
菓子類	0	20
嗜好飲料類	105	–
調味料・香辛料類	329	–

表 6-6　8～9 歳（男子）

	献立名	食品名	1人当たり分量（g）	エネルギー（kcal）	たんぱく質（g）	脂質（g）	炭水化物（g）	食物繊維（g）	食塩相当量（g）	作り方
朝食	ご飯	精白米	70	251	4.3	0.6	54.3	0.4	0.0	豚汁 ①さつまいもは一口大のいちょう切りにする ②だいこん，にんじんはいちょう切り，ごぼうはささがく ③こんにゃくは下ゆでして短冊に切る ④鍋に油を引き，一口大に切った豚肉を炒め，②③を加えて炒める ⑤④にだし汁を加えて 10 分ほど煮たら，①を加えて煮る ⑥火が通ったらみそを溶き入れて調味し，器に注いで小口切りのねぎを散らし，針しょうがを天もりする
	豚汁	豚ばら肉	15	59	2.2	5.3	0.0	0.0	0.0	
		さつまいも	20	27	0.2	0.0	6.4	0.4	0.0	
		だいこん	20	4	0.1	0.0	0.8	0.3	0.0	
		にんじん	15	6	0.1	0.0	1.4	0.4	0.0	
		ごぼう	7	5	0.1	0.0	1.1	0.4	0.0	
		こんにゃく	5	0	0.0	0.0	0.1	0.1	0.0	
		調合油	1.5	14	0.0	1.5	0.0	0.0	0.0	
		かつお・昆布だし	120	2	0.4	Tr	0.4	—	0.1	
		みそ	7	13	0.9	0.4	1.5	0.3	0.9	
		青ねぎ	5	1	0.1	0.0	0.3	0.1	0.0	
		しょうが（針しょうが）	0.5	0	0.0	0.0	0.0	0.0	0.0	
	ほうれんそうのごま和え	ほうれんそう	45	9	1.0	0.2	1.4	1.3	0.0	
		えのきたけ	5	1	0.1	0.0	0.4	0.2	0.0	
		いりごま	2	12	0.4	1.1	0.4	0.3	0.0	
		こいくちしょうゆ	1.5	1	0.1	0.0	0.1	(Tr)	0.2	
		砂糖	1	4	(0.0)	(0.0)	1.0	(0.0)	0.0	
	果物	りんご	50	31	0.1	0.2	8.1	1.0	0.0	
	小計			442	10.1	9.4	77.9	5.5	1.2	
昼食（学校給食）	ご飯	精白米	80	286	4.9	0.7	62.1	0.4	0.0	揚げまぐろと野菜のケチャップ煮 ①まぐろは食べやすい大きさのスティック状に切り，しょうゆとしょうが汁をふって下味をつける ②たまねぎ・ピーマンはくし型に切り，電子レンジ（500W）で 2 分加熱する（またはスチコンで蒸す） ③①にかたくり粉をまぶし，170℃に熱した油でからりと揚げる ④フライパンに A を熱し，②③を入れてソースをからませ器に盛る かぼちゃのサラダ ①かぼちゃは 1.5 cm 角に切り，電子レンジ（500 W）で 7 ～ 8 分加熱する ②たまねぎはみじん切りにし，水にさらす ③アーモンドは乾煎り，干しぶどうは湯通しする ④①～③を合わせ，こしょうを入れたマヨネーズで和える コンソメスープ ①ベーコン，たまねぎ，キャベツ，にんじんは 1.5 cm 角の色紙切りに，セロリーは小さめの色紙切りにする ②バターで①を軽く炒める ③②に洋風だしを加えて煮立て，押麦を加えて弱火で 20 分ほど煮る ④しょうゆとこしょうで味を調える
	牛乳	牛乳	206	138	6.8	7.8	9.9	0.0	0.2	
	揚げまぐろと野菜のケチャップ煮	きはだまぐろ	40	45	9.7	0.4	Tr	(0.0)	0.0	
		こいくちしょうゆ	0.5	0	0.0	0.0	0.0	(Tr)	0.1	
		土しょうが（汁）	0.3	0	0.0	0.0	0.0	0.0	0.0	
		かたくり粉	2	7	0.0	0.0	1.6	0.0	0.0	
		調合油（吸油率 6%）	2.5	23	0.0	2.5	0.0	0.0	0.0	
		たまねぎ	25	9	0.3	0.0	2.2	0.4	0.0	
		ピーマン（青）	15	3	0.1	0.0	0.8	0.3	0.0	
		ピーマン（赤）	5	2	0.1	0.0	0.4	0.1	0.0	
		A ケチャップ	6	7	0.1	0.0	1.7	0.1	0.2	
		A ウスターソース	2	2	0.0	0.0	0.5	0.0	0.2	
		A 砂糖	1.2	5	(0.0)	(0.0)	1.2	(0.0)	0.0	
		A 酒	1.2	1	0.0	Tr	0.1	0.0	0.0	
	かぼちゃのサラダ	かぼちゃ	40	36	0.8	0.1	8.2	1.4	0.0	
		たまねぎ	3	1	0.0	0.0	0.3	0.0	0.0	
		スライスアーモンド	1	6	0.2	0.5	0.2	0.1	0.0	
		干しぶどう	4	12	0.1	0.0	3.2	0.2	0.0	
		マヨネーズ	7	49	0.1	5.3	0.3	0.0	0.1	
		こしょう	少々	0	0.0	0.0	0.0	—	0.0	
	コンソメスープ	ベーコン	6	24	0.8	2.3	0.0	(0.0)	0.1	
		たまねぎ	25	9	0.3	0.0	2.2	0.4	0.0	
		キャベツ	25	6	0.3	0.1	1.3	0.5	0.0	
		にんじん	5	2	0.0	0.0	0.5	0.1	0.0	
		押麦	5	17	0.3	0.1	3.9	0.5	0.0	
		セロリー	2	0	0.0	0.0	0.1	0.0	0.0	
		パセリ	0.5	0	0.0	0.0	0.0	0.0	0.0	
		洋風だし	120	7	1.6	0.0	0.4	0.0	0.6	
		うすくちしょうゆ	0.3	0	0.0	0.0	0.0	(Tr)	0.0	
		こしょう	少々	0	0.0	0.0	0.0	—	0.0	
		バター	0.5	4	0.0	0.4	0.0	(0.0)	0.0	
	小計			701	26.5	20.2	101.1	4.6	1.5	

表 6-6　8～9 歳（男子）つづき

	献立名	食品名	1 人当たり分量 (g)	エネルギー (kcal)	たんぱく質 (g)	脂質 (g)	炭水化物 (g)	食物繊維 (g)	食塩相当量 (g)	作り方
間食	フルーツ豆腐白玉小倉添え	白玉粉	25	92	1.6	0.3	20.0	0.1	0.0	**フルーツ豆腐白玉小倉添え** ①白玉粉と豆腐を入れ，硬さを見ながら水を加えて手でこねる ②生地がまとまったら 2 cm 程度の円形にし，沸騰させた湯でゆでる ③浮き上がってきたら冷水に取って冷やす ④水気をきって器に盛り，一口大に切ったキウイ，みかん，ゆであずきを盛り合わせ，炭酸水を注ぐ
		絹ごし豆腐	15	8	0.7	0.5	0.3	0.0	0.0	
		水	8							
		キウイフルーツ	15	8	0.2	0.0	2.0	0.4	0.0	
		みかん（缶詰）	10	6	0.1	0.0	1.5	0.1	0.0	
		炭酸水	30	12	Tr	Tr	3.1	—	0.0	
		ゆであずき	20	44	0.9	0.1	9.8	0.7	0.0	
	お茶	お茶	150	3	0.3	0.0	0.3	0.0	0.0	
	小計			181	3.8	0.8	38.6	1.3	0.0	
夕食	麦入りご飯	精白米	70	251	4.3	0.6	54.3	0.4	0.0	**豆腐入り松風焼き** ①豆腐は軽く押し，水気を絞っておく ②たまねぎ，ねぎはみじん切りにする ③ボウルに，①，鶏ひき肉，②，A を加え，粘りが出るまでよくこねる ④角型に油を敷き，③を 2 cm ほどの厚さに広げ，いりごまを表面にふりかける．200°C に予熱したオーブンで 20 分焼く ⑤適当な大きさに切り分ける **こまつなと焼き豚の焼き春巻き** ①こまつなは塩ゆでして水に取り，硬く絞る．粗く刻んで，もう一度水気を絞る ②ねぎ，焼き豚は粗みじんにする ③Bをよく混ぜて①，②と混ぜ合わせる ④春巻きの皮に③を乗せて包み，巻き終わりを水でぬらして止める ⑤油をひいたフライパンでこんがりと焼き，サラダ菜，トマトとともに，彩りよく盛り付ける
		米粒麦	5	17	0.4	0.1	3.8	0.4	0.0	
	豆腐入り松風焼き	鶏ひき肉	25	47	4.4	3.0	0.0	0.0	0.0	
		絹ごし豆腐	30	17	1.5	0.9	0.6	0.1	0.0	
		たまねぎ	10	4	0.1	0.0	0.9	0.2	0.0	
		青ねぎ	10	3	0.1	0.0	0.8	0.3	0.0	
		A パン粉（乾）	5	19	0.7	0.3	3.2	0.2	0.1	
		A 牛乳	3	2	0.1	0.1	0.1	0.0	0.0	
		A 卵	5	8	0.6	0.5	0.0	0.0	0.0	
		A 砂糖	1	4	0.0	0.0	1.0	0.0	0.0	
		A みそ	2.5	5	0.3	0.2	0.5	0.1	0.3	
		いりごま	1	6	0.2	0.5	0.2	0.1	0.0	
	こまつなと焼き豚の焼き春巻き	こまつな	30	4	0.5	0.1	0.7	0.6	0.0	
		白ねぎ	2.5	1	0.0	0.0	0.2	0.1	0.0	
		焼き豚	10	17	1.9	0.8	0.5	0.0	0.2	
		B しょうゆ	0.3	0	0.0	0.0	0.0	(Tr)	0.0	
		B 砂糖	0.3	1	(0.0)	(0.0)	0.3	(0.0)	0.0	
		B からし粉	0.3	1	0.1	0.0	0.1	—	0.0	
		春巻きの皮	10	34	0.1	0.0	8.4	0.1	0.2	
		調合油	2	18	0.0	2.0	0.0	0.0	0.0	
	（付け合わせ）	サラダ菜	5	1	0.1	0.0	0.1	0.1	0.0	
		ミニトマト	20	6	0.2	0.0	1.4	0.3	0.0	
	わかめときゅうりの酢の物	きゅうり	30	4	0.3	0.0	0.9	0.3	0.0	
		塩蔵わかめ	5	1	0.1	0.0	0.2	0.2	0.1	
		かに風味かまぼこ	5	5	0.6	0.0	0.5	(0.0)	0.1	
		酢	4	1	0.0	0.0	0.1	(0.0)	0.0	
		うすくちしょうゆ	1	1	0.1	0.0	0.1	(Tr)	0.2	
		塩	0.2	0	0.0	0.0	0.0	(0.0)	0.2	
		砂糖	1.5	5	(0.0)	(0.0)	1.2	(0.0)	0.0	
	じゃがいものみそ汁	じゃがいも	25	19	0.4	0.0	4.4	0.3	0.0	
		たまねぎ	25	9	0.3	0.0	2.2	0.4	0.0	
		油揚げ	5	21	1.2	1.7	0.0	0.1	0.0	
		青ねぎ	3	1	0.1	0.0	0.2	0.1	0.0	
		かつお・昆布だし	120	2	0.4	Tr	0.4	—	0.1	
		みそ	7	13	0.9	0.4	1.5	0.3	0.9	
	小計			550	20.3	11.4	88.6	6.7	2.4	
	合計			1,867	60.8	41.9	304.6	18.2	5.1	

表6-6　8～9歳（男子）つづき

栄養評価

評価項目		実施献立	目標値
エネルギー	(kcal)	1,867	1,850
たんぱく質	(g)	60.8	70
脂質	(g)	41.9	40～60
炭水化物	(g)	304.6	225～315
食塩相当量	(g)	5.1	5.0未満
たんぱく質エネルギー比率	(%)	13.0	15
脂肪エネルギー比率	(%)	20.2	25（20～30）
炭水化物エネルギー比率	(%)	66.8	60（50～65）
穀類エネルギー比率	(%)	51.8	50（45～55）
動物性たんぱく質比率	(%)	44.6	50（45～50）

食品構成（g）

食品群	実施量	目安量
穀類	270	270
いも類	52	70
砂糖・甘味料類	5	20
豆類	70	40
種実類	4	5
緑黄色野菜	176	100
その他の野菜	198	150
果実類	79	100
きのこ類	5	5
海藻類	5	5
魚介類	45	40
肉類	56	40
卵類	5	20
乳類	209	250
油脂類	7	15
菓子類	0	20
嗜好飲料類	181	–
調味料・香辛料類	400	–

正し，体を動かす習慣やバランスのとれた食習慣を身につけることが重要である．

栄養ケア

①低エネルギー（軽度肥満では総エネルギーの5～10%程度減，中等度高度肥満では10～20%程度減）が基本となる．まず，過剰の摂取エネルギーを是正することから始め，徐々に低エネルギー食へと移行させる．

②炭水化物は制限し，エネルギー比で50%程度とする．また，脂質は質を考慮して制限する．たんぱく質，無機質，ビタミンは十分に摂取する．

③バランスのとれた食習慣を身につけるためにも，とくに間食や夜食を見直すことが効果的である．

④よくかんで，ゆっくり食べることを習慣化する．

⑤学校保健統計によると，学童期におけるやせ傾向児の出現頻度は，肥満傾向児よりも低いが，1980年度からの25年間では，低学年を除くすべての年齢において年度が進むにつれ増加している．

⑥高学年女子のやせ傾向児のなかには安易なダイエット志向から健康障害を伴う場合もある．この時期，適正体重についての正しい認識をもたせる必要がある．思春期やせ症などの健康障害への移行に注意を要する．

⑦やせの栄養ケアとしては，年齢，性別，体型，身体活動などに見合ったエネルギーの補給を図り，各栄養素のバランスを考えて食事の改善を図る．

2. 鉄欠乏性貧血

小児の赤血球値は年齢層によって基準値が異なるが，WHOの基準では，6～14歳では，ヘモグロビン値12g/dL未満，ヘマトクリット値36%未満を貧血としている．

学童期の貧血は鉄欠乏性貧血が多いが，出現率は，乳幼児期，思春期に比べて低い．

表 6-7　献立例：学童期（女子）の食事

10～11 歳（女子）

	献立名	食品名	1人当たり分量(g)	エネルギー(kcal)	たんぱく質(g)	脂質(g)	炭水化物(g)	鉄(mg)	食塩相当量(g)	作り方
朝食	じゃこ菜ご飯	精白米	80	286	4.9	0.7	62.1	0.6	0.0	じゃこ菜ご飯 ①ご飯を炊く ②こまつなは塩ゆでし，細かく刻んでしょうゆをかけ，手で絞る．しらす干しは湯に通して軟らかくする ③炊き上がったご飯に②とごまを混ぜる
		こまつな	20	3	0.3	0.0	0.5	0.6	0.0	
		こいくちしょうゆ	0.4	0	0.0	0.0	0.0	0.0	0.1	
		しらす干し（半乾燥）	5	10	2.0	0.2	0.0	0.0	0.3	
		いりごま	1.5	9	0.3	0.8	0.3	0.1	0.0	
	ツナじゃが	じゃがいも	50	38	0.9	0.1	8.7	0.2	0.0	ツナじゃが ①じゃがいもは一口大に，にんじんは厚めのいちょう切りにする．ツナは汁を切っておく ②ブロッコリーは小房に分け，硬めに塩ゆでする．軸は厚めに皮をむいていちょう切りにする ③だし汁に調味料を合わせ入れて煮立て，①とブロッコリーの軸を加えて落し蓋をして弱火で 15 分ほど煮る ④味がしみたら，塩ゆでしたブロッコリーの小房を加えて一混ぜし，火を止める
		ツナ（缶詰）	25	67	4.4	5.4	0.0	0.1	0.2	
		にんじん	10	4	0.1	0.0	0.9	0.0	0.0	
		ブロッコリー	10	3	0.4	0.1	0.5	0.1	0.0	
		かつお・昆布だし	40	1	0.1	0.0	0.1	0.0	0.0	
		砂糖	1.8	7	0.0	0.0	1.8	0.0	0.0	
		塩	0.1	0	0.0	0.0	0.0	0.0	0.1	
		こいくちしょうゆ	1.5	1	0.1	0.0	0.2	0.0	0.2	
		酒	5	5	0.0	0.0	0.2	0.0	0.0	
	ほうれんそう入りかき卵汁	卵	15	23	1.8	1.5	0.0	0.3	0.1	
		ほうれんそう	30	6	0.7	0.1	0.9	0.6	0.0	
		たまねぎ	15	6	0.2	0.0	1.3	0.0	0.0	
		かつお・昆布だし	130	3	0.4	Tr	0.4	Tr	0.1	
		塩	0.4	0	0.0	0.0	0.0	0.0	0.4	
		うすくちしょうゆ	0.8	0	0.0	0.0	0.0	0.0	0.1	
		酒	0.8	1	0.0	Tr	0.0	Tr	0.0	
		かたくり粉	0.8	3	0.0	0.0	0.7	0.0	0.0	
	果物盛り合わせ	キウイフルーツ	50	27	0.5	0.1	6.8	0.2	0.0	
		いちご	15	5	0.1	0.0	1.3	0.0	0.0	
	お茶	ほうじ茶	100	0	0.0	0.0	0.1	0.0	0.0	
	小計			508	17.2	9.0	86.7	2.8	1.6	
昼食（学校給食）	麦ご飯	精白米	85	304	5.2	0.8	66.0	0.7	0.0	ポークビーンズ ①豚肉は 2 cm 角に切り，A で下味をつけておく ②じゃがいもは 2 cm 角切り，たまねぎは 2 cm の色紙切り，にんじんは 1.5 cm 角切り，しめじは半分長さに切り，小房に分けておく ③鍋にバターと①，小麦粉を入れて炒め，大豆，②，洋風だしを加えて 10 分ほど煮る ④ B を加えて弱火にして 30 分ほど煮込み，砂糖で味を調える ⑤器に盛り，生クリーム，パセリを散らす
		米粒麦	10	34	0.7	0.2	7.6	0.1	0.0	
	牛乳	牛乳	206	138	6.8	7.8	9.9	0.0	0.2	
	ポークビーンズ	豚ひれ肉	25	33	5.6	0.9	0.1	0.2	0.0	
		A 赤ワイン	1	1	0.0	0.0	0.0	0.0	0.0	
		A 塩	0.1	0	0.0	0.0	0.0	0.0	0.1	
		A こしょう	少々	0	0.0	0.0	0.0	0.0	0.0	
		A ガーリックパウダー	少々	0	0.0	0.0	0.0	0.0	0.0	
		大豆（水煮）	25	35	3.2	1.7	1.9	0.5	0.1	
		じゃがいも	40	30	0.6	0.0	7.0	0.2	0.0	
		たまねぎ	40	15	0.4	0.0	3.5	0.1	0.0	
		にんじん	15	6	0.1	0.0	1.4	0.0	0.0	
		しめじ	10	2	0.3	0.1	0.5	0.0	0.0	
		洋風だし	50	3	0.7	0.0	0.2	0.1	0.3	
		小麦粉	2	7	0.2	0.0	1.5	0.0	0.0	
		バター	2	15	0.0	1.6	0.0	0.0	0.0	
		B ケチャップ	8	10	0.1	0.0	2.2	0.1	0.3	
		B トマトピューレー	3	1	0.1	0.0	0.3	0.0	0.0	
		B ウスターソース	2	2	0.0	0.0	0.5	0.0	0.2	
		こしょう	少々	0	0.0	0.0	0.0	0.0	0.0	
		砂糖	0.5	2	0.0	0.0	0.5	0.0	0.0	
		生クリーム	1	4	0.0	0.5	0.0	0.0	0.0	
		パセリ（みじん切り）	0.5	0	0.0	0.0	0.0	0.0	0.0	
	ごぼうサラダ	ごぼう	30	20	0.5	0.0	4.6	0.2	0.0	ごぼうサラダ ①ごぼうは 4 cm 長さのせん切りにして，水にさらしてあくを抜く．にんじんは 4 cm 長さのせん切りにする ②①をゆでて水気を絞り，調味料で和える
		にんじん	5	2	0.0	0.0	0.5	0.0	0.0	
		マヨネーズ	5	35	0.1	3.8	0.2	0.0	0.1	
		うすくちしょうゆ	2.5	1	0.1	0.0	0.2	0.0	0.4	
		ごまいり	1.5	9	0.3	0.8	0.3	0.1	0.0	

表 6-7　10～11歳（女子）つづき

	献立名	食品名	1人当たり分量（g）	エネルギー（kcal）	たんぱく質（g）	脂質（g）	炭水化物（g）	鉄（mg）	食塩相当量（g）	作り方
昼食（学校給食）	いちごかん	いちご	6	2	0.1	0.0	0.5	0.1	0.0	
		粉寒天	0.4	1	0.0	0.0	0.3	0.0	0.0	
		水	40							
		砂糖	10	38	0.0	0.0	9.9	0.0	0.0	
	小計			751	25.2	18.2	119.4	2.3	1.6	
間食	オートミールスコーン	A オートミール	15	57	2.1	0.9	10.4	0.6	0.0	オートミールスコーン ①ボウルにAを合わせ入れ，1 cm角に切ったバターを加えて指先でぱらぱらと混ぜる．レーズンを加え混ぜる ②溶き卵と牛乳を①に加えてこね，ドウを作る ③3 cm丸型で型を抜き，牛乳（分量外）をはけで塗り，220°Cのオーブンで約10分焼く
		A 小麦粉	15	55	1.2	0.2	11.4	0.1	0.0	
		A 砂糖	1	4	0.0	0.0	1.0	0.0	0.0	
		A ベーキングパウダー	1	1	Tr	0.0	0.3	0.0	0.2	
		A 塩	0.1	0	0.0	0.0	0.0	Tr	0.1	
		干しぶどう	5	15	0.1	0.0	4.0	0.1	0.0	
		卵	3	5	0.4	0.3	0.0	0.1	0.0	
		バター	5	37	0.0	4.1	0.0	0.0	0.1	
		牛乳	10	7	0.3	0.4	0.5	0.0	0.0	
	ミルクティ	紅茶	130	1	0.1	0.0	0.1	0.0	0.0	
		牛乳	20	13	0.7	0.8	1.0	0.0	0.0	
	小計			195	4.9	6.7	28.7	0.9	0.4	
夕食	ご飯	精白米	80	286	4.9	0.7	62.1	0.6	0.0	牛肉の野菜巻き ①にんじんとさやいんげんは長さをそろえ，にんじんは5 mm角の拍子木切りにし，それぞれゆでる ②牛肉を広げ，①を市松に置いて巻き，かたくり粉を薄くつける ③フライパンに油を熱して②を転がしながら焼く．肉に火が通ったらAの合わせ調味料を加え，肉にからませる ④③を3～4等分して器に盛り付ける キャベツの蒸し煮 ①キャベツは3 cm角に切り，ベーコンは5 mm幅に切っておく ②鍋に①とAを入れてふたをし，ごく弱火で20分ほど加熱する．火を止める直前に粒マスタードを加え混ぜる ③器に盛り付けて，刻みパセリを散らす ひじきの煮物 ①ひじきは水で戻し，水気をきっておく ②ちくわは半月切り，にんじん，れんこんはいちょう切りにする ③鍋に油を熱し，①，②を炒め合わせ，だし汁と調味料を加えて汁気がなくなるまで弱火で煮る
	牛肉の野菜巻き	牛もも肉	75	194	14.4	14.0	0.4	1.9	0.1	
		にんじん	20	8	0.1	0.0	1.9	0.0	0.0	
		さやいんげん	20	5	0.4	0.0	1.0	0.1	0.0	
		かたくり粉	2	7	0.0	0.0	1.6	0.1	0.0	
		調合油	3	28	0.0	3.0	0.0	0.0	0.0	
		A ウスターソース	2	2	0.0	0.0	0.5	0.0	0.2	
		A ケチャップ	2	2	0.1	0.0	0.6	0.0	0.1	
		A 砂糖	2	8	0.0	0.0	2.0	0.0	0.0	
		A 酒	3	3	0.0	Tr	0.1	Tr	0.0	
	キャベツの蒸し煮	キャベツ	75	17	1.0	0.2	3.9	0.2	0.0	
		ベーコン	5	20	0.6	2.0	0.0	0.0	0.1	
		A コンソメ（固形）	0.8	2	0.1	0.0	0.3	0.0	0.3	
		A ワインビネガー	2.5	1	0.0	Tr	0.0	0.0	0.0	
		A 白ワイン	2.5	2	0.0	Tr	0.1	0.0	0.0	
		A 粒マスタード	0.5	1	0.0	0.1	0.1	0.0	0.0	
		パセリ	0.2	0	0.0	0.0	0.0	0.0	0.0	
	ひじきの煮物	干しひじき	5	7	0.5	0.2	2.8	2.9	0.2	
		ちくわ	5	6	0.6	0.1	0.7	0.1	0.1	
		にんじん	5	2	0.0	0.0	0.5	0.0	0.0	
		れんこん	5	3	0.1	0.0	0.8	0.0	0.0	
		調合油	1	9	0.0	1.0	0.0	0.0	0.0	
		かつお・昆布だし	35	1	0.1	0.0	0.1	0.0	0.0	
		みりん	3	7	0.0	Tr	1.3	0.0	0.0	
		こいくちしょうゆ	2	2	0.2	0.0	0.2	0.0	0.3	
	だいこんのみそ汁	だいこん	35	6	0.2	0.0	1.4	0.1	0.0	
		油揚げ	5	21	1.2	1.7	0.0	0.2	0.0	
		青ねぎ	3	1	0.1	0.0	0.2	0.0	0.0	
		かつお・昆布だし	150	3	0.5	0.0	0.5	0.0	0.2	
		みそ	7	13	0.9	0.4	1.5	0.3	1.9	
	お茶	ほうじ茶	100	0	0.0	0.0	0.1	0.0	0.0	
	小計			667	25.9	23.4	84.7	6.5	2.5	
	合計			2,121	73.2	57.3	319.5	12.5	6.1	

表6-7 10～11歳（女子）つづき

栄養評価

評価項目		実施献立	目標値
エネルギー	(kcal)	2,121	2,100
たんぱく質	(g)	73.2	78
脂質	(g)	57.3	45～66
炭水化物	(g)	319.6	322
食塩相当量	(g)	6.1	6.0未満
たんぱく質エネルギー比率	(%)	13.8	15
脂肪エネルギー比率	(%)	24.3	25（20～30）
炭水化物エネルギー比率	(%)	61.7	60（50～65）
穀類エネルギー比率	(%)	48.5	50（45～55）
動物性たんぱく質比率	(%)	51.4	50（45～50）

食品構成（g）

食品群	実施量	目安量
穀類	287	280
いも類	93	80
砂糖・甘味料類	15	20
豆類	30	50
種実類	3	5
緑黄色野菜	139	100
その他の野菜	200	200
果実類	76	100
きのこ類	10	5
海藻類	5	5
魚介類	35	45
肉類	105	45
卵類	18	20
乳類	237	300
油脂類	11	15
菓子類	0	30
嗜好飲料類	345	－
調味料・香辛料類	447	－

栄養ケア 貧血の栄養ケアとしては，鉄や銅をはじめ，造血機能に関与するたんぱく質やビタミンB_6，葉酸，ビタミンB_{12}，ビタミンCなどを含む食品をバランスよく摂取する．極度の貧血の場合は鉄剤投与が効果的である．

3. 生活習慣病

学童期の生活習慣病の代表は肥満である．肥満により，高血圧症，脂質異常症，糖尿病などのほかの生活習慣病の発症リスクが高まる．

高血圧

日本高血圧学会（2014年）による学童期の高血圧の境界値（収縮期血圧/拡張期血圧 mmHg）の目安は，低学年で，130/80 mmHg，高学年で135/80 mmHgである．学童期の高血圧は腎疾患や内分泌疾患などが原因となる二次性高血圧が多いとされてきたが，ほとんどは本態性高血圧に該当する病態で，その約半数は肥満に伴うものとされる．本態性高血圧には体質の遺伝と生活環境が影響する．

栄養ケア ① 食塩摂取量は1日6g未満とし，野菜や果物，海藻など，カルシウムとカリウムを多く含む食品を積極的に摂取する．

② 運動は肥満の改善だけでなく，降圧作用もあるため，毎日継続できる動的運動を積極的に取り入れる．

脂質異常症

わが国の血清脂質基準値は，総コレステロール190 mg/dL未満，HDL-コレステロール40 mg/dL以上，LDL-コレステロール110 mg/dL未満である．わが国では小児肥満の増加に伴って小児の血清脂質レベルが上昇し，脂質異常症の頻度も増加している．

学童期・思春期の脂質異常症は動脈硬化を進行させる主要因で，成人後の心血管系疾患に進展するため，脂質異常症の早期発見と治療が重要となる．肥満解消が血清脂質レベルの改善につながるため，食事と運動が治療の基本となる．

栄養ケア

① 過剰なエネルギー摂取を是正し，場合によっては必要エネルギー量の 10～20%減とする．

② 脂肪エネルギー比は学童期では 25%以下とする．

③ 果糖やショ糖を避け，間食は栄養バランスのとれた軽食とする．食物繊維を十分に摂取する．

④ 運動量は 1 日の摂取エネルギーの 10%を目安とし，有酸素運動を 1 週間に 4 回以上行うことを目標とする．

糖尿病

従来，学童を含む小児の糖尿病は，膵 β 細胞の破壊に基づく絶対的インスリン分泌の低下に起因する 1 型糖尿病と考えられてきたが，近年は，肥満の増加と並行して，小児の 2 型糖尿病の発症率が高くなり，1 型を上回っている．

栄養ケア 1 型糖尿病

適切なインスリン療法と食事療法により血糖コントロールを良好に保つ．年齢に相当する活動や成長に適したエネルギーを摂取し，これを代謝するのに十分なインスリンを補充する．

栄養ケア 2 型糖尿病

① 小児の 2 型糖尿病の多くが肥満を伴うため，食事療法と運動療法による肥満の解消が第一となる．

② 肥満を伴う場合は，エネルギー摂取量を制限し，年齢に相当する成長に適した摂取エネルギーとする．成人よりややたんぱく質比率を高くし，炭水化物を減らす．

③ 運動量は 1 日の摂取エネルギーの 10%以上を目安とする．

小児期メタボリックシンドローム

小児において内臓脂肪型肥満が存在し，成人と同様の健康障害を生じることから，2007 年度には小児（小・中学生）向けのメタボリックシンドロームの診断基準が定められた（**表 6-8**）．

表 6-8　小児期メタボリックシンドロームの診断基準（6～15 歳）

基本項目	ウエスト周囲径	中学生 80 cm 以上 / 小学生 75 cm 以上 または ウエスト周囲径（cm）÷身長（cm）＝ 0.5 以上
選択項目 （2 項目以上該当）	血清脂質	中性脂肪：120 mg/dL 以上 かつ / または HDL-コレステロール：40 mg/dL 未満
	血圧	収縮期（最大）血圧：125 mmHg 以上 かつ / または 拡張期（最小）血圧：70 mmHg 以上
	血糖値	空腹時血糖：100 mg/dL 以上

腹囲測定値が80 cm以上（小学生は75 cm以上）または腹囲身長比が0.5以上の両方またはどちらかに相当し，かつ，血清脂質，血圧，糖代謝のうちの2項目が基準値を上回る場合，小児期メタボリックシンドロームと診断される．腹囲測定値または腹囲身長比が基準値以上に相当し，かつ，血清脂質，血圧，糖代謝のうちの1項目が基準値を上回る場合は，小児期メタボリックシンドロームの前段階と考え，その後定期的な経過追跡が必要となる．

5—栄養ケアの評価と結果のフィードバック

栄養ケアの評価は，栄養ケアが学童個人の成長・発達に対応した内容であり，成長・発達が妨げられていないかどうかをポイントとする．成人期における生活習慣病のリスクを軽減するためにも，この時期，運動や食生活を含めた生活習慣全般について評価を行う．

学童期では，学校で行われる定期的な健康診断により，成長・発育をチェックするとともに，栄養状態を判定，評価する．健康診断の事後措置が必要な場合は，食生活や運動量，生活時間などについても調査し，個別に具体的指導を展開する．指導は，学校では担任，養護教諭，栄養教諭などが密に連携し，また，家庭や，必要な場合は関係医療機関とも連携して行う．

定期的な健康診断や個別面談によって追跡調査を行い，ケアの評価と状態に応じて指導プログラムの改善を行う．

文献

1. 文部科学省スポーツ・青少年局学校健康教育課 監．児童生徒の健康診断マニュアル（平成27年度）．公益財団法人日本学校保健会，2015.
2. 小児内科・小児外科編集委員会 編．小児臨床検査のポイント2017．小児内科，49（増），2017.
3. 水口　雅，岡　明，尾内一信 編．小児臨床検査ガイド．第2版．文光堂，2017.
4. 小児基準値研究班 編．日本人小児の臨床検査基準値．日本公衆衛生協会，1996.
5. 平成28～29年度児童生徒の健康状態サーベイランス事業報告書．財団法人日本学校保健会，2018.
6. 日本肥満学会 編．小児の肥満症マニュアル．医歯薬出版，2004.
7. 日本高血圧学会高血圧治療ガイドライン作成委員会 編．高血圧治療ガイドライン2019．日本高血圧学会，2019.
8. Okada, T., Murata, M., Yamauchi, K. et al. New criteria of normal serum lipid levels in Japanese children. The nationwide study. Pediatric Int., 44 : 596-601，2002.
9. 森　基子，玉川和子ほか．応用栄養学―ライフステージからみた人間栄養学．第10版．医歯薬出版，2015.
10. 大中政治 編．エキスパート応用栄養学．第3版．化学同人，2012.

Chapter

7：思春期の栄養

1—思春期の特性と栄養ケアのあり方

思春期は，学童期から成人期への移行期であり，身体発達・精神発達が著しい時期で，第二次性徴の開始と性成熟が起こる期間である．きわめて個人差が大きく性差もあり，年齢上の定義は明確にはされていないが，日本産科婦人科学会ではその期間を8〜9歳ごろから17〜18歳ごろとしている．

1. 思春期の特性

思春期は，身体発達の特徴から思春期前期，思春期中期，思春期後期に3区分される（**図7-1**，**表7-1**）．

この時期は，体格（胸囲・座高），内臓器官，呼吸器系・循環器系の発達が著しく，また，たんぱく質，鉄など栄養素の蓄積量が増加し，筋肉が発達する．

身体発達からみた区分とその特徴を**表7-1**に示す．栄養ケアを行う場合には，個人差や性差に十分留意する必要がある．

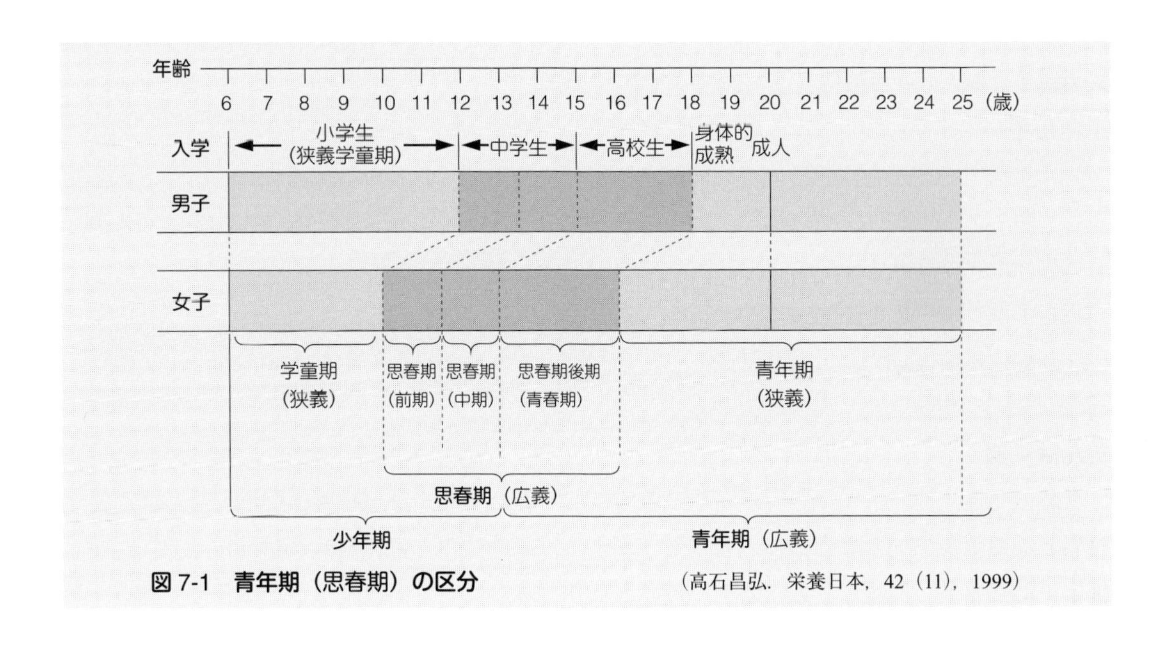

図7-1　青年期（思春期）の区分　（高石昌弘．栄養日本，42（11），1999）

表 7-1　思春期の区分と身体発達の特徴

区分	身体発達の特徴
思春期前期	●身長・体重などの発育速度曲線の急激な上昇（成長急進） ●思春期スパートは，女子のほうが男子より約２年早いとされる ●第二次性徴の兆し
思春期中期	●性ホルモンが分泌され，男女ともに第二次性徴が顕著になる ●体型の変化 男子：筋肉の発達 女子：身体に丸みを帯びる（脂肪蓄積） ●女子：月経開始 ●男子：精通がみられる
思春期後期	●性成熟：生殖機能の完成

精神発達からみると，抽象的思考の発達から自我の確立・社会性の目覚めが起こるが，自己中心的で独自性を固守し，第二反抗期ともいわれる．また，性意識の目覚めから異性への関心が高まり，自分の容姿などを気にするようになる．依存心と自立心，おとなへの憧れと子どもでいたい気持ちが交錯するなど，この時期は，身体発育と精神発達の不均衡から情緒不安定，精神的不安定が起こりやすい．

2. 栄養ケアのポイント

この時期は，体重の維持に加え，急激な身体発達と性成熟のため，適切な栄養補給が必要である．正しい生活習慣，食習慣を身につけ，健康の維持増進と疾病予防を図ることが大切である．また，自己中心的な判断での不適切な食行動が見られるので，正しい食生活を実践できる自己管理能力の習得が不可欠である．

成長発達に対応したエネルギー・栄養素の補給

成長急進，体組成の変化，骨形成などに要するエネルギーと各栄養素の摂取が必要である（**巻末付表**「日本人の食事摂取基準（2020 年版）」参照）．

エネルギー

日常生活で必要な身体活動のためのエネルギーに加えて，急激な身体発育に対応するエネルギー（**表 7-2**）が必要で，推定エネルギー必要量は一生を通じて最高値となる．推定エネルギー必要量は次式で算出される．

推定エネルギー必要量(kcal/日) ＝

基礎代謝量(kcal/日)×身体活動レベル(係数)＋エネルギー蓄積量＊(kcal/日)

＊：エネルギー蓄積量：成長に伴う組織増加分のエネルギー量

たんぱく質

身体の発達，神経系・諸器官の発達のために多くのたんぱく質が必要になる．たんぱく質が材料となるホルモンや酵素の体内合成量が増える．動物性たんぱく質比率は 40～50％とする．推定平均必要量，推奨量ともに人生で最高となり，たんぱく質摂取量の不足は発育・成長，骨

表 7-2　成長に伴う組織増加分のエネルギー（エネルギー蓄積量）

年齢（歳）	男性				女性			
	参照体重（kg）	体重増加（kg/年）	エネルギー密度（kcal/g）	エネルギー蓄積量（kcal/日）	参照体重（kg）	体重増加（kg/年）	エネルギー密度（kcal/g）	エネルギー蓄積量（kcal/日）
8～9	28.0	3.4	2.5	25	27.4	3.6	3.2	30
10～11	35.6	4.6	3.0	40	36.3	4.5	2.6	30
12～14	49.0	4.5	1.5	20	47.5	3.0	3.0	25
15～17	59.7	2.0	1.9	10	51.9	0.6	4.7	10

〔日本人の食事摂取基準（2020 年版）〕

形成などに悪影響を及ぼす.

脂質

脂質は効率のよいエネルギー源であると同時に，発育に不可欠な必須脂肪酸を含んでいる．脂質の食事摂取基準は，目標量として示されるエネルギー比率（%エネルギー）は 20～30%である．必須脂肪酸（n-6 系脂肪酸と n-3 系脂肪酸）については目安量（g/日）が示されている．飽和脂肪酸やコレステロールは動物性たんぱく質源になる食品に多く含まれるため，これらの摂取量の制限はたんぱく質不足を生じる可能性が高く，思春期には注意が必要である．

炭水化物

炭水化物は，糖質（易消化性炭水化物）と食物繊維（難消化性炭水化物）に分類される．糖質は最も比率の高い重要なエネルギー源であり，その目標量（%エネルギー）は 50～65%に設定されている．

糖質の過剰摂取は，肥満やう歯の原因となるので，精製度の高い穀類や甘味料・甘味飲料などの摂取に偏らないように注意する．さらに精製度の高い穀類からは，本来含まれているビタミンやミネラル類の摂取が期待できない．

高食物繊維摂取は，健康障害の一つである便秘の改善に役立つとされる．とくに思春期女子に多い便秘傾向や便秘の改善に効果が期待できる．さらに，水溶性食物繊維摂取は高 LDL-コレステロール血症と負の関連があるとされる．

ビタミン

この時期は，潜在的なビタミン欠乏症が増加している．安易なサプリメント摂取に頼らず，バランスのとれた食事からのビタミン摂取を基本とする．

ビタミン B 群（B_1，B_2，ナイアシン，パントテン酸など）　エネルギー代謝の補酵素としての役割があり，摂取エネルギーの増加に伴いその必要量が増す．

ビタミン A　成長の促進，免疫機能の維持，視機能に重要である．

ビタミン D　カルシウムとリンの腸管からの吸収を促進し，骨形成に重要である．

ビタミン B_6　たんぱく質摂取量が増加するとその必要量が増加する．

葉酸　大球性貧血の予防に必要なビタミンである．さらに妊娠を計画している女性，妊娠の可能性がある女性，妊娠初期の妊婦は，胎児の神経管閉鎖障害のリスク低減のために，通常の食品（ポリグルタミン型として含まれる）以外の食品に含まれる葉酸（モノグルタミン型）を

400 μg/日摂取することが望まれる.

ミネラル

鉄　筋肉や血液量が増加するため需要が増す. 鉄の必要量は女子の月経による損失や激しいスポーツの場合に増加する. また, ダイエットや欠食習慣から鉄不足が顕著になり, 鉄欠乏性貧血が起こる.

カルシウム　骨や歯の発育に必要であり, 将来の骨粗鬆症予防のためにはこの時期のカルシウム摂取が重要である. 成長期には平衡維持量と骨の発育に必要なカルシウムを加算した量が必要である.

亜鉛　成長や性の成熟に不可欠の無機質である. インスタント食品, 加工食品などに偏った食事は亜鉛が不足しやすく, 不足する期間が長引くと味覚障害を起こす.

ナトリウム　食塩相当量として, 1日当たり男性（15歳以上）7.5 g, 女性 6.5 g 未満とし, 早い時期からの食事の塩分を抑える減塩習慣をつけるようにする.

栄養素の貯蔵能の保持

成長急進により, 身長・体重, 臓器, 骨量などが急激に増加し, その構成成分であるたんぱく質, カルシウム, マグネシウム, リンの貯蔵能が増大する.

身体活動量の増加に備え, 脂肪やグリコーゲンの蓄積量が増加し, これらはエネルギーの供給源となる.

また, 鉄の貯蔵能が高まり, 筋肉（ミオグロビン）や血液（ヘモグロビン）量の増加に伴いその貯蔵量が増える. 女子の場合, 月経開始に伴う鉄需要が増大し, 蓄積量が十分でないと思春期貧血を発症しやすくなる.

この時期はカルシウムの蓄積が最大となり, 身長の伸びに対応して骨へのカルシウムの蓄積が起こり, 思春期に最大骨量に達する. 思春期以降, 男子は徐々に, 女子は急速に蓄積量が減少していく. 骨形成のために, カルシウムと同時にリンとマグネシウムの蓄積が起こる.

適切な栄養状態の維持・疾病予防・健康の維持増進

適切な栄養状態を維持するためには3回の食事を大切にし, 嗜好に偏った食事や欠食をしないことである. 思春期の身体発達を十分に維持することのできる栄養バランスのよい食事が必要である.

正しい生活習慣, 食習慣を身につけさせ, 生活リズムを整えることが大切である. 規則正しい生活は生体リズムを安定させ, 健康の維持増進に貢献する.

思春期の不適切な食事内容や食行動は生活習慣病を引き起こす. また, この時期に発症した疾病は成人期にもち越されることが多い. 食事代わりの間食, ファストフード, スナック菓子などの食べ過ぎは肥満の原因となり, 脂肪, 糖分, 塩分のとり過ぎとなる. 成人期以降の健康を維持増進するためには, 思春期での適切な栄養状態の維持が不可欠である. 食事（栄養）と同時に運動や休養を十分にとり, 喫煙, 飲酒, 薬物が健康阻害因子となることを十分に指導することが重要である.

自己管理能力の習得

食生活を自立させるには，自己管理能力の習得が必要である.

思春期は，生活環境の変化が大きい時期である．通学時間が長くなる，生活が夜型（クラブ活動，受験勉強など）になる，外出の機会が増えるなど，生活時間に変化が起こり，行動範囲も広がる．一方，家庭での食事の機会が減る，食事時間が不規則になる，手軽で嗜好優先の外食が増えるなど，食生活上の問題も多く生じるようになる.

栄養教諭や管理栄養士は，授業その他の場で，「食生活指針」や「食事バランスガイド」などを活用し，知識・技術の習得と定着を図り，自己管理能力を習得できるように支援する.

2—思春期の栄養アセスメント

思春期の栄養障害や栄養問題を評価する．集団を対象とした学校保健統計調査（文部科学省），国民健康・栄養調査（厚生労働省），国民生活基礎調査，個別には医療機関での受診結果報告などを参考に，現状の把握と評価をする．WHO，厚生労働省，医療関係の学会などでは，各疾病に関する診断基準や予防ガイドラインを提示している.

表 7-3 に思春期の栄養アセスメントの例を示す.

3—栄養ケアの実際

思春期の栄養ケアを実際に行うために必要な栄養ケアプログラムの例を**表 7-4**，食事摂取基準と食品構成例を**表 7-5** に，献立例を**表 7-6** に示す.

なお，献立の作成をする際には，食事摂取基準，食品構成に基づいて対象者の特性に合った献立を作成する．同時に，「食生活指針」（**巻末付表**）や「食事バランスガイド」なども活用するとよい.

4—思春期の栄養にかかわる病態・疾患と栄養ケア

1. 鉄欠乏性貧血

思春期ではとくに注意が必要な疾患のひとつである．思春期の貧血は大半が鉄欠乏性貧血であり，鉄不足の主な原因は，① 日常の摂取量不足（偏食や過度のダイエットや摂食障害など），② 需要増大に見合う摂取が不十分（身体発達に応じた摂取が行われていない，女子の月経開始，活動量の多いスポーツを行うなど），の 2 つに分けて考えられる

鉄欠乏性貧血は，赤血球ヘモグロビンの構成成分である鉄が不足し，ヘモグロビンの合成能

表 7-3　思春期の栄養アセスメント（例）

項目	測定内容	アセスメント
身体計測		
身長 体重		●体格の評価：成長曲線（Chap.6：学童期の栄養；図 6-1，p.105 参照）に記入して発育状況を評価する ●やせ，肥満の判定 ●不健康なやせ，消化器疾患などを早期発見，早期治療
体成分の測定	骨量 骨密度	●小児期から思春期にかけて骨量は約 2 倍の増加を示す ●やせ，運動不足で骨密度が低い場合は骨折の危険性が高い ●ほかに体脂肪率，上腕周囲長，上腕三頭筋皮下脂肪厚なども測定し，身体の発達状態を評価する
歯の検診	う歯（虫歯）の有無と程度	●中学生 35%，高校生 45%，未処置歯のあるものは中学生 15%，高校生 18%（文部科学省．平成 30 年度学校保健統計結果から） ●食品の選択，食事内容に偏りを生じる，消化機能への影響もある
血圧	収縮期血圧 拡張期血圧	●高校生（高血圧）の判定基準 収縮期血圧≧140 mmHg　拡張期血圧≧85 mmHg（判定基準は日本高血圧学会 2019 による） ●小学生では，低学年，高学年別，中学生では，男子・女子別判定基準が示されている ●肥満度が増すと，高血圧有病率が高くなり，肥満度，高血圧症ともに，高率で成人の肥満や本態性高血圧に移行する （日本高血圧学会．高血圧治療ガイドライン 2019）
やせ	標準体重の算出 性別・年齢別	●痩身傾向（標準体重の 80% 以下の者） 10～17 歳男子：2.2～3.2%，10～17 歳女子：1.6～4.2%（文部科学省．平成 30 年度学校保健統計結果から）
肥満	標準体重の算出 性別・年齢別	●肥満傾向（標準体重の 120% 以上の者） 10～17 歳男子：8.4～11.0%，10～17 歳女子：7.2～8.8%（文部科学省．平成 30 年度学校保健統計結果から） ●肥満の判定：肥満度 20%以上か体脂肪率の有意な増加で判定する ●小児（6～18 歳未満）の肥満判定には BMI を用いない （日本肥満学会．小児肥満症診療ガイドライン 2017）
栄養指数 （体格指数）	BMI：体重(kg)/ 身長(m)^2	●BMI は皮下脂肪とよく相関する ●18.5～24.9 普通体重
栄養状態		
たんぱく質	血漿総たんぱく質 アルブミン トランスフェリン プレアルブミン レチノール結合たんぱく質	●過度のダイエット，欠食の習慣化，摂食障害などが栄養状態を低下させる ●血清アルブミンは長期間の栄養状態低下の指標となる ●トランスフェリン，プレアルブミン，レチノール結合たんぱく質は半減期が短く，短期の栄養変化や潜在性のたんぱく質欠乏を反映し，その指標となる
鉄欠乏性貧血	ヘモグロビン値 赤血球数 ヘマトクリット値	●詳細は前述（鉄欠乏性貧血，p.125 参照） ●平均赤血球指数を算出して評価 女子中学生：学年進行と共に増加する傾向がある
生活習慣病		判定基準は成人と同様，生活習慣病の若年齢化が進行
脂質異常症（小児）	総コレステロール LDL-コレステロール HDL-コレステロール 中性脂肪	●小児の診断基準は後述（脂質異常症，p.132 参照） （日本動脈硬化学会．脂質異常症診療ガイド 2018 年版） ●血清コレステロール値（基準値以上）の出現頻度：小学校男子 17.7%・女子 19.1%，中学生男子 9.4%・女子 17.8%．（2017 年度東京都小児生活習慣病予防検診の結果から）
糖尿病	血糖 HbA1c	●食前血中グルコース，正常値 110 mg/dL 未満 ●とくに思春期の 2 型糖尿病は肥満と密接な関連がある （日本糖尿病学会．糖尿病診療ガイドライン 2019）
摂食障害		●詳細は後述（摂食障害，p.135 参照） ●栄養障害による低身長，低骨量，二次性徴の遅延，卵巣，子宮の発育障害，脳萎縮などが起こる
食生活調査		
食生活	食事摂取状況に関する調査	●食事記録法（秤量法，目安量法） ●24 時間食事思い出し法 ●陰膳法 ●食品摂取頻度法 ●食事歴法（食行動，調理や調味に関する質問も行う）
	生活状況	●家族構成・関係，経済状態，交友関係 ●課外活動（クラブ，ボランティア），通塾，運動習慣の有無と程度，調理担当者，アレルギー疾患の有無と状況など ●生活習慣・食習慣の調査

1. 文部科学省．平成 30 年度学校保健統計．
2. 厚生労働省．日本人の食事摂取基準（2020 年版）策定検討委員会報告書．
3. 日本高血圧学会．高血圧治療ガイドライン 2019．
4. 日本肥満学会．小児肥満症診療ガイドライン 2017．
5. 日本動脈硬化学会．脂質異常症診療ガイド 2018 年版．
6. 東京都予防医学協会．小児生活習慣病予防健診年報 2019 年度版．
7. 日本糖尿病学会．糖尿病診療ガイドライン 2019．
8. 厚生労働省．平成 29 年国民健康・栄養調査報告，2018．
9. 森　基子，玉川和子ほか．応用栄養学─ライフステージからみた人間栄養学．第 10 版．医歯薬出版，2015．
10. 厚生科学審議会．地域保健健康増進栄養部会．健康日本 21(第二次) 中間報告，2018．

表 7-4　思春期の栄養ケアプログラム（例）（思春期のダイエット）

●年齢，性別：14 歳，女子　●家族構成：父親，母親，弟（小学校 5 年生），本人の 4 人家族
●栄養ケアの期間：14 歳開始，1 年間．身体活動レベル I（開始時），1 年後の身体活動レベル II
●現病歴（自覚症状）：ダイエットによる急激な体重減少，身体のだるさと疲れやすさを感じる，空腹感の喪失，夜型の生活（受験勉強）による運動不足．

栄養アセスメント	課題	短期計画（期間：3 か月）		長期計画（期間：1 年）		評価
		目標	ケアプラン	目標	ケアプラン	
●スリムな体型にあこがれ，ダイエットで食事回数を減らすことが多くなった	●ダイエットによるエネルギー，各栄養素の摂取不足，欠食の習慣化	●1 日 3 回の食事をとる，栄養バランスのとれた食事をこころがける	●朝昼夕食の時間を決める，主食，主菜，副菜をそろえた食事を行う	●規則正しい食事習慣をつける	●早起きすることを習慣にする．朝食の欠食をなくす．1 日 3 回の食事を食べるようにする	●1 日 3 回の食事が定着した．体重も順調に増加し，疲れやだるさを感じることがなくなった
●最初はあまり体重が減少しなかったが，少しずつ体重が減少して嬉しかった	●誤ったボディイメージから生じたやせ願望が強い	●思春期のダイエットの弊害を理解する	●学校での授業で正しい栄養や健康の知識を身につける	●正しいダイエットのあり方を理解する	●適正体重の維持	●生活リズムが整い，勉強も集中できるようになった
●さらに体重を減らそうと，夕食も控えめにしてダイエットを続けたところ，1 か月で 3kg 減少したが，身体にだるさを感じ，疲れやすくなった	●体重の減少が止まらない，体調不良	●食事摂取基準を参考に指示エネルギーを 2,300 kcal，たんぱく質を 55g とする	●体重を 3kg 増やす	●消費エネルギーと摂取エネルギーについて理解する，自己管理能力を養う	●食事記録をつける．栄養バランスを計算する	●まだやせ願望はあるが，誤ったダイエットが健康を害することが理解できた
●欠食が多くなるにつれて，お菓子とくにスナック菓子を食事代わりに食べていたので空腹感は感じなかった	●脂肪，糖質の多い間食をしている	●不足がちなビタミン，ミネラルを間食で補給する	●果物や素材の生かされた間食をとる．牛乳，乳製品を摂取する	●手作りの間食	●学校で習った実習メニューに挑戦する	●最近は簡単なおやつ作りができるようになり，受験勉強のストレスの解消にもなっている
●食事は母親が作っているが，食べなくても注意されない．弟は母親と朝食を食べている	●食べるかどうかを本人の意思（自由）に任せている	●食事状況を把握する	●朝食を一緒に食べる，喫食状況を把握する	●家族そろって食事する回数を増やす	●週に何度かは家族全員で朝食をとる	●規則正しい食生活を維持するには，本人だけでなく食事が家族のだんらんの場として機能することが大切であることを理解するようになった
●朝食は和食が多いが，本人はパンが好きである	●朝食のメニューに変化がない	●朝食メニューに変化をもたせる，本人の希望も盛り込む	●朝食にパン食メニューも加える	●食事づくりに家族が参加する	●休日の食事づくり	
●夜型の生活（受験勉強）のため就寝は 12 時過ぎ，起床は 7 時過ぎで，7 時 50 分に家を出る	●夜型の生活	●夜型の生活を改善する，就寝時間を午後 11 時とする	●通学の 1 時間前には起きて朝食を必ず食べる	●規則正しい生活リズムの形成	●規則正しい生活リズムの維持	●食事が家族のだんらんの場と考えられるようになった．今後，家族がそろう機会を増やすことが課題である
●受験勉強（夜 9 時から 2～3 時間）のためクラブ活動にしていない．娯楽はテレビ，音楽を聴くのが趣味．運動は苦手	●運動不足	●運動不足の解消，1 日 20～30 分の運動を行う，家事を手伝う	●散歩，縄跳びなど軽い運動をする，食事の準備，片付けなど家事を分担し，体を動かす	●身体活動レベル II（普通）を定着させる．運動の習慣化	●空腹感・満腹感を感じる生活を送る	
開始		到達状況（3 か月）		到達状況（1 年）		
●身長：155cm，体重：45kg，BMI：18.7 現在の摂取栄養素量 ●摂取エネルギー量 1,600kcal ●たんぱく質：45g	●標準体重：52.9kg，BMI：22.0 ●14 歳身体活動レベル I ●推定エネルギー必要量：2,150kcal ●たんぱく質：55g	●身長：155cm，体重：48kg，BMI：20.0 ●摂取エネルギー量：2,300kcal ●たんぱく質：75g	●標準体重：52.9kg，BMI：22.0 ●14 歳身体活動レベル II ●推定エネルギー必要量：2,400kcal ●たんぱく質：55g	●身長：156cm，体重：50.5kg，BMI：20.8 ●摂取エネルギー量：2,300kcal ●たんぱく質：65g	●標準体重：54.5kg，BMI：22.0 ●15 歳身体活動レベル II ●エネルギー必要量：2,400kcal ●たんぱく質：55g	

表 7-5　思春期の食事摂取基準と食品構成例

身体活動レベル II（ふつう）

食事摂取基準

栄養素等	中学生		高校生	
	12～14 歳		15～17 歳	
	男子	女子	男子	女子
エネルギー　(kcal)	2,600	2,400	2,800	2,300
たんぱく質　(g)	60	55	60	55
脂肪エネルギー比率（% エネルギー）	20 ～ 30			

たんぱく質は推奨量，脂肪エネルギー比率は目標量.

食品構成例（g）

食品群	中学生		高校生	
	12～14 歳		15～17 歳	
	男子	女子	男子	女子
穀類	680	580	750	580
いも類	100	100	110	100
砂糖・甘味料類	15	15	15	15
豆類	30	30	30	30
種実類	5	5	5	5
緑黄色野菜	140	140	140	140
その他の野菜	260	260	260	260
果実類	200	200	200	200
きのこ類	20	20	20	20
海藻類	15	15	15	15
魚介類	45	40	45	40
肉類	45	40	45	40
卵類	35	30	30	30
乳類	250	200	220	200
油脂類	30	25	35	25
菓子類	40	40	50	40
嗜好飲料類	400	450	450	450
調味料・香辛料類	50	50	60	50

が低下した状態である．結果，赤血球数あるいは血色素量が減少した状態に陥り，酸素の供給不足から自覚症状（倦怠感，息切れ，めまい，立ちくらみなど）や他覚症状（顔面蒼白）が見られる．

栄養ケア

① 食事摂取基準（年齢，性別，身体活動別）に基づいて，適正なエネルギーと栄養素の摂取をこころがける．

② 偏った食事，食習慣，食行動，生活リズムを改善し，体調を整える．

③ 消化吸収能を高める．

④ 献立には，鉄を多く含む食品（**表 7-7**），造血に関連する栄養素（ビタミン B_2，B_6，銅，葉酸）を多く含む食品を選び，毎食の献立に盛り込む．主食から間食までの調理例を**表 7-8** に示す．

⑤ 鉄の吸収をよくするために，ビタミン C を多く含む野菜・果物や動物性食品を同時に献立に加える．

⑥ シュウ酸，フィチン酸は鉄の吸収を阻害する．

⑦ 調理上の工夫：臭みが苦手という理由で，レバーを食材として生かしきれないことが多い．ニラレバ炒め，時雨煮，ミートソースに混ぜ込むなど，食材との相性や臭みを減らす調理方法を工夫する．

表 7-9 に鉄欠乏性貧血予防のための献立例を示す．

表 7-6　献立例：思春期の食事

14 歳，女子　身体活動レベル II（ふつう）

献立名		食品名	1人当たり分量（g）	エネルギー（kcal）	たんぱく質（g）	脂質（g）	炭水化物（g）	カルシウム（mg）	鉄（mg）	食塩相当量（g）	作り方
朝食	ロールパンサンド	ロールパン	80	253	8.1	7.2	38.9	35	0.6	1.0	ロールパンサンド ①ロールパンは中央に切れ目を入れ，マーガリンの半量を塗っておく ②卵は残りのマーガリンでいり卵にする ③トマトは薄切り，きゅうりは斜め薄切りにし，レタスは適当な大きさにちぎる ④パンに具を挟み，ケチャップをかける コーンスープ ①粗みじん切りしたたまねぎをさっと炒める ②パセリはみじん切りして水に放ち，キッチンペーパーで絞り，水気をきる ③鍋にコンソメと牛乳，適量の水を入れて火にかけ，煮立ったら①とコーンを入れて塩・こしょうで味を調える．最後にパセリを加える
		ソフトタイプマーガリン	8	62	0.0	6.6	0.0	1	0.0	0.1	
		ケチャップ	8	10	0.1	0.0	2.2	1	0.1	0.2	
		プロセスチーズ	10	34	2.3	2.6	0.1	63	0.0	0.3	
		卵	15	23	1.8	1.5	0.0	8	0.3	0.1	
		きゅうり	30	4	0.3	0.0	0.9	8	0.1	0.0	
		トマト	25	5	0.2	0.0	1.2	2	0.1	0.0	
	コーンスープ	たまねぎ	40	15	0.4	0.0	3.5	8	0.1	0.0	
		パセリ	1	0	0.0	0.0	0.1	3	0.1	0.0	
		クリームコーン（缶）	50	42	0.9	0.3	9.3	1	0.2	0.4	
		調合油	1	9	0.0	1.0	0.0	0	0.0	0.0	
		こしょう	0.02	0	0.0	0.0	0.0	0	0.0	0.0	
		牛乳	6	4	0.2	0.2	0.3	7	0.0	0.0	
		コンソメ	1	2	0.1	0.0	0.4	0	0.0	0.4	
	バナナのヨーグルト和え	バナナ	50	43	0.6	0.1	11.3	3	0.2	0.0	
		ヨーグルト（全脂無糖）	50	31	1.8	1.5	2.5	60	0.0	0.1	
		レモン汁	5	1	0.0	0.0	0.4	0	0.0	0.0	
		はちみつ	15	45	0.0	0.0	12.3	0	0.0	0.0	
	小計			583	16.8	21.0	83.4	200	1.8	2.6	
昼食	ご飯	胚芽米	200	334	5.4	1.2	72.8	10	0.4	0.0	野菜の牛肉ロール ①牛肉は広げて軽く塩・こしょうをする ②にんじんはゆでて 8～10 mm ほどの棒状に切る ③ごぼうはさっとゆでておく ④牛肉に小麦粉をふり，にんじんとごぼうを真中にしてしっかり巻く ⑤残りの小麦粉を巻き上げた牛肉にまぶして爪楊枝で止め，サラダ油を熱したフライパンで焦げ目がつくように炒める 蒸しかぼちゃ ①かぼちゃは，わたと種を取り，0.8～1 cm の厚さに切る ②水をくぐらせて電子レンジで蒸す ひじきの炒め煮 ①ひじきはもどし，洗った後 2～3 cm に切る． ②こんにゃくと油揚げは，7 mm 幅に切って，熱湯をかけておく ③鍋に油を熱し，ひじきを入れて炒め，次に②を加え，調味料を加えて沸騰後，弱火で 15～20 分程度煮る
		ふりかけ	3	14	0.7	0.7	1.2	12	0.1	0.3	
	野菜の牛肉ロール	牛肉	40	126	6.6	10.4	0.1	1	1.0	0.0	
		塩	0.5	0	0.0	0.0	0.0	0	0.0	0.5	
		こしょう	0.02	0	0.0	0.0	0.0	0	0.0	0.0	
		にんじん	10	4	0.1	0.0	0.9	3	0.0	0.0	
		ごぼう	30	20	0.5	0.0	4.6	14	0.2	0.0	
		薄力粉	8	29	0.7	0.1	6.1	2	0.0	0.0	
		調合油	6	55	0.0	6.0	0.0	0	0.0	0.0	
	（付け合わせ）	サラダ菜	15	2	0.2	0.0	0.4	8	0.4	0.0	
		ミニトマト	15	4	0.2	0.0	1.1	2	0.1	0.0	
	蒸しかぼちゃ	かぼちゃ（西洋）	30	27	0.6	0.1	6.2	5	0.2	0.0	
	ひじきの炒め煮	干しひじき	5	7	0.5	0.2	2.8	50	2.9	0.2	
		油揚げ	5	21	1.2	1.7	0.0	16	0.2	0.0	
		板こんにゃく	10	1	0.0	0.0	0.2	4	0.0	0.0	
		だししょうゆ	2	2	0.1	0.0	0.1	0	0.0	0.2	
		砂糖	1	4	0.0	0.0	1.0	0	0.0	0.0	
	果物	キウイフルーツ	70	37	0.7	0.1	9.5	23	0.2	0.0	
	お茶	麦茶	150	2	0.0	0.0	0.5	3	0.0	0.0	
	小計			689	17.5	20.5	107.5	153	5.7	1.2	

表 7-6　つづき

	献立名	食品名	1人当たり分量(g)	エネルギー(kcal)	たんぱく質(g)	脂質(g)	炭水化物(g)	カルシウム(mg)	鉄(mg)	食塩相当量(g)	作り方
夕食	ご飯	胚芽米	200	334	5.4	1.2	72.8	10	0.4	0.0	白身魚のホイル焼き ①さわらに塩・こしょうをする ②生しいたけは石づきを取り，縦半分に切る．たまねぎは厚さ5～7mmの輪切りにし，レモンは薄い輪切りにする ③アルミホイル（20cm）に薄くサラダ油を塗り，中央にたまねぎ，さわら，生しいたけ，レモンを重ねて乗せ，最後にバターを乗せる ④アルミホイルの真中と両端をたたんで包む ⑤④をオーブンに入れて200℃で7～8分焼く 青菜づくし ①ほうれんそう，しゅんぎく，キャベツは熱湯で塩ゆで後，冷水に取ってザルに上げ，十分に水切りして2～3cmの長さに切る ②にんじんはせん切りしてさっとゆで，しらす干しはさっと熱湯に通す ③卵はよく溶きほぐして薄焼き卵にし，錦糸卵をつくっておく ④①②を合わせて器に盛り，上に錦糸卵を飾る ⑤合わせ調味料を食べる直前にまわしかける
	白身魚のホイル焼き	さわら	40	71	8.0	3.9	0.0	5	0.3	0.1	
		塩	0.4	0	0.0	0.0	0.0	0	0.0	0.4	
		こしょう	0.02	0	0.0	0.0	0.0	0	0.0	0.0	
		調合油	2	18	0.0	2.0	0.0	0	0.0	0.0	
		生しいたけ	20	4	0.6	0.1	1.1	0	0.1	0.0	
		たまねぎ	50	19	0.5	0.1	4.4	11	0.1	0.0	
		レモン	10	5	0.1	0.1	1.3	7	0.0	0.0	
		バター	7	52	0.0	5.7	0.0	1	0.0	0.1	
	青菜づくし	ほうれんそう	25	5	0.6	0.1	0.8	12	0.5	0.0	
		キャベツ	30	7	0.4	0.1	1.6	13	0.1	0.0	
		しゅんぎく	25	6	0.6	0.1	1.0	30	0.4	0.1	
		にんじん	5	2	0	0	0.5	1	0.0	0.0	
		しらす干し（半乾燥）	4	8	1.6	0.1	0.0	21	0.0	0.3	
		卵	10	15	1.2	1.0	0.0	5	0.2	0.0	
	（合わせ調味料）	調合油	1	9	0.0	1.0	0.0	0	0.0	0.0	
		うすくちしょうゆ 低塩	1	1	0.1	0.0	0.1	0	0.0	0.1	
		穀物酢	2	1	0.0	0.0	0.0	0	0.0	0.0	
		ごま油	0.5	5	0.0	0.5	0.0	0	0.0	0.0	
		干しわかめ（水戻し）	10	2	0.2	0.0	0.6	13	0.1	0.1	
	みそ汁	だいこん	30	5	0.1	0.0	1.2	7	0.1	0.0	
		みそだし入り減塩	12	21	2.1	0.6	4.4	8	0.2	1.2	
		あさり（つくだ煮）	7	16	1.5	0.2	2.1	18	1.3	0.5	
	つくだ煮	柿	80	48	0.3	0.2	12.7	7	0.2	0	
	果物	せん茶	160	3	0.3	0	0.3	5	0.3	0	
	お茶										
	小計			657	23.6	17.0	104.9	174	4.3	2.9	
間食	大学いも	さつまいも	90	121	1.1	0.2	28.7	32	0.5	0.0	大学いも ①さつまいもは乱切りにし，水につけてあくを取った後，水気をしっかりと除き，きつね色に揚げる ②鍋の油を除いて砂糖を入れ，あめ色になったら揚げたさつまいもをもどしてアメをからめる ③でき上がりに黒ごまをふる 抹茶ミルク ①抹茶と砂糖をよく混ぜておく ②牛乳を温めて①を加え，よくかき混ぜる
		砂糖	15	58	0.0	0.0	14.9	0	0.0	0.0	
		黒ごま	5	30	1.0	2.7	0.9	60	0.5	0.0	
		調合油	8	74	0.0	8.0	0.0	0	0.0	0.0	
	抹茶ミルク	抹茶	2	6	0.6	0.1	0.8	8	0.3	0.0	
		牛乳	150	101	5.0	5.7	7.2	165	0.0	0.2	
		砂糖	5	19	0.0	0.0	5.0	0	0.0	0.0	
	小計			409	7.7	16.7	57.5	265	1.3	0.2	
	合計			2,338	65.6	75.2	353.3	792	13.1	6.9	

表 7-6　つづき

栄養評価

評価項目		実施献立	目標値
エネルギー	(kcal)	2,336	2,400
たんぱく質	(g)	65.6	55
脂質	(g)	75.2	53〜80
炭水化物	(g)	353.3	300〜390
カルシウム	(mg)	792	800
鉄	(mg)	13.1	12（8.5*）
食塩相当量	(g)	6.9	6.5 未満
たんぱく質エネルギー比率	(%)	11.2	13〜20
脂肪エネルギー比率	(%)	29.0	20〜30
炭水化物エネルギー比率	(%)	60.4	50〜65
動物性たんぱく質比率	(%)	46.8	40〜50

*：月経なしの場合.

食品構成（g）

食品群	実施量	目安量
穀類	488	600
いも類	100	100
砂糖・甘味料類	36	15
豆類	5	40
種実類	5	5
緑黄色野菜	117	140
その他の野菜	285	260
果実類	215	200
きのこ類	20	20
海藻類	15	15
魚介類	51	40
肉類	40	40
卵類	25	30
乳類	216	200
油脂類	34	25
菓子類	0	40
嗜好飲料類	312	450
調味料・香辛料	30	50

表 7-7　鉄を多く含む食品

食品名	使用目安量	使用量(g)	使用量当たり含有量(mg)	100g 当たり含有量(mg)
豚レバー	1 人分	60	7.8	13.0
鶏レバー	1 人分	60	5.4	9.0
あさり	1/2 カップ	80	3.0	3.8
ひじき（乾）	1 人分	5	2.9	58.2
こまつな	1 人分	80	2.2	2.8
あさり佃煮	大さじ 1 杯	10	1.9	18.8
かき（貝）	4〜5 個	100	1.9	1.9
ほうれんそう	1 人分	80	1.6	2.0
大豆（乾）	大さじ 2 杯	20	1.4	6.8
ミルクチョコレート	1 枚	50	1.2	2.4

〔日本食品標準成分表 2015 年版（七訂）より〕

表 7-8　鉄を多く含む食品の調理例

主食	ひじきご飯，あさりご飯などの炊き込みご飯
主菜	牛肉赤身，魚介類（赤身の多いまぐろ，血合い部分の多い魚，いわし，さば，さわら），レバー（牛，豚，鶏）
副菜	●ほうれんそうやこまつなのごま和えなどは量的に摂取できる ●大豆を取り入れる（五目大豆やポークビーンズなど） ●海藻類ではひじきサラダや煮物
汁物・鍋物	あさりやしじみのみそ汁，もつ鍋など日常食から季節を考えた献立に組み込む
常備菜	しじみやレバーの佃煮など常備菜として作り置きし，不足しがちな献立のときに利用する
間食や飲物	チョコレートやココアを利用した飲み物やデザート

2. 脂質異常症

思春期における不適切な食行動や偏った栄養摂取が原因となり，脂質異常症，高血圧，糖尿病，骨粗鬆症などの生活習慣病の発症年齢が低下している．同時に成人の生活習慣病へと移行する割合が高くなっており，大きな問題となっている．なかでも高コレステロール血症は，エネルギー・動物性脂肪の摂取過多が思春期で増加し続けている．自覚症状もなく発症まで時間がかかり，思春期での健康診断や検査の項目にないので，見落とされがちである．脂質異常症は，食事からの飽和脂肪酸，コレステロールの摂取が原因で血中のコレステロール値（総コレステロール値，LDL-コレステロール値），トリグリセリド値が高くなった状態をいう．動脈硬化を促進し，心疾患，脳血管障害の原因となる．

小児の脂質異常症の基準は**表 7-10** のとおりである．

肥満では，小児でも LDL-C，TG は高値となりやすく HDL-C は低値となりやすい．

肥満は体内の脂肪組織が過剰に増加した状態を指し，生活習慣病のリスクファクターであり，脂質異常症を引き起こす．

栄養ケア　エネルギー，飽和脂肪酸，コレステロールの過剰摂取を改善する．

① エネルギーの適正化を図る．
　適正体重を維持するエネルギー量とする．肥満では，摂取エネルギーを必要量に戻す．
② エネルギー産生栄養素バランスの適正化を図る．
　炭水化物（%エネルギー）：50〜65%
　たんぱく質（%エネルギー）：15〜20%（魚肉，大豆製品の比率を高くする）
　脂質（%エネルギー）：20〜25%（獣鳥性脂肪を少なくし，植物性・魚肉性脂肪を多くする）
③ LDL-コレステロール値が高い場合はコレステロールの摂取を控える．
④ 食物繊維の摂取を増やす．
⑤ 抗酸化ビタミンや抗酸化物質を含む食品を選択する．
⑥ 食塩の摂取過剰に注意し，Na（食塩相当量）6 g/日未満を目標にする．
　摂取を勧める食品を**表 7-11** に，控えたい食品を**表 7-12** に示す．

献立・調理のポイント

① 脂身の多い肉類は避ける．
② 調理法は焼く，蒸す，ゆでるなどを基本とし，焼く場合も網焼きのように油を取り除く工夫をする．
③ 調理に使用する油は飽和脂肪酸の少ない植物性油を用いる．特定保健用食品のコレステロールを下げるタイプの油脂（植物ステロールを多く含む）なども利用できる．
④ 野菜は煮る，ゆでるなどの調理でかさを減らし，量を増やして食物繊維の摂取量を増やす．
⑤ 味付けは薄味にする．

表 7-9　献立例：思春期・鉄欠乏性貧血予防の食事

16 歳，女子　身体活動レベル II（ふつう）

	献立名	食品名	1人当たり分量（g）	エネルギー（kcal）	たんぱく質（g）	脂質（g）	炭水化物（g）	鉄（mg）	食塩相当量（g）	作り方
朝食	ご飯	めし（胚芽精米）	190	317	5.1	1.1	69.2	0.4	0.0	
	卵焼き	卵	40	60	4.9	4.1	0.1	0.7	0.2	卵焼き ①にらは 1～2cm の長さに切る ②卵とだし，調味料を合わせる ③②に①を加え，薄く油を引いた卵焼き器で焼く
		にら	8	2	0.1	0.0	0.3	0.1	0.0	
		だししょうゆ	2	2	0.1	0.0	0.1	0.0	0.1	
		砂糖	3	12	0.0	0.0	3.0	0.0	0.0	
		調合油	2	18	0.0	2.0	0.0	0.0	0.0	
	（だいこんおろし）	だいこん	40	7	0.2	0.0	1.6	0.1	0.0	
		うすくちしょうゆ	2	1	0.1	0.0	0.2	0.0	0.3	
	五目きんぴら	ごぼう	25	16	0.5	0.0	3.9	0.2	0.0	五目きんぴら ①ごぼう，にんじんは同じ長さのせん切りにして水にさらす．しらたきはゆでて 5cm の長さに切る ②さやえんどうは筋を取ってゆでて斜めせん切りにする ③フライパンに調合油を熱して①を炒め，種を取ってみじん切りした赤とうがらしを加える ④鍋にしょうゆを入れ全体に混ぜ，酒，みりんを加えて数分炒め，さやえんどうを加えてさっと混ぜる．最後に黒ごまをふって火を止める
		しらたき	15	1	0.0	0.0	0.5	0.1	0.0	
		にんじん	10	4	0.1	0.0	0.9	0.0	0.0	
		さやいんげん	10	3	0.2	0.0	0.6	0.1	0.0	
		ごま（いり）	2	12	0.4	1.1	0.4	0.2	0.0	
		調合油	2	18	0.0	2.0	0.0	0.0	0.0	
		酒	2	2	0.0	0.0	0.1	0.0	0.0	
		うすくちしょうゆ	3	2	0.2	0.0	0.2	0.0	0.5	
		みりん風調味料	3	7	0.0	0.0	1.7	0.0	0.0	
		とうがらし	0.01	0	0.0	0.0	0.0	0.0	0.0	
	のり	味付けのり	0.3	1	0.1	0.0	0.1	0.0	0.0	
	みそ汁	だし入減塩みそ	12	21	2.1	0.6	4.4	0.2	1.2	
		じゃがいも	25	19	0.4	0.0	4.4	0.1	0.0	
		乾燥わかめ	2	0	0.0	0.0	0.1	0.0	0.0	
	果物	みかん	80	37	0.6	0.1	9.6	0.2	0.0	
	飲み物	ウーロン茶	150	0	0.0	0.0	0.2	0.0	0.0	
	小計			562	15.1	11	101.6	2.4	2.3	
昼食	スパゲッティミートソース	スパゲッティ	75	284	9.2	1.4	55.4	1.1	0.0	スパゲッティミートソース ①にんにく，たまねぎ，セロリー，マッシュルームはみじん切りにする ②鶏レバーは水洗いして血液を除き，粗みじん切りする ③鍋に油を熱し，①をよく炒め，ひき肉，②を加えてさらに炒め，薄力粉をふり混ぜる ③赤ワイン，ブイヨン，トマトピューレーを加えて，弱火で 20～30 分煮込み，塩・こしょうで味を調える ④スパゲッティは塩を加えた熱湯に入れてゆで上がったら，器に盛り，③をかけ，パルメザンチーズをふる
		牛ひき肉	20	54	3.4	4.2	0.1	0.5	0.0	
		豚ひき肉	20	47	3.5	3.4	0.0	0.2	0.0	
		鶏レバー	10	11	1.9	0.3	0.1	0.9	0.0	
		たまねぎ	40	15	0.4	0.0	3.5	0.1	0.0	
		にんにく	10	14	0.6	0.1	2.8	0.1	0.0	
		セロリー	10	2	0.0	0.0	0.4	0.0	0.0	
		マッシュルーム（水煮缶詰）	10	1	0.3	0.0	0.3	0.1	0.1	
		調合油	8	74	0.0	8.0	0.0	0.0	0.0	
		薄力粉	8	29	0.7	0.1	6.1	0.0	0.0	
		ワイン（赤）	8	6	0.0	0.0	0.1	0.0	0.0	
		トマトピューレー	30	12	0.6	0.0	3.0	0.2	0.0	
		塩	1	0	0.0	0.0	0.0	0.0	1.0	
		こしょう	0.03	0	0.0	0.0	0.0	0.0	0.0	
		パルメザンチーズ	1	5	0.4	0.3	0.0	0.0	0.0	
	サラダ	サラダ菜	15	2	0.2	0.0	0.4	0.4	0.0	
		きゅうり	20	3	0.2	0.0	0.6	0.1	0.0	
		キャベツ	25	6	0.3	0.1	1.3	0.1	0.0	
		りんご	20	11	0.0	0.0	3.1	0.0	0.0	
		干しぶどう	5	15	0.1	0.0	4.0	0.1	0.0	
		パセリ	1	0	0.0	0.0	0.1	0.1	0.0	
		フレンチドレッシング	13	53	0.0	5.4	0.8	0.0	0.4	
	飲み物	ヨーグルト（ドリンクタイプ）	100	65	2.9	0.5	12.2	0.1	0.1	
	小計			709	24.7	23.8	94.3	4.1	1.6	

表 7-9　つづき

献立名		食品名	1人当たり分量(g)	エネルギー(kcal)	たんぱく質(g)	脂質(g)	炭水化物(g)	鉄(mg)	食塩相当量(g)	作り方
夕食	さつまいもご飯	めし（胚芽精米）	190	317	5.1	1.1	69.2	0.4	0.0	さつまいもご飯 ①さつまいもは厚めに皮をむき，ひとくち大に切り，水にさらしてあくを抜く ②洗米した米を30分以上おき，塩とさつまいもを加えて炊きあげる いわしのハーブ焼き ①いわしは頭と内臓を除いてさっと水洗いする．水気をとり，手開きにして中骨を除き，軽く塩・こしょうをする ②パン粉にみじん切りしたパセリとバジル，塩，こしょうを合わせて混ぜる ③②をいわしの両面にしっかりまぶしつけ手で押さえる ④フライパンにオリーブ油を熱し，いわしの皮のほうを上にして焼く．焦げ目がついたら裏返し，火を弱めて中まで火を通す ⑤いわしにレモンの薄切りを乗せ，せん切りキャベツとミニトマトを添える チンゲンサイのごま和え ①チンゲンサイをゆでておき，水気をとって縦に6～8に切り目を入れ，3～4cmの長さに切る ②すりごまを作り調味料を合わせ，チンゲンサイを和える けんちん汁 ①だいこんとにんじんは短冊に切る ②乾しいたけはもどしてせん切りにする ③さといもは皮をむき輪切りにする ④ごぼうはささがきにして水につけておく ⑤ねぎは小口切りにする ⑥豆腐はふきんで包んでつぶし，水気をきっておく ⑦鍋にごま油を熱し①～④，こんにゃくを入れて炒める ⑧豆腐を入れてさらに炒め，煮だし汁を入れて材料がやわらかくなるまで煮る ⑨味付けをし，最後にねぎを入れて火を止める
		さつまいも	25	34	0.3	0.1	8.0	0.2	0.0	
	いわしのハーブ焼き	まいわし	50	85	9.6	4.6	0.1	1.1	0.1	
		塩	0.5	0	0.0	0.0	0.0	0.0	0.5	
		こしょう	0.02	0	0.0	0.0	0.0	0.0	0.0	
		パン粉	8	30	1.2	0.5	5.1	0.1	0.1	
		パセリ	1	0	0.0	0.0	0.1	0.1	0.0	
		バジル	1	0	0.0	0.0	0.0	0.0	0.0	
		オリーブ油	6	55	0.0	6.0	0.0	0.0	0.0	
	（付け合わせ）	レモン	10	5	0.1	0.1	1.3	0.0	0.0	
		キャベツ	30	7	0.4	0.1	1.6	0.1	0.0	
		ミニトマト	15	4	0.2	0.0	1.1	0.1	0.0	
		マヨネーズ	5	35	0.1	3.8	0.2	0.0	0.1	
	チンゲンサイのごま和え	チンゲンサイ	70	6	0.4	0.1	1.4	0.8	0.1	
		いりごま	3	18	0.6	1.6	0.6	0.3	0.0	
		うすくちしょうゆ	1	1	0.1	0.0	0.1	0.0	0.2	
		砂糖	1	4	0.0	0.0	1.0	0.0	0.0	
	けんちん汁	絹ごし豆腐	20	11	1.0	0.6	0.4	0.2	0.0	
		だいこん	25	5	0.1	0.0	1.0	0.1	0.0	
		にんじん	10	4	0.1	0.0	0.9	0.0	0.0	
		板こんにゃく	10	1	0.0	0.0	0.2	0.0	0.0	
		乾しいたけ	1	2	0.2	0.0	0.6	0.0	0.0	
		さといも	15	9	0.2	0.0	2.0	0.1	0.0	
		ごぼう	10	7	0.2	0.0	1.5	0.1	0.0	
		葉ねぎ	3	1	0.1	0.0	0.2	0.0	0.0	
		塩	0.5	0	0.0	0.0	0.0	0.0	0.5	
		うすくちしょうゆ	1	1	0.1	0.0	0.1	0.0	0.2	
		ごま油	2	18	0.0	2.0	0.0	0.0	0.0	
	果物	ぶどう	70	41	0.3	0.1	11.0	0.1	0.0	
	飲み物	せん茶	150	3	0.3	0.0	0.3	0.3	0.0	
	小計			704	20.7	20.7	108	4.1	1.8	
間食	ブラマンジェ	牛乳	70	47	2.3	2.7	3.4	0.0	0.1	ブラマンジェ ①鍋に牛乳，コーンスターチ，砂糖を入れてよく混ぜる．火にかけてたえずかき混ぜ，全体が糊化したら火を止める ② 1cm角に切った桃（半量）を加えてプリン型に流し入れる．冷やして固まったら型から取り出す．器に盛り付け，残りの桃を飾る
		コーンスターチ	8	28	0.0	0.1	6.9	0.0	0.0	
		砂糖	8	31	0.0	0.0	7.9	0.0	0.0	
		もも（缶詰黄色種）	45	38	0.2	0.0	9.3	0.1	0.0	
	ポテトチップス	ポテトチップス（市販）	20	111	0.9	7.0	10.9	0.3	0.2	
	レモンティー	紅茶	140	1	0.1	0.0	0.1	0.0	0.0	
		レモン汁	3	1	0.0	0.0	0.3	0.0	0.0	
		角砂糖	10	39	0.0	0.0	10.0	0.0	0.0	
	小計			296	3.5	9.8	48.8	0.4	0.3	
	合計			2,271	64.0	65.3	352.7	11.0	6.0	

表 7-9 つづき

栄養評価

評価項目		実施献立	目標値
エネルギー	(kcal)	2,271	2,300
たんぱく質	(g)	64.0	55
脂質	(g)	65.3	51〜77
炭水化物	(g)	352.7	288〜374
鉄	(mg)	11.0	10.5(7.0*)
食塩相当量	(g)	6.0	6.5 未満
たんぱく質エネルギー比率	(%)	11.3	13〜20
脂肪エネルギー比率	(%)	26.2	20〜30
炭水化物エネルギー比率	(%)	62.1	50〜65
動物性たんぱく質比率	(%)	45.2	40〜50

*：月経なしの場合.

食品構成(g)

食品群	実施量	目安量
穀類	471	580
いも類	98	100
砂糖・甘味料類	22	15
豆類	20	40
種実類	5	5
緑黄色野菜	119	140
その他の野菜	245	260
果実類	233	200
きのこ類	11	20
海藻類	2.3	15
魚介類	50	40
肉類	50	40
卵類	40	30
乳類	171	200
油脂類	20	25
菓子類	20	40
嗜好飲料類	450	450
調味料・香辛料類	74	50

表 7-10 小児(小中学生)の脂質異常症の基準(空腹採血時)

項目	基準
総コレステロール(TC)	220 mg/dL 以上
LDL-コレステロール(LDL-C)	140 mg/dL 以上
トリグリセリド(TG)	140 mg/dL 以上
HDL-コレステロール(HDL-C)	40 mg/dL 未満

(日本動脈硬化学会. 動脈硬化性疾患予防ガイドライン 2017 年版)

表 7-11 脂質異常症予防における摂取を勧める食品

分類	種類	食品
抗酸化性のある食品	ビタミンC	かんきつ類,いちご,キウイフルーツなどの果物,いも類
	ビタミンE	アーモンドなどのナッツ類
	カロテン	緑黄色野菜,かんきつ類,マンゴーなどの果物
食物繊維の多い食品	野菜	ごぼう,れんこん,たけのこ,切り干しだいこんなど
	その他	おから,海藻類,きのこ類,いも類,こんにゃく,全粒粉入りパン,七分つき米など
植物性たんぱく質(良質)を含む食品	大豆とその製品	豆腐,厚揚げ,薄揚げ,納豆,凍豆腐,湯葉など
オレイン酸を含む食品	植物油	なたね油,オリーブ油(エキストラバージン)
	種実類	マカダミアナッツ,アーモンドなど
n-3 系多価不飽和脂肪酸の多い食品	魚類	あじ,いわし,さば,さんま,かつおなど
	植物油	α-リノレン酸の多い植物油(しそ油,ごま油など)

3. 摂食障害

摂食障害は,大別すると「神経性やせ症」,「神経性過食症」,「過食性障害」に分類される.これらの診断基準(要約)を**表 7-13** に示す.一般に,「神経性やせ症」は拒食症,「神経性過食

表 7-12　摂取を控える食品

コレステロール含量の高い食品	レバー，卵類（とくに卵黄），魚卵（イクラなど），うに
糖質の多い食品	お菓子，ジュース，果物（果糖や単糖類を含むもの）
飽和脂肪酸の多い食品	ラード，ヘット，バター，ベーコン，脂身つき（牛・豚肉）など
アルコール飲料（未成年は禁止）	ウイスキー，ビール，日本酒など

表 7-13　摂食障害の診断基準（要約）

神経性やせ症	●低体重がある ●体重増加に強い恐怖がある，体重増加を妨げる行動が持続している ●体重や体型の感じ方の障害がある，自己評価に体重や体型が過剰に影響する，低体重の重篤さの認識が欠如している →過食，排出行動がなければ　…神経性やせ症 摂食制限型 過食または排出行動があれば　…神経性やせ症 過食・排出型
神経性過食症	●過食の繰り返し ●体重増加を防ぐための不適切な代償行動の繰り返し ●過食，排出行動が平均週 1 回以上ある ●自己評価に対する体重や体型の過剰な影響
過食性障害	●苦痛と感じる過食の繰り返し ●過食が平均して週 1 回以上ある ●不適切な代償行動がない

（東京大学医学部．摂食障害ハンドブック．2016）

症」は過食症として知られている．

不適切な代償行動とは体重を減らすために摂食，嘔吐，下剤の濫用などの行動を行うことをいうが，過食性障害ではこれらの行動を伴わない（さらに過食症と拒食症を繰り返す人もある）．思春期に好発し，発症すると精神面，心理面，行動面にさまざまな症状が現れ，生活全般に影響，機能不全から死に至るケースもあり，早期発見と早期治療が重要である．

思春期での早期発見には学校での取り組みが重要である．

図 7-2 は食事に関するアンケート（子ども版 EAT-26 日本語版）用紙で小学 4 年生から中学校 3 年生までの子どもが利用できる．神経性やせ症の子どもに特徴的な症状や行動が取り上げられており，早期発見を目的に作成されている．保健室などでのコミュニケーション作りや子ども自身の「気づき」のきっかけになる（18 点以上が要注意，さらに高得点の場合は医療機関への相談を検討する必要があるとされる）．高校生以上は日本語版 EAT-26 を用いる．

神経性やせ症（神経性食欲不振症）

「神経性やせ症」は，（米国精神医学会の診断分類体系である神経性やせ症）の診断基準（DSM-5）の 2013 年改定で，単に食欲の問題ではない疾患としての位置付けから，日本語名の神経性無食欲症，思春期やせ症とも呼ばれていたものをまとめた病名である．

極度の栄養障害と低体重が特徴で，死亡率（5～10%）が高く，同時に慢性化率，再発率が高い難治性の疾患である．心理的要因（ストレス）がうまく処理できず，“食べる，食べない”と

子ども版 EAT26 日本語版 (Chiba, 2016, 永光、2016)

下のそれぞれの文について、1～6の中から、あなたにもっともよくあてはまると思うものを一つ選んで、番号に○をつけてください。

		いつも	非常にひんぱん	しばしば	ときどき	たまに	まったくない
1.	太ることが怖い	6	5	4	3	2	1
2.	おなかがすいても何も食べないようにしている	6	5	4	3	2	1
3.	食物のことをいつも考えている	6	5	4	3	2	1
4.	いったん食べ始めた後で、やめられないと思うことがある	6	5	4	3	2	1
5.	一口ずつ食べる	6	5	4	3	2	1
6.	自分が食べる食物のカロリーを知っている	6	5	4	3	2	1
7.	パン、ご飯、パスタなどは食べないようにしている	6	5	4	3	2	1
8.	他の人は、私がもっと食べたほうがいいと思っている	6	5	4	3	2	1
9.	食べたあとで、はいてしまうことがある	6	5	4	3	2	1
10.	食べたあとで、食べなければよかったと思うことがある	6	5	4	3	2	1
11.	いつもやせたいと思っている	6	5	4	3	2	1
12.	運動する時は、カロリーを使っていることを考えながらやっている	6	5	4	3	2	1
13.	他の人は、私のことをやせすぎだと思っている	6	5	4	3	2	1
14.	自分の体のしぼうや肉が気になる	6	5	4	3	2	1
15.	他の人より食べるのに時間がかかる	6	5	4	3	2	1
16.	あまい食物は食べないようにしている	6	5	4	3	2	1
17.	ダイエット食品を食べる	6	5	4	3	2	1
18.	私の生活は食物にふりまわされている気がする	6	5	4	3	2	1
19.	食べすぎてしまうことはなく、自分で食べることをやめられる	6	5	4	3	2	1
20.	他の人が私にもっと食べるようにプレッシャーをかけていると思う	6	5	4	3	2	1
21.	食物について考えている時間が長すぎる	6	5	4	3	2	1
22.	あまい物を食べた後で、気持ちがわるくなる	6	5	4	3	2	1
23.	やせようとしてダイエットをしている	6	5	4	3	2	1
24.	おなかがすいている感じが好きだ	6	5	4	3	2	1
25.	食べたことのないカロリーの高い食物を食べてみることが好きだ	6	5	4	3	2	1
26.	食事の後で、はきそうになる	6	5	4	3	2	1

質問はこれで終わりです。ありがとうございました。

図 7-2　食事に関するアンケート（子ども版 EAT-26 日本語版）

（国立精神・神経医療研究センター．摂食障害に関する学校と医療のより良い連携のための対応指針（小学校編，中学校編）．2017）
（日本小児心身医学会．小児摂食障害サポートパンフ）

いう食を巡るこだわりに置き換え，心身の機能不全に陥る傾向がある．

神経性やせ症の診断基準を**表 7-14** に示す．一般に，本人や保護者の疾病否認が強いことや，疾患に対する知識の普及が十分でないことから，受診せずに悪化するケースが多い．近年，発症が低年齢化し，小学校高学年から中学生で増加している．ダイエットや美容などがきっかけとなって発症するケースが増加している．10 代の神経性やせ症は，栄養障害から思春期の成長発達を障害し，10 代前半の発症は 20 代以降の発症よりも心身へのダメージが大きい．栄養障害による深刻な発育不全と多臓器障害を生じ，脳，子宮，卵巣や骨への後遺症は，将来，精神障害，不妊症，骨粗鬆症，認知症，生活習慣病（動脈硬化症，脳卒中，心筋梗塞など）につな

表 7-14　神経性やせ症の診断基準（DSM[※]-5，2013 抜粋）

A. 必要量と比べてエネルギー摂取を制限し，年齢，性別，成長曲線，身体的健康状態に対する有意に低い体重に至る．有意に低い体重とは，正常の下限を下回る体重で，子供または青年の場合は，期待される最低体重を下回ると定義される．
B. 有意に低い体重であるにもかかわらず，体重増加または肥満になることに対する強い恐怖，または体重増加を妨げる持続した行動がある．
C. 自分の体重または体型の体験の仕方における障害．自己評価に対する体重や体型の不相応な影響．または現在の低体重の深刻さに対する認識の持続的欠如．

【分類】
摂食制限型：過去３か月間，過食や排出行動（自己誘発性嘔吐，下剤や利尿剤，浣腸剤の誤用）の反復的なエピソードがないこと．
過食・排出型：過去３か月間，過食や排出行動（自己誘発性嘔吐，下剤や利尿剤，浣腸剤の誤用）の反復的なエピソードがあること．

【現在の重症度（成人の場合）】
軽　度：BMI 17 kg/m^2 以上
中等度：BMI 16～16.99 kg/m^2
重　度：BMI 15～15.99 kg/m^2
最重度：BMI 15kg/ m^2 以下

[※]DSM：Diagnostic and Statistical Manual of Mental Disorders
（American Psychiatric Association（日本精神神経学会 監修，髙橋三郎，大野　裕 監訳）．DSM-5 精神疾患の診断・統計マニュアル．医学書院，2014）

表 7-15　学校健診による予防・早期発見のガイドライン（抜粋）

学校健診時の身長・体重から
　1）やせと判定され，2）成長曲線異常があり，3）徐脈を合併する場合には，神経性やせ症を疑い医療機関へ紹介する．
1）やせ
　⇩　標準体重の－15%以下の生徒を選び出す
2）成長曲線異常
　⇩　成長曲線を作成し，体重の１チャンネル以上の低下を認める生徒を保健室に呼び出す
3）徐脈
　脈拍数を計測し，徐脈（60/分未満）を合併する場合には，医療機関へ紹介

（厚生労働省．平成 18 年度厚生労働科学研究（子ども家庭総合研究事業）報告書．思春期やせ症と思春期の不健康やせの実態把握および対策に関する研究．2007）

がる．また，低栄養から免疫機能の低下をきたす．

治療には，精神療法，栄養療法，行動療法などが用いられる．

カウンセリングを重視し，管理栄養士は他の専門職種（医師，心理士，看護師，ソーシャルワーカー，養護教諭，担任，保健教諭，スクールカウンセラーなど）と連携を図って情報を共有し患者に接する．栄養ケアの期間は長期になることが多く，早急な結果を求めず，まず患者との信頼関係を築くことが必要である．

早期に治療すれば治りやすいので，学校でのスクリーニングが早期発見につながる．学校健康診断による予防・早期発見のガイドラインを**表 7-15** に示す．

栄養アセスメントの実際

栄養摂取量，栄養状態の評価を行う．

食事摂取量の調査　認知障害のために食事摂取量を多く見積もる傾向がある．

喫食調査　特定の食品に対しての嫌悪感や恐怖心をもつ．

身体計測　体重・身長，体脂肪率，上腕周囲長，上腕三頭筋部皮下脂肪厚，上腕筋囲を計測する．

血液検査　血清アルブミン，プレアルブミン値，Hb など．

生化学，生理検査　肝機能検査，空腹時血糖値低下の有無，微量栄養素（ビタミン，ミネラル），脱水，血液性状．

エネルギー消費　安静時エネルギー消費量，基礎代謝率など．

栄養ケア

① 望ましいエネルギーや栄養素量を検討し，患者に最も効果的な栄養補給法（経口栄養，経管栄養，末梢輸液，中心静脈栄養）を決定する．

② エネルギー補給を最優先し，食べたいものや食べられるものから始める．本人の納得の得られる量を経口投与で，800～1,200 kcal から開始する．

③ 基礎代謝量は健康女性より有意に減少しているが，不必要な運動も多く，実際には健康な女性とエネルギー消費量は変わらない．たんぱく質は，窒素出納が負にならないようにする．成長期ではさらに多くの摂取が必要であるが難しい．必須脂肪酸の補給のために 1 日 10 g 以上の脂質が必要とされるが，嫌悪から摂取しない傾向が強い．

④ 消化吸収能力が低下しているので，最初はおかゆ程度から開始し，普通食に進めていく．好きなものから摂取してよい（糖尿病食，低脂肪食，消化管術後食，小児食なども利用できる）．

⑤ 食後，腹部の膨満感，腹痛，便秘などの訴えがある場合，消化吸収能力の低下が原因とされるが，同時に不安や抑うつ状態などの精神的因子も強く影響していると考えられる．

⑥ 体重の回復とともに許容される食品が増えると栄養量も確保できるので，初めからバランスのよい食事を強制しない．

⑦ 不足しがちな栄養素については，高エネルギー食品，高たんぱく質食品，ビタミン・ミネラル（カルシウムや鉄）のサプリメントを利用する．

⑧ 栄養バランスのよい食事を経口的に必要量摂取できるようにすることが目標である．濃厚栄養剤や経管栄養剤の併用も考える．

⑨ “体が温かくなった”“速く歩ける”などの自覚症状や検査所見のフィードバックを行い，よい食行動を強化する．

⑩ 食品の選択や調理法（味付け）に偏りを示すので，その点を配慮した献立作成と食事の提供が必要となる．

表 7-16 は摂食を拒否することが多い食品，料理法の例である．

表 7-16　摂食を拒否する食品・料理法

糖質性食品
砂糖，ジャム類，ジュース類，甘味菓子，米飯，パン類
たんぱく質性食品
サーロイン，内臓類，ベーコン，うなぎ，まぐろのトロ，さば，さんま，いわし，がんもどき，チーズ，牛乳
脂質性食品
バター，マーガリン，生クリーム，マヨネーズ，植物油
揚げ物料理・炒め物料理
天ぷら，から揚げ，カツレツ，チャーハン，スパゲティ，酢豚
ソース，ルウ
カレールウ，シチュー，ベシャメルソース，タルタルソース

（本田佳子 編．トレーニーガイド栄養食事療法の実習．第 11 版．医歯薬出版，2016）

モニタリング・再評価

栄養ケアの効果の確認を行う．定期的な再評価が必要である．

① 栄養アセスメントの項目についてモニタリングを行う．

② 目標として設定した体重に回復した時点で食事を自由に経口摂取とする．

③ 退院後，外来で引き続き定期的な栄養指導とケアを継続することが望ましい．

5—栄養ケアの評価と結果のフィードバック

思春期における栄養ケアの評価は，健康上のリスクを回避し，成人に向けて心身ともに健全な生活を送れるように行わなくてはならない．自立した正しい食生活を実践し，適切な栄養状態を保持して健康の維持増進を図るためにも，食生活の自己管理能力の習得が重要である．その結果として順調な身体の発達が認められ，健康上の問題が解決される．

たとえば，肥満の解消，生活習慣病予防ができていることなどが，到達目標となる．得られた評価を，設定した目標・結果とずれがないかチェックする．常にプログラムを見直し，修正があれば栄養ケア，栄養プログラムの計画・実施にフィードバックし，たえず効果的に進める．

栄養ケアの評価，種類と内容について，**表 7-17** にその例を示す．

表 7-17　思春期の栄養ケアの評価の種類とその内容例

評価の種類	評価の内容
実施方法の有効性	
主観的健康観（意欲）	●栄養ケアプランの実施に積極的であるか，健康を大切に思っているか
体重	●適正体重を把握できているか
BMI	●肥満とやせの判定，適正体重に向けて食事制限を受け入れられるか
体重の減少率（% 月）	●やせ願望からの食物制限や偏りによる体重減少率が低下
体重の増加率（% 月）	●運動不足や心的ストレスが原因となる過食による体重増加率の低下
血清アルブミン値	●欠食回数，偏食の程度，朝食の欠食を減らす
血清脂質	●エネルギー，栄養素の補給が適当か
貧血	●疲れ，だるさ，めまいなどの症状が軽減されるか
喫食状態	●食事量，嗜好が満足できているか，これまでの食習慣が改善されつつあるか，実施方法がつらくないか
ストレス	●身体と精神発達のアンバランスがどの程度ストレスの原因になっているか，家庭，学校，友人関係，勉強によるストレスの程度
食事に関する満足感	●栄養ケアプログラムが新たなストレスになっていないか ●食事の改善で体調がよくなったと感じられる，体重の増（減）があり実感できる，精神的な満足感が得られる
行動の変容	
必要な食事（栄養）を摂取する	●朝昼夕の食事時間を一定にする習慣が身につく
健全な食習慣，生活習慣の確立	●規則正しい生活リズムで過ごせる
運動の習慣化	●1 日 30 分程度の運動の実践
食知識，食行動，食態度	●栄養に関する正しい知識の習得と生活での実践が行える
食生活の自己管理能力の習得	●生活習慣病の予防に関連した食の知識を学ぶ ●安易なサプリメントや健康食品の摂取を控える ●外食時のメニュー選択に栄養バランスを考えた選択を行う，スナック菓子などの摂取を控える
栄養状態，健康状態の改善の度合い	●糖質，脂質の過剰摂取の抑制，高塩分食品の制限，抗酸化ビタミンや抗酸化物質を含む食品の摂取，食事量の適正化
生活習慣病のリスクを軽減する食生活，成人期への移行を未然に防ぐ	
脂質異常症	●ファストフード，動物性たんぱく質の過剰摂取の抑制による血清脂質の低下
高血圧	●加工食品，塩分の高いスナック菓子の摂取制限による高血圧の予防
骨粗鬆症の予防	●骨量の増加，適度な負荷運動の実施
鉄欠乏性貧血	●鉄欠乏性貧血の改善，立ちくらみやめまいが消失
摂食障害	●神経性やせ症，神経性過食症などの早期発見，治療を受けるようになる
食に関する自己管理能力の向上	●メディアによる健康情報，ダイエット情報を鵜呑みにしない ●正しい情報を求めるようになる，健康によい食品選択ができる
食行動，食知識，食態度の向上	●食生活のリズムが整い，食行動がいっそう健全化する
QOL の向上	●食生活が安定し，思春期の成長・発育が順調で，体力がつく，食に関する自己管理能力が向上する，将来の進路に向かって計画を立てる，希望する進路に向けて勉学に励み，充実した学校生活を送る

文献

1. 厚生労働省．日本人の食事摂取基準（2020 年版）．
2. 文部科学省．平成 30 年度学校保健統計．2019．
3. 日本高血圧学会高血圧治療ガイドライン作成委員会 編．高血圧治療ガイドライン 2019．ライフサイエンス出版，2019．
4. 日本肥満学会 編．小児肥満症診療ガイドライン 2017．ライフサイエンス出版，2017．
5. 日本動脈硬化学会 編．動脈硬化性疾患予防のための脂質異常症診療ガイド 2018 年版．日本動脈硬化学会，2018．
6. 日本動脈硬化学会 編．動脈硬化性疾患予防ガイドライン 2017 年版．日本動脈硬化学会，2017．
7. 小児生活習慣病予防健診．東京都予防医学協会年報 2019 年度版第 48 号．東京都予防医学協会，2019．
8. 日本糖尿病学会 編．糖尿病診療ガイドライン 2019．南江堂，2019．
9. 厚生労働省．平成 29 年国民健康・栄養調査報告．2018．
10. 森　基子，玉川和子ほか．応用栄養学―ライフステージからみた人間栄養学．第 10 版．医歯薬出版，2015．
11. 厚生労働省 厚生科学審議会地域保健健康増進栄養部会．「健康日本 21（第二次）」中間評価報告書．2018．
12. American Psychiatric Association（日本精神神経学会 監修，髙橋三郎，大野　裕 監訳）．DSM-5 精神疾患の診断・統計マニュアル．医学書院，2014．
13. 東京大学医学部附属病院心療内科 摂食障害ハンドブック作成ワーキンググループ．摂食障害ハンドブック．2016．
14. 国立精神・神経医療研究センター精神保健研究所．摂食障害に関する学校と医療のより良い連携のための対応指針（小学校編，中学校編，高校編）．2017．
15. 日本小児心身医学会 摂食障害ワーキンググループ．小児摂食障害サポートパンフ．2017．
16. 厚生労働省．平成 18 年度厚生労働科学研究報告書（主任研究者 渡辺久子）．思春期やせ症と思春期の不健康やせの実態把握および対策に関する研究．2007．
17. 本田佳子 編．トレーニーガイド栄養食事療法の実習．第 11 版．医歯薬出版，2016．
18. 日本スポーツ振興センター．平成 22 年度児童生徒の食事状況等調査報告書．2012．

Chapter

8：成人期の栄養

1—成人期の特性と栄養ケアのあり方

思春期の終わる 18 歳から，高齢期の始まる前の 64 歳までを成人期と呼ぶ．成人期は，一般には青年期，壮年期，中年期または実年期の 3 期に区分される．

1. 成人期の特性

成人期は，就職，結婚，子育てや子どもの成長，社会的にも重要なポストに就くなど，人生のなかで最も充実した時期となる．しかし，この時期は，仕事上や家庭内のストレスや運動不足のほか，外食や欠食，飲酒の機会が増えて栄養バランスが大きく崩れるなど，健康を妨げる要因が一気に増え，メタボリックシンドロームから生活習慣病の発症リスクが最も高くなる時期である．

青年期（18〜29 歳）

青年期の初めは，学生生活を送る者や就職して社会に出る者など，さまざまである．この時期，精神的成長はそれぞれの環境によって個人差はあるが，社会と積極的にかかわりをもつことにより大きな成長につながる．

一方，身体的成長はほぼ終わり，体格は強固になり，体内諸器官も完成する．しかし，筋力は比較的遅くピークに達する傾向があるので，訓練により発達する．また，**図 8-1** に示すように，骨量もこの時期から 30 歳代半ばにかけてピークを迎える．とくに女性にとって骨量は，閉経期を迎えるころに急激な減少がみられるので，この時期から十分な骨量を保つ必要がある．

青年期は，成長期に次いで死亡者数の少ない年齢階層で，疾病による死亡者数は少ない一方で，“自殺” と “不慮の事故” が死因の上位を占めている．自殺の原因としては，過労や人間関係によるもの，うつ病などが多く，精神的なフォローやカウンセリングが必要となる．

青年期の半ば以降になると，社会での活躍が期待され，生活の基盤を築く大切な時期となる．女性にとっては，妊娠や出産という生殖の役割を果たす重要な時期となってくる．

青年期は自分の健康状態について自覚が乏しく，「国民健康・栄養調査」によると，20 歳代で運動習慣のある人は男女ともにきわめて低く，また，朝食の欠食率も男女とも 20 歳代が最も高い．青年期の生活習慣が，壮・実年期や老年期の健康低下につながるため，青年期から適正

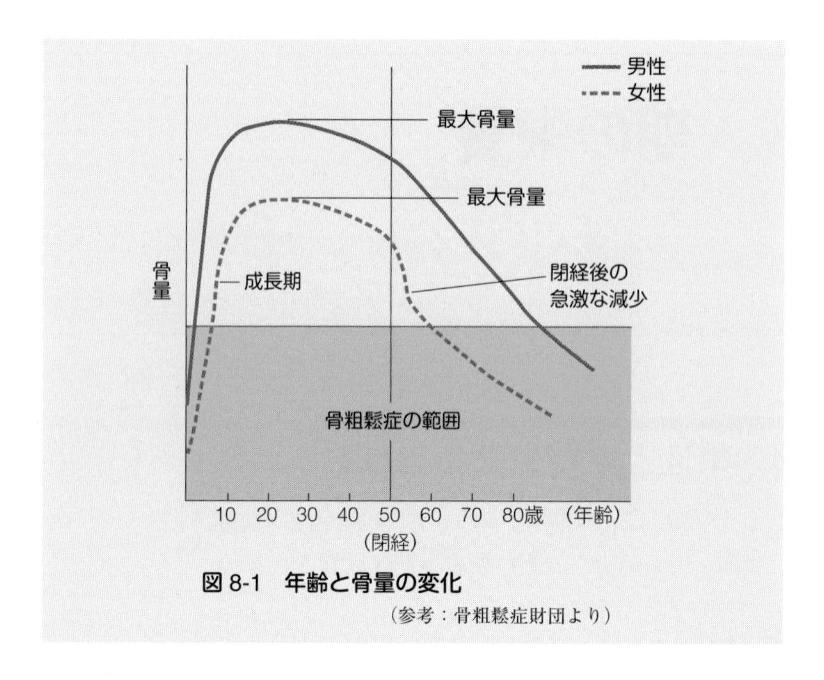

図 8-1 年齢と骨量の変化

（参考：骨粗鬆症財団より）

な生活習慣を身につけることが大切である．

壮年期（30～49 歳）

壮年期は，働き盛りの年代であり，社会では中堅となって活躍しながら，家庭においても，子どもを産み育てる活力のあふれる時期であり，心身ともに充実した年代である．しかし，その社会環境は，少子化や超高齢社会（2018 年の高齢者人口の比率は 28.1％であり，わが国は超高齢社会である）の到来，第一次から第三次へと移行してきた産業構造の変化，そして機械化に伴う労働の省力化など目まぐるしく変化している．その結果，職場環境からくる精神的・肉体的ストレスだけでなく，不規則な生活時間や，運動不足，睡眠不足，過度の飲食や喫煙，欠食，外食，加工食品や調理済み食品による栄養のアンバランスなど，健康を損なう要因が多くなっている．人口動態統計（2018 年）によると，死因の第 1 位は，30 歳代では 20 歳代と同様“自殺”であるが，40 歳代になると“悪性新生物”になる．

長期にわたる壮年期において，30 歳代では，身体の各組織や臓器は衰退していくが（図 8-2），老化という自覚はなく，40 歳代に入ると，体力や筋肉の低下や身体の衰え，慢性的な疲労感を感じるようになる．また，この時期になると基礎代謝量や身体活動が低下するにもかかわらず，食物摂取量はさほど減少しないため，エネルギーバランスは正となり，相対的に肥満となる．肥満により蓄積した内臓脂肪に起因して，高血糖，脂質異常，高血圧が引き起こされ，いわゆるメタボリックシンドロームとなり，それが時間の経過とともに糖尿病，脂質異常症，高血圧へと移行する可能性がある．

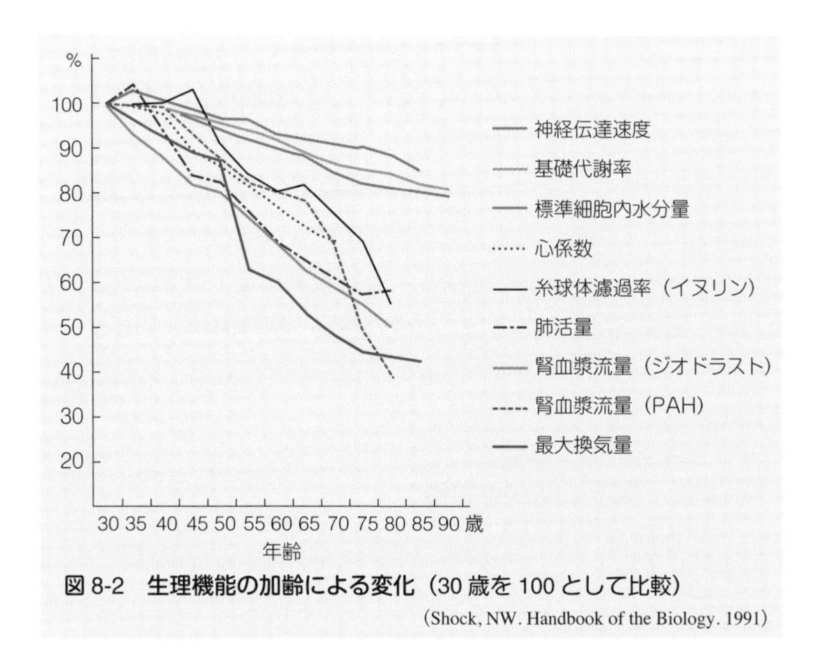

図 8-2　生理機能の加齢による変化（30 歳を 100 として比較）

(Shock, NW. Handbook of the Biology. 1991)

中年（実年）期（50〜64 歳）

中年期は実年期ともいわれ，高齢期の前段階である．身体的に体力は衰え，筋肉や内臓諸器官の機能も老化が始まり，それらはほとんどが不可逆的に進行する．女性ではこの時期の少し前から，生殖期から非生殖期に移行する更年期を迎える（45〜55 歳）．

中年期になると，老化の進行が顕著となる．頭髪には白髪が増し，顔にはしわや肝斑（しみ）などが出現するなど，外面的にも老化を自覚するようになり，内面的にも，老眼，唾液腺や胃腺の減少，腸運動の低下など消化器系の衰え，肺活量の低下，糸球体濾過率や腎血漿流量の低下など腎機能系の衰え，心拍出量の低下などがみられる．また体力的にも無理がきかなくなり，握力，筋力，筋持久力，平衡性などが低下する．

歯の喪失もこのころから始まり，50〜54 歳で 26.4 本，60〜64 歳で 23.9 本にまで減少する（平成 28 年歯科疾患実態調査）．この値は，昭和 30 年代に比べると改善傾向にあるが，歯の喪失は咀しゃくに影響を与え，味蕾が萎縮して味覚が鈍くなるといわれている．歯の喪失原因となるう蝕や歯周病はすみやかに治療することが，高齢期の歯の健康につながる *．

中年期は，基礎代謝が 40 歳代のころよりさらに低下するにもかかわらず，食事を過剰摂取することによる肥満や，喫煙および過度の飲酒など，健康を損なう危険性をはらんでいる．そのため，この時期においては，原因が個々人の生活習慣に大きく依存している高血圧，心臓病，

*：8020（ハチ・マル・ニイ・マル）運動

「80 歳になっても自分の歯を 20 本以上保とう」という運動で，平成元年，旧厚生省と日本歯科医師会が提唱して開始された．平成 28 年歯科疾患実態調査では，8020 達成者は，2 人に 1 人以上（51.2%）で過去最高であると報告されている．平成 16 年国民健康・栄養調査で，どの性・年齢層でも，自分の歯が 20 本以上残っている人の咀しゃく状況は良好であることが報告されている．

脳血管障害，痛風，糖尿病などの生活習慣病の発症が増えてくる．また，この時期はがんの発生率が高いことから，“がん年齢”ともいわれており，人口動態統計（2018 年）によると，50〜64 歳の死因の第 1 位は“悪性新生物”である．

このような心身の衰えがある一方で，これまでの経験によって培われた知識，知恵，判断力，総合力などから経済的にも心理的にも安定し，人間関係もほぼ良好な年代でもある．社会では徐々に重責を担うようになり，管理職を経験し，60 歳前後で定年退職にも直面する．多忙から生じる不規則な生活，睡眠不足，運動不足，疲労の蓄積や精神的ストレスなどがみられる時期であり，また，家庭においても，子どもが思春期を迎えたり，進学，結婚などにより巣立つ時期となったりするので，ストレスも多くなる．

成人期における栄養・食事に関する特徴

成人期は，成長や発育が止まり，各種臓器も十分に成熟がみられるので，発育に要する栄養素ではなく，その機能を維持するための量を摂取すればよいことになる．20 歳代では，筋力や骨量など発達がさらに続くものもあるが，30 歳代では身体の各組織や臓器は衰退していき，40 歳代からはいわゆる生活習慣病年齢となり，いろいろな生活習慣病が顕在化してくる．さらに 40 歳代以降，死因の第 1 位となっている悪性新生物にも罹患しやすい年齢となる．悪性新生物を含む生活習慣病を引き起こす要因は，遺伝，生活様式，食生活の 3 つに大別されるが，なかでも食生活の影響が大きいので，体力や健康に自信がある青年期から，食生活や生活習慣を正す必要がある．そのことにより，生活習慣病を防ぎ，老化をできるだけ遅らせ，やがて訪れる高齢期において健康寿命を延ばすことが可能となる．

成人期の栄養・食事に関する特徴は，健康増進法に基づき毎年 11 月に行われている「国民健康・栄養調査」の結果から知ることができる．

2. 栄養ケアのポイント

成人期における栄養ケアのポイントは，生活習慣病にならないようにするための一次予防と，早期発見・早期治療の二次予防に努めることである．ここでは，一次予防の詳細を示す．

適切な食生活ができていない人には，食習慣が健康維持や疾病予防と関係が深いことを十分に認識させながら改善していく必要がある．

エネルギーおよび栄養素等摂取量

「日本人の食事摂取基準（2020 年版）」を適切に用いて決定する．エネルギーの食事摂取基準については，それぞれの年齢区分だけでなく身体活動レベルに見合った数値とする．一般に，成人期における基礎代謝は加齢に伴って低下するといわれており，壮年期から実年期にかけては，とくに身体活動レベルが低下するため，摂取エネルギーが消費エネルギーより大となり肥満を起こしやすい．

食品構成

次のことに配慮する．

穀類エネルギー比　50％とする．

動物性たんぱく質比　40～50％とする．n-3 系の脂肪酸の摂取量を高めるために，肉類を減らし，魚介類を増やす．

野菜摂取量　350 g 以上（緑黄色野菜 120 g 以上，その他の野菜 230 g 以上）とする．食物繊維量を増やすために，海藻やきのこなども多めにとる．

献立作成・調理上の注意点

エネルギー　身体活動レベルに沿った適正なエネルギー量の摂取にこころがける．体重の変動に注意してエネルギーのとり過ぎにならないようにする．

炭水化物　主食の米，パン，めん類は変化をもたせ，不足しないように摂取する．砂糖類，菓子類，嗜好飲料の過剰摂取に気をつける．果物も適量にとどめる．

たんぱく質　アミノ酸組成のよい動物性のたんぱく質食品を十分摂取する．低脂肪の肉類と魚介類，卵類などを組み合わせるとよい．植物性たんぱく質を含む大豆製品も利用する．年齢とともに肉類などを避けてしまう傾向になるが，不足することのないように，ほかの食品と上手に組み合わせて毎日の献立に取り入れる．

脂質　少量でも多量のエネルギー源になるので，肥満防止の面からも過剰摂取には注意する．脂質は量だけでなく質も重要であり，脂質異常症を助長させる飽和脂肪酸を多く含む肉類よりも，魚類や植物油からとるようにする．

ビタミン，ミネラル　新鮮な野菜類，海藻を多く摂取することにより，造血に関与するビタミン B_6，B_{12}，葉酸，銅，鉄および鉄の吸収をよくするビタミン C などを摂取することができる．カルシウム摂取量は，学校給食がなくなる 15 歳ごろを境に急激に減少し，20 歳代，30 歳代では低値となる．カルシウムを多く含む乳製品，小魚，海藻などを毎日摂取するように努める．また，カルシウムを積極的に摂取することにより骨粗鬆症を予防できる．さらに，カルシウムの吸収を助けるビタミン D や骨の形成に関与しているマグネシウムも十分にとることも大切である．なお，良質のたんぱく質やコラーゲンの生成に関与するビタミン C も十分に摂取し，逆にリンはとり過ぎないように気をつける（Ca：P ＝ 2：1～1：2 が適当とされている）．

食物繊維　給源である海藻類，野菜類，きのこ類，果物類を積極的に取り入れ，便秘予防，がん予防に努める．一般に便秘は，食物繊維や運動不足が原因といわれている．目標量に達するよう摂取する．

食塩　日ごろから薄味に慣れるようにする．塩分を控えるには，漬物やその他の塩辛い食品の摂取を少なくし，酢，レモン，すだちなど酸味をうまく利用して，減塩してもおいしく食べられるように工夫する．汁物は塩分の関係から，1 日 1～2 杯程度にとどめ，めん類の汁は飲まない．インスタント食品や加工食品は，塩分が多く含まれているのでとり過ぎないようにする．

食事全体　1 日 3 食を規則正しく，良質のたんぱく質やビタミン，ミネラルに富む食品をバランスよくとるよう努める．朝・昼・夕食の配分は，2：3：3 が望ましい．毎食とも，主食，主菜，副菜を必ずそろえる．嗜好の偏りが加齢とともに明らかになってくるので，多種類の食品を多様に用いるようにする．ストレスの解消，疲労回復に効果のあるビタミン B_1 や抗酸化能

をもつ β-カロテン，ビタミンC，Eを多く含む食品を摂取する．

日常生活指導

① 自分の適正体重を認識し，体重コントロールを実践する．
② 多様化する食環境のなかで外食や中食を上手に利用し，摂取する栄養素のバランスが保たれるように注意をする．外食や食品購入の際には，栄養成分表示を参考にするとよい．
③ 間食をとり過ぎないようにし，夜食は避け，夕食は午後9時までにすませるようにする．
④ 朝食の欠食などがないようにし，食事はよくかんで時間をかけて食べる．食事時間は規則正しくする．
⑤ 睡眠時間を確保し，疲れを次の日に残さないように休養は十分にとる．
⑥ 自分自身のストレスの状況を正確に把握し，趣味や旅行などで気分転換を図る．
⑦ 適度な飲酒を守る．アルコールのエネルギーは7 kcal/gで，食事にアルコール摂取が増えればエネルギー過剰となる．
⑧ 禁煙をする．

食生活の理解に向けて

成人期においては，生活習慣病の一次予防に重点を置いた指導をこころがける必要があり，食生活を正すことが重要となる．そのための指針などが国から示されているので，これらを理解し，健康づくりや食生活の改善のために上手に取り入れることが望まれる．

食生活指針　2000年に旧文部省，旧厚生省，農林水産省によって，国民一人ひとりが健全な食生活を実践するための指針として，食生活指針が示された．その後2005年には食育基本法が制定され，2016年には同法に基づく「第3次食育推進計画」が作成されるなど，食生活の分野では大きな変革があった．これらの動きを踏まえ，2016年6月に本指針が一部改正された．おもな変更点は，脂肪は量だけでなく質も考慮すること，適正体重の維持のために食事だけでなく適度な運動も取り入れること，若い女性のやせや高齢者の低栄養への注意喚起など，最近の食生活の問題点である．

食事バランスガイド　何をどのくらい食べたらよいかをわかりやすくするためイラストで示したフードガイドが各国で策定されているが，わが国でも2005年に厚生労働省，農林水産省の策定により示された．

2—成人期の栄養アセスメント

2008年4月から，糖尿病などの生活習慣病に関する健康診査（特定健診）およびその結果により健康の保持増進に努める必要がある者に対しての保健指導（特定保健指導）の実施が，医療保険者に対して義務づけられた．これは，メタボリックシンドローム（内臓脂肪症候群）が，生活習慣病の大きな一因となっているという概念に基づき，内臓脂肪を減らすことで生活習慣病有病者および予備軍を25%減少させ，その結果としての医療費削減効果を期待したものである．**表8-1**に，メタボリックシンドロームの診断基準を示す．

表 8-1　わが国におけるメタボリックシンドローム（内臓脂肪症候群）診断基準

内臓脂肪（腹腔内脂肪）蓄積（必須項目）	
ウエスト周囲径	男性≧ 85 cm 女性≧ 90 cm
（内臓脂肪面積が男女とも≧ 100 cm^2 に相当）	
上記に加え以下のうち 2 項目以上（追加項目）	
高トリグリセリド（TG）血症 かつ / または 低 HDL-コレステロール血症	≧ 150 mg/dL < 40 mg/dL 男女とも
収縮期血圧 かつ / または 拡張期血圧	≧ 130 mmHg ≧ 85 mmHg
空腹時高血糖	≧ 110 mg/dL

（メタボリックシンドローム診断基準検討委員会．2005）

- CT スキャンなどで内臓脂肪量測定を行うことが望ましい．
- ウエスト周囲径は立位，軽呼気時，臍レベルで測定する．脂肪蓄積が著明で臍が下方に偏位している場合は肋骨下縁と前上腸骨棘の中点の高さで測定する．
- メタボリックシンドロームと診断された場合，糖負荷試験が勧められるが診断には必須ではない．
- 高 TG 血症，低 HDL-C 血症，高血圧，糖尿病に対する薬剤治療を受けている場合は，それぞれの項目に含める．

特定健診・特定保健指導の対象者は，40～74 歳であるが，成人期の栄養アセスメントの例として，**表 8-2** にその詳細を示す．なお，40 歳未満の者は，30 歳時，35 歳時など 5 年に 1 回くらい詳細な検査を行い，生活習慣の改善がとくに必要と認められる者に対して保健指導を行うことが望ましい．

3―栄養ケアの実際

特定健診により，“積極的支援レベル”とふるい分けされた壮年期の男性の栄養ケアプログラム（例）を**表 8-3** に示す．成人期の食事摂取基準と食品構成例，さらに生活習慣病予防のための献立例をそれぞれ，**表 8-4**，**表 8-5** に示す．

4―成人期の栄養にかかわる病態・疾患と栄養ケア

生活習慣病とは，食習慣，運動習慣，休養，喫煙，飲酒などの生活習慣やストレスなどが原因で発症する，成人期に多い疾患の総称として用いられている．生活習慣病は，日本人の死因の 1 位，2 位，4 位を占める（トータルで全死亡の 50.6%），悪性新生物，心疾患，脳血管疾患や，高血圧，脂質異常症，糖尿病，肝臓病，肥満などが含まれる．

1. 肥満

肥満には皮下脂肪型肥満と内臓脂肪型肥満の 2 つのタイプがある．皮下脂肪型肥満は女性に多く，下半身に脂肪がつきやすい．内臓脂肪型肥満は男性に多く，腹部に脂肪がつきやすい．蓄積した内臓脂肪から，動脈硬化促進因子（アディポサイトカイン）が分泌され，インスリン抵抗性が高まり，高血圧，脂質代謝異常，高血糖を介して，動脈硬化から心疾患につながる．

しかし，内臓脂肪型は皮下脂肪型に比べて減量しやすいという特徴があるので，食事制限に，

表 8-2　標準的な健診・保健指導プログラムについて

●健診の内容	1．臨床診査 （身体所見）	理化学的検査（身体診察），標準的な質問票による問診（投薬の有無，既往歴，喫煙，飲酒，食生活，運動習慣，健康に対する意識，生活習慣改善の意思など）
	2．身体計測	身長，体重，肥満度・標準体重，BMI，腹囲計測（内臓脂肪面積），血圧測定
	3．臨床検査	●基本的な健診の項目 血液化学検査 脂　質：①中性脂肪，②HDL-コレステロール，③LDL-コレステロール 肝機能：④AST（GOT），⑤ALT（GPT），⑥γ-GTP 代謝系：⑦空腹時血糖または HbA1c 尿検査：①尿糖，②尿たんぱく ●詳細な健診の項目：心電図検査，眼底検査，貧血検査（赤血球数，血色素量〔ヘモグロビン値〕，ヘマトクリット値） 注：詳細項目は，血液検査などの値が基準値の範囲外で，かつ，医師が必要と認めたときに実施する
●**保健指導対象者と選定の階層化**：保健指導対象者の選定は，内臓脂肪蓄積（腹囲）を基準にして行い，さらに高血糖，脂質異常，高血圧，喫煙などのリスク項目をカウントすることにより行う．ただし，選定の際には，高血圧，糖尿病，脂質異常症ですでに薬物治療中の者は対象とならないので除く	ステップ 1	●腹囲：男性≧ 85 cm，女性≧ 90 cm →（1） ●腹囲：男性< 85 cm，女性< 90 cm かつ BMI ≧ 25 →（2）
	ステップ 2	1．**血糖値** ①空腹時血糖：100 mg/dL 以上　または ② HbA1c の場合：5.2% 以上　または ③薬剤治療を受けている場合（質問票より） 2．**脂質** ①中性脂肪：150 mg/dL 以上　または ② HDL-コレステロール：40 mg/dL 未満　または ③薬剤治療を受けている場合（質問票より） 3．**血圧** ①収縮期血圧：130 mmHg 以上　または ②拡張期血圧：85 mmHg 以上　または ③薬剤治療を受けている場合（質問票より） 4．**喫煙歴あり**（質問票より）（1 から 3 のリスクが 1 つ以上の場合にだけカウント）
	ステップ 3	●**ステップ 1** の（1）の場合：**ステップ 2** の 1～4 のリスクのうち，追加リスクが 2 以上の対象者→積極的支援レベル 1 の対象者→動機づけ支援レベル 0 の対象者→情報提供レベル ●**ステップ 1** の（2）の場合：**ステップ 2** の 1～4 のリスクのうち，追加リスクが 3 以上の対象者→積極的支援レベル 1 または 2 の対象者→動機づけ支援レベル 0 の対象者→情報提供レベル
	ステップ 4	●薬剤治療中の者については，特定保健指導の対象としない．（**ステップ 2** の 1～3 で，③と答えた項目があった場合） ●65 歳以上 75 歳未満の高齢者については，積極的支援の対象となった場合でも動機づけ支援とする
●保健指導の内容	情報提供レベル	健診受診者全員を対象とし，年 1 回，健診結果と同時に実施する．支援内容は，健診の意義や健診結果の見方，メタボリックシンドロームや生活習慣病に関する基本的な知識の提供などについて情報提供する
	動機づけ支援レベル	階層化で“動機づけ支援レベル”と，ふるい分けされた対象者に対して，個別支援またはグループ支援により，原則 1 回行う．支援内容は，対象者が自らの生活習慣を振り返り，行動目標を立て，保健指導終了後すぐに実践できる内容で，その生活が継続できることを目指す．行動目標は，あくまでも自分の意思で立てる．6 か月後に通信などを利用して，評価を行う
	積極的支援レベル	階層化で“積極的支援レベル”と，ふるい分けされた対象者に対して，3 か月以上の継続的な指導を行う．初回の面接は“動機づけ支援レベル”と同様の支援とし，行動目標や実践内容を決める．その後，電話，e-mail，FAX，手紙など，時には個別支援，グループ支援も行いながら，対象者の行動が継続できるように定期的・継続的に支援する．6 か月後の評価は，通信等を利用して行う

表 8-3　成人期の栄養ケアプログラム（例）

●年齢，性別：48 歳，男性
●栄養ケアの期間：3 か月
●現病歴：事務職．とくに大きな病気をしたことはないが，3 年前，一大決心をして，喫煙をやめた．その後，口寂しさから間食が増え，ここ数年間で体重が 6 kg 増加し，20 歳代ころの体重と比較すると，16 kg も増加した．最近受診した特定健診では，“積極的支援レベル”の保健指導を受ける旨の通知があった．家族は，夫婦と子ども 2 人と，柴犬が 1 匹．子どもは大学生で，うち 1 人は県外に住む．

栄養アセスメント	課題	短期計画（期間：4 週間）		長期計画（期間：3 か月）		評価
		目標	ケアプラン	目標	ケアプラン	
●身長：170 cm ●体重：73 kg ●BMI：25.3 ●腹囲：88 cm ●体重変化：20 歳のときから 10 kg 以上増加（57 kg → 73 kg），とくに 45 歳を過ぎてから，1 年に 2 kg ずつ増加 1. 血糖 ①空腹時血糖：105 mg/dL ②HbA1c：5.3% ③薬剤治療の有無：なし 2. 脂質 ①中性脂肪：178 mg/dL ②HDL-コレステロール：47.5 mg/dL ③薬剤治療の有無：なし 3. 血圧 ①収縮期：130 mmHg ②拡張期：80 mmHg ③薬剤治療の有無：なし 4. 喫煙歴あり（20 歳から 45 歳まで） ●運動習慣：ほとんどなし ●食べる速度（人と比較して）：速い ●食事の回数：1 日 3 回きちんととっている．間食（夜食）をとることもある ●食事時間：朝食（午前 7 時），昼食（午後 12 時 30 分），夕食（不規則で遅くなることもある） ●アルコールの摂取：週に 2～3 回（2～3 合）	●体重の減少（BMI を 25 以下にする） ●腹囲の減少（88 cm → 85 cm） ●関連リスク 1，2，3 の数値の改善 ●運動習慣をつける	**一次目標** ●体重：1 か月で 1 kg の減（同時に腹囲も 1 か月に 1 cm の減） **対策** ●バランスのよい食事を毎日適量とる．ゆっくり，よくかんで食べる．間食，夜食はなるべくやめる ●毎日 1 回 30 分以上の軽く汗をかくような運動をする **対策** ●運動習慣がなく，日常生活で運動を取り入れるのは難しいため，犬の散歩などで無理なく運動量を増やすようにこころがける **二次目標** ●体重（腹囲）の減少による，関連リスクの低減 **対策** ●栄養指導	**栄養素等摂取** ●エネルギー：2,250 kcal ●たんぱく質：60 g ●脂質：60 g ●炭水化物：370 g **栄養指導** ●減量プランを立てる．1 か月に 1 kg（腹囲で 1 cm）減らすためには，7,000 kcal の減量が必要．1 日当たりでは，7,000 kcal ÷ 30（日）＝233 kcal の減量となる．これを食事と運動で半分ずつ減らすこととする ●食事：間食，飲酒を減らす（摂取エネルギーが，1 日約 120 kcal の減） ●運動：1 日 30 分の犬の散歩をする（消費エネルギーが，1 日約 120 kcal の増）	**到達目標** ●体重：体重 70 kg ●BMI：24.2 ●腹囲：85 cm	**栄養素等摂取** ●エネルギー：2,250 kcal ●たんぱく質：60 g ●脂質：60 g ●炭水化物：370 g **減量プランの実施** ●減量プランにより，食事の減量と，運動量の増加の 2 方向から，実施する	**目標達成の状況** ●体重：目標値到達 **栄養素等摂取** ●エネルギー：2,250 kcal ●たんぱく質：60 g ●脂質：60 g ●炭水化物：370 g ●減量プランの実施 **栄養指導** ●3 か月の減量プランが成功したことを，本人と家族に伝え，次回の特定健診では，関連リスクの低下が期待できることを説明する ●リバウンドも予想されるので，今の生活を続けることを勧める ●さらに標準体重である 63.5 kg まで近づくように，現在のような緩やかな減量（1 か月に 1 kg 減のペース）を続けることを勧める **家族の評価** ●少しスリムになり，犬の散歩を欠かさない夫を，家族は歓迎する．妻も，3 度の食事を油物の少ない，減塩食を供するように努める
		到達状況		到達状況		
		●体重：72 kg（1 kg 減）		●目標体重への到達		

表 8-4　成人期の食事摂取基準と食品構成例

18～64 歳，身体活動レベル I（低い）

食事摂取基準

栄養素等	青年期		壮年期		実年期	
	男	女	男	女	男	女
エネルギー　(kcal)	2,300	1,700	2,300	1,750	2,200	1,650
たんぱく質　(g)	65	50	65	50	65	50
脂質　(g)	65	50	65	50	60	45
炭水化物　(g)	365	265	365	275	350	260
ビタミン A　(μgRAE)	850	650	900	700	900	700
ビタミン B_1　(mg)	1.4	1.1	1.4	1.1	1.3	1.1
ビタミン B_2　(mg)	1.6	1.2	1.6	1.2	1.5	1.2
ビタミン C　(mg)	100	100	100	100	100	100
カルシウム　(mg)	800	650	750	650	750	650
鉄　(mg)	7.5	10.5	7.5	10.5	7.5	11.0（6.5）*1
食塩相当量　(g)	7.5 未満	6.5 未満	7.5 未満	6.5 未満	7.5 未満	6.5 未満
食物繊維　(g)	21 以上	18 以上	21 以上	18 以上	21 以上	18 以上
たんぱく質エネルギー比率 (%)	13～20				14～20*2	
脂肪エネルギー比率　(%)	20～30					
炭水化物エネルギー比率　(%)	50～65					

*1：月経なしの場合.

*2：高齢者の低栄養予防，フレイル予防のために，2020年版では目標量の下限値が引き上げられた.

脂質，炭水化物，食塩相当量，食物繊維は目標量，その他の栄養素は推奨量.

食品構成例（g）

食品群	青年期		壮年期		実年期	
	男	女	男	女	男	女
穀類	310	230	320	250	280	220
いも類	70	50	70	50	60	50
砂糖・甘味料類	5	5	5	5	5	5
豆類	70	60	80	60	60	60
種実類	5	5	5	5	5	5
緑黄色野菜	140	120	140	120	140	120
その他の野菜	260	230	260	230	260	230
果実類	150	150	170	150	150	150
きのこ類	20	10	20	15	20	10
海藻類	5	5	5	5	5	5
魚介類	90	65	90	65	85	60
肉類	70	55	70	55	70	50
卵類	60	45	60	45	55	40
乳類	210	200	210	200	200	200
油脂類	11	10	11	10	10	10
菓子類	30	20	30	20	25	20
嗜好飲料類	450	200	450	250	450	180
調味料・香辛料類	80	65	80	70	80	60

表 8-5　献立例：壮年期の生活習慣病予防食

30～49 歳（男子）

	献立名	食品名	1人当たり分量（g）	エネルギー（kcal）	たんぱく質（g）	脂質（g）	炭水化物（g）	食塩相当量（g）	作り方
朝食	さつまいもペーストのサンドイッチ	食パン	100	260	9.0	4.2	46.6	1.2	さつまいもペーストのサンドイッチ ①さつまいもは皮をむき，軟らかくゆでる（蒸してもよい）．熱いうちにつぶす ②①に室温にもどしたバター，はちみつ，レモン汁を加えよく混ぜる ③食パンに②を塗り，サンドイッチにする
		さつまいも	70	94	0.8	0.1	22.3	0.0	
		バター	6	45	0.0	4.9	0.0	0.1	
		はちみつ	7	21	0.0	0.0	5.6	0.0	
		レモン果汁	4	1	0.0	0.0	0.3	0.0	
	大豆入りミネストローネ風	大豆（水煮缶詰）	10	14	1.3	0.7	0.8	0.1	大豆入りミネストローネ風 ①たまねぎ，にんじん，セロリー，ベーコンは 1cm 角に切り，いんげんは 1cm の長さに切る ②鍋にオリーブ油とベーコンを入れて火にかけ，ベーコンから脂が出るまで炒め，たまねぎ，セロリー，にんじんの順に加えて炒め，大豆，缶汁ごとのトマト，水 100mL，砕いた固形コンソメを加えて中火で煮る．塩，こしょうで味を調える
		たまねぎ	30	11	0.3	0.0	2.6	0.0	
		にんじん	10	4	0.1	0.0	0.9	0.0	
		セロリー	10	2	0.0	0.0	0.4	0.0	
		さやいんげん	10	2	0.2	0.0	0.5	0.0	
		ベーコン	10	41	1.3	3.9	0.0	0.2	
		トマト（缶詰・ホール）	50	10	0.5	0.1	2.2	0.0	
		オリーブ油	1	9	0.0	1.0	0.0	0.0	
		水	100						
		固形コンソメ	1	2	0.1	0.0	0.4	0.4	
		塩	0.1	0	0.0	0.0	0.0	0.1	
		こしょう	0.05	0	0.0	0.0	0.0	0.0	
	果物	オレンジ	50	23	0.5	0.1	5.9	0.0	
	牛乳	牛乳	200	134	6.6	7.6	9.6	0.2	
	小計			672	20.7	22.6	98.4	2.3	
昼食（お弁当）	ご飯	精白米	100	358	6.1	0.9	77.6	0.0	
	たこのから揚げ	まだこ	30	23	4.9	0.2	0.0	0.2	
		薄力粉	3	11	0.2	0.0	2.3	0.0	
		卵	5	8	0.6	0.5	0.0	0.0	
		パン粉	8	30	1.2	0.5	5.1	0.1	
		調合油（吸油量）	4	37	0.0	4.0	0.0	0.0	
		ケチャップ	5	6	0.1	0.0	1.4	0.2	
	ピーマンのみそチーズ焼き	ピーマン	15	3	0.1	0.0	0.8	0.0	ピーマンのみそチーズ焼き ①ピーマンは縦半分に切ってへたと種を除く ②みそとみりんを混ぜ合わせてピーマンの内側に塗り，チーズを散らし焼く
		みそ	2	4	0.3	0.1	0.4	0.2	
		みりん	2	5	0.0	0.0	0.9	0.0	
		プロセスチーズ（溶けるタイプ）	7.5	25	1.7	2.0	0.1	0.2	
	にんじんオムレツ	にんじん	30	12	0.2	0.1	2.8	0.0	にんじんオムレツ ①フライパンに油を熱し，ひき肉を入れて炒め，色が変わったらみじん切りしたにんじんを加えてさらに炒める．A と顆粒だし，水 50mL を加えてにんじんが軟らかくなるまで煮る ②溶き卵に煮汁ごと加え混ぜる ③フライパンに油を熱し，②を一度に入れて箸で大きく混ぜ，半熟状になったらふたをする．焼き色がついたらふたを使って裏返し，同様に焼く ④粗熱が取れたら食べやすい大きさに切る ⑤きゅうりとレタスを付け合わせる
		鶏ひき肉	20	37	3.5	2.4	0.0	0.0	
		調合油	1	9	0.0	1.0	0.0	0.0	
		A 酒	5	5	0.0	0.0	0.2	0.0	
		A うすくちしょうゆ	2	1	0.1	0.0	0.2	0.3	
		A 砂糖	2	8	0.0	0.0	2.0	0.0	
		A 塩	0.1	0	0.0	0.0	0.0	0.1	
		鳥がらだしの素（顆粒）	0.2	0	0.0	0.0	0.0	0.0	
		水	50						
		卵	50	76	6.2	5.2	0.2	0.2	
		調合油	1	9	0.0	1.0	0.0	0.0	
		きゅうり	10	1	0.1	0.0	0.3	0.0	
		レタス	10	1	0.1	0.0	0.3	0.0	

表 8-5　30～49 歳(男子) つづき

	献立名	食品名	1人当たり分量(g)	エネルギー(kcal)	たんぱく質(g)	脂質(g)	炭水化物(g)	食塩相当量(g)	作り方
昼食(お弁当)	豚肉のまいたけ巻き	豚もも脂身なし	40	59	8.6	2.4	0.1	0.0	豚肉のまいたけ巻き ①豚肉は広げて塩，こしょうをふる．まいたけは一口大に分けて4等分し，それぞれ豚肉で巻く ②油を熱したフライパンで①の巻き終わりを下にして焼き，ころがして全体に焼き色がついたらふたをして弱火で3～4分蒸し焼きにする．中火にし，しょうゆ・みりんを加えてころがしながらいりつける
		塩	0.1	0	0.0	0.0	0.0	0.1	
		こしょう	0.01	0	0.0	0.0	0.0	0.0	
		まいたけ	20	3	0.4	0.1	0.9	0.0	
		調合油	1	9	0.0	1.0	0.0	0.0	
		こいくちしょうゆ	3	2	0.2	0.0	0.3	0.4	
		みりん	2.5	6	0.0	0.0	1.1	0.0	
	果物	りんご	50	29	0.1	0.1	7.8	0.0	
	小計			777	34.7	21.6	104.5	2.2	
夕食	ご飯	精白米	100	358	6.1	0.9	77.6	0.0	
	ぶりとだいこんのピリ辛煮	ぶり	70	180	15.0	12.3	0.2	0.1	ぶりとだいこんのピリ辛煮 ①ぶりを一口大に切り，しょうゆをからめる ②だいこんは皮を除いて大きい乱切りにし，軟らかくなるまでゆでる．湯をきる ③ねぎは3cm長さに切る ④昆布だしにだいこんを入れて煮立て，Aを加えて混ぜて煮る ⑤Bを加え混ぜ，ぶりを加えて落しぶたをし，さらに煮る ⑥ねぎを加えて軽く煮る
		こいくちしょうゆ	2	1	0.2	0.0	0.2	0.3	
		だいこん	100	18	0.4	0.1	4.1	0.0	
		ねぎ	20	7	0.3	0.0	1.7	0.0	
		昆布だし	150	6	0.2	0.0	1.4	0.3	
		A 砂糖	3	12	0.0	0.0	3.0	0.0	
		A うすくちしょうゆ	2	1	0.1	0.0	0.2	0.3	
		A トウバンジャン	1	1	0.0	0.0	0.1	0.2	
		B 酒	15	16	0.1	0.0	0.7	0.0	
		B うすくちしょうゆ	2	1	0.1	0.0	0.2	0.3	
		B しょうが	2	1	0.0	0.0	0.1	0.0	
	厚揚げのたらこマヨネーズ焼き	厚揚げ	60	90	6.4	6.8	0.5	0.0	
		たらこ	10	14	2.4	0.5	0.0	0.5	
		マヨネーズ	4	28	0.1	3.0	0.2	0.1	
		キャベツ	40	9	0.5	0.1	2.1	0.0	キャベツはゆでる
	みそ汁	にんじん	10	4	0.1	0.0	0.9	0.0	
		乾燥わかめ(素干し)	1	1	0.1	0.0	0.4	0.2	
		もやし	30	4	0.5	0.0	0.8	0.0	
		かつおだし	150	5	0.6	0.0	0.0	0.2	
		みそ	10	19	1.3	0.6	2.2	1.2	
	果物	キウイフルーツ	50	27	0.5	0.1	6.8	0.0	
	小計			800	34.9	24.4	103.2	3.6	
	合計			2,250	90.2	68.6	306.1	8.1	

栄養評価

評価項目		実施献立	目標値
エネルギー	(kcal)	2,250	2,300
たんぱく質	(g)	90.2	65
脂質	(g)	68.6	65
炭水化物	(g)	306.1	365
食物繊維	(g)	16.9	21 以上
カルシウム	(mg)	680	750
鉄	(mg)	9.2	7.5
食塩相当量	(g)	8.1	7.5 未満
たんぱく質エネルギー比率	(%)	16.0	13～20
脂肪エネルギー比率	(%)	27.4	20～30
炭水化物エネルギー比率	(%)	54.4	50～65
穀類エネルギー比率	(%)	45.2	50～60
動物性たんぱく質比率	(%)	56.2	40～50

食品構成(g)

食品群	実施量	目安量
穀類	331	320
いも類	70	70
砂糖・甘味料類	12	5
豆類	70	80
種実類	0	5
緑黄色野菜	125	140
その他の野菜	252	260
果実類	154	170
きのこ類	20	20
海藻類	1	5
魚介類	100	90
肉類	70	70
卵類	55	60
乳類	208	210
油脂類	14	11
菓子類	0	30
嗜好飲料類	25	－
調味料・香辛料類	341	－

適度な運動を取り入れ，無理なく続けることができるような計画を立てることが必要である．

肥満の診断

肥満の強さ（肥満度）を客観的に評価することが必要である．肥満度は日本肥満学会のBMI値からの判定が汎用されている（「Chapter 1：栄養ケア・マネジメントの基礎知識」表1-2参照）．

栄養ケア

① 消費エネルギーに見合ったエネルギー量とする．脂質，炭水化物（砂糖の多いもの）は減らす．
② 栄養をバランスよくとる．
③ 低エネルギー食品や食物繊維の多い食品（野菜類，海藻類，きのこ類，こんにゃく）を用い，ボリューム感を出す．
④ 脂肪の少ない部位や調理法を選ぶ．肉類ではひれ肉，もも肉，ささみなどを使うようにし，バラ肉，ロース肉などは避ける．魚介類は白身魚，赤身をとるようにし，脂ののったぶり，とろなども少なめにとる．揚げ物では，吸油量に注意し，炒め物での油は，少量とする．
⑤ 食事は規則正しくとり，欠食・夜食は避ける．間食は少なめにする．全体に薄味とする．
⑥ 食事はゆっくり時間をかけ，よくかんで食べる．早食いは，つい食べ過ぎてしまうため過食をまねく．
⑦ アルコール飲料や清涼飲料水などの嗜好品を控える．

2. 糖尿病

成人期の糖尿病は95%以上が2型糖尿病であり，インスリンの分泌低下またはその作用不足などの遺伝的要因だけでなく，過食や運動不足などの生活習慣や，肥満，加齢やストレスが加わって起こる．高血糖状態が持続すると，細小血管障害として，網膜症，腎症，神経症などの3大合併症が生じる．これに加えて大血管障害として動脈硬化症へと進展する．

栄養ケア

糖尿病の栄養ケアの目的は，少ないインスリンでも効率的に血糖コントロールができるようにすることと合併症を進ませないことにある．

① 適正なエネルギー量とする．栄養のバランスをよくとる．偏食しない．
② 炭水化物は，単糖類や二糖類など血糖値が急激に上昇する糖質は避け，でん粉などの多糖類を多くする．甘味料には特別用途食品を用いるのもよい．
③ 食物繊維を多くとることにより，食後の血糖値の上昇を抑える．水溶性食物繊維は，食事内容物の胃からの排出時間を遅らせ，小腸内で糖質の消化・吸収を緩やかにする働きがある．
④ 脂質の摂取量を減らし，質にも注意をはらう．すなわち，飽和脂肪酸（動物性や乳製品からの脂肪）の摂取を減らし，n-3系多価不飽和脂肪酸（エイコサペンタエン酸〈EPA〉，ドコサヘキサエン酸〈DHA〉など）は，血中中性脂肪低下，血管内皮細胞の機能改善および血栓生成防止作用などがあるため，多く摂取することにより，動脈硬化の予防につながる．
⑤ アルコール飲料や清涼飲料水，菓子などの摂取に注意する．アルコールは，エネルギーのとり過ぎや栄養のアンバランスを招きやすく，清涼飲料水やジュースなどは二糖類が多く含まれる．

表 8-6　脂質異常症の診断基準（空腹時採血*）

LDL-コレステロール	140 mg/dL 以上	高 LDL-コレステロール血症
	120～139 mg/dL	境界域高 LDL-コレステロール血症**
HDL-コレステロール	40 mg/dL 未満	低 HDL-コレステロール血症
トリグリセリド	150 mg/dL 以上	高トリグリセリド血症
non-HDL-コレステロール	170 mg/dL 以上	高 non-HDL-コレステロール血症
	150～169 mg/dL	境界域高 non-HDL-コレステロール血症**

・LDL-コレステロールは Friedewald 式または直接法で計算する．
・トリグリセリドが 400 mg/dL 以上や食後採血の場合は non-HDL-コレステロールを使用する．ただしスクリーニング時に高トリグリセリド血症を伴わない場合は LDL-コレステロールとの差が＋30 mg/dL より小さくなる可能性を念頭に置いてリスクを評価する．
*　10 時間以上の絶食を「空腹時」とする．ただし水やお茶などカロリーのない水分の摂取は可能とする．
** スクリーニングで境界域高 LDL-コレステロール血症，境界域高 non-HDL-コレステロール血症を示した場合は，高リスク病態がないか検討し，治療の必要性を考慮する．

（動脈硬化性疾患予防ガイドライン 2017 年版）

⑥ 高血圧になると動脈硬化が進むため減塩を守る．
⑦ インスリン抵抗性の改善や，標準体重の維持などの目的で，運動療法も取り入れるとよい．運動内容としては，ウォーキングや体操など有酸素運動が望ましい．

3. 脂質異常症

脂質異常症とは，血清中の脂質の値が高値または低値というような異常値となる疾患をいう．脂質異常症の診断基準は，LDL-コレステロール，トリグリセリド（TG）のどちらかまたは両方が上昇しているか，HDL-コレステロールが低下している場合となっている（**表 8-6**）．脂質異常症の発症には，家族性（遺伝性）のものもあるが，過食，動物性脂肪や砂糖類過多の食生活，加工食品や外食利用の増加，さらに運動不足，喫煙や飲酒などの生活習慣や肥満，ストレスなどのさまざまな要因が関連している．

成人の脂質異常の割合は増加傾向にあり，「平成 29 年国民健康・栄養調査」の結果によると，男性は，40～74 歳では“脂質異常症が疑われる人”は 23.6％である．女性は，40 歳代までは“脂質異常症が疑われる人”の割合は 5％以下と低く，閉経後に高 LDL-コレステロール血症の発症率が高くなり，その割合が倍増する．LDL-コレステロールの上昇や HDL-コレステロールの低下は，冠動脈疾患のリスクを高める．それ以外の冠動脈疾患危険因子として，加齢（男性≧45 歳，女性≧ 55 歳），高血圧，糖尿病，喫煙，冠動脈疾患の家族歴などがある．

栄養ケア

ケアのポイントは食事療法と運動療法と禁煙である．
① 適正体重を維持するような適正エネルギー量とする．
② 脂質の摂取には注意する．肉類では脂身の少ないひれ肉，もも肉，ささみなどを使うようにし，バラ肉，ロース肉などは避ける．魚介類は白身魚，赤身をとるようにし，脂ののったぶり，とろなどは少なめにとる．また，牛乳は低脂肪乳にする．
③ 脂質の質に注意する．飽和脂肪酸（肉類・乳類に多い）は，LDL-コレステロールの上昇作用が強いので制限する．多価不飽和脂肪酸は，n-6 系と n-3 系の比率を考慮して適量とる．

n-3 系多価不飽和脂肪酸（魚類に多い EPA，DHA）は血栓を防ぐ.

④トランス脂肪酸（マーガリンやファストフードに多い）は，飽和脂肪酸と同程度の LDL-コレステロール上昇作用があり，逆に HDL-コレステロールを低下させてしまう．日本人を対象とした推定では，トランス脂肪酸の摂取量は国際機関が示した目標量よりは少ないが，あまりとらないほうがよい.

⑤ コレステロールを多く含む食品の摂取に注意する．魚介類（たらこ，イクラなどの魚卵，いか，うに，えび，ししゃも，うなぎなど）や，卵類，レバーなどは，コレステロールを多く含んでいる．日本人の食事摂取基準 2020 年版では，コレステロールの目標量を設定していないが，脂質異常症の重症化予防の観点からは，200 mg/日未満に留めることが望ましいとなっている.

⑥ 糖質の多い食品は避ける．砂糖は，TG の上昇，HDL-コレステロールの低下をもたらす.

⑦ 食物繊維を十分にとる（野菜類，きのこ類，海藻類，豆類，こんにゃくに多い).

⑧ 抗酸化成分である，ビタミン C，E，β-カロテン，イソフラボン，ポリフェノールなどを含む食品を多くとる.

⑨ 減塩を守る.

⑩ アルコール飲料を制限する.

⑪ 血清脂質値の改善などのために，1 日 30 分以上の有酸素運動を行うことも重要である.

中年（実年）期女性の脂質異常症予防のための献立例を**表 8-7** に示した.

4. 高血圧

高血圧は，加齢とともに増加の傾向にあり，男女とも 40～50 歳代から急激に増加する．高血圧には腎臓病，心臓病，内分泌異常などが原因となる二次性高血圧と，明確な原因がない本態性高血圧があり，90％以上が後者である．本態性高血圧の成因として，過剰な食塩摂取，肥満，運動不足，喫煙，飲酒などの生活習慣や，過労，ストレス，遺伝などがあげられる．高血圧の状態が持続すると心臓が肥大し，動脈壁は損傷を受けてもろくなり，動脈硬化症が進行して，心疾患などの危険因子となる．**表 8-8** に血圧値の分類を示す.

栄養ケア

① 適正体重を維持するような適正エネルギー量とする．肥満を予防する.

② 食塩を 1 日 6 g 未満とする.

③ 脂質は，とくに飽和脂肪酸の摂取を少なくし，n-3 系の多価不飽和脂肪酸を多くとる.

④ 野菜類，果物類，いも類の摂取を増やし*，カリウム摂取量を多くする．カリウムを多く摂取することで，ナトリウムの尿中排泄を促進させ降圧効果を上げることができる.

⑤ 降圧作用をもつマグネシウム（魚介類，大豆，ごぼう，ほうれんそう，ごま，アーモンド，くるみなどに多い）やカルシウムの摂取量を増やす.

⑥ アルコール飲料の過剰摂取は避けるが，適度の飲酒は HDL-コレステロールを増加させるという報告もある.

---

*：重篤な腎障害を伴う患者では高カリウム血症をきたすリスクがあるので，野菜・果物の積極的な摂取は推奨しない．また，肥満者や糖尿病などのエネルギー制限が必要な患者では糖分の多い果物の過剰摂取は勧められない.

表 8-7　献立例：実年期の脂質異常症予防食

50～64 歳（女子）

	献立名	食品名	1人当たり分量（g）	エネルギー（kcal）	たんぱく質（g）	脂質（g）	炭水化物（g）	食塩相当量（g）	作り方
朝食	パン	ロールパン	40	126	4.0	3.6	19.4	0.5	
		ライ麦パン	40	106	3.4	0.9	21.1	0.5	
		いちごジャム（低糖度）	10	20	0.1	0.0	4.8	0.0	
	ホットサラダ	カリフラワー	35	9	1.1	0.0	1.8	0.0	ホットサラダ ①それぞれの野菜を一口大に切る ②ゆでて，水気をきったらこしょうで調味する ③卵は，ゆで卵にする ④レタスを敷いて盛り付ける．ドレッシング，マヨネーズをかける
		ブロッコリー	35	12	1.5	0.2	1.8	0.0	
		アスパラガス	20	4	0.5	0.0	0.8	0.0	
		卵	25	38	3.1	2.6	0.1	0.1	
		レタス	20	2	0.1	0.0	0.6	0.0	
		和風ドレッシング	6	5	0.2	0.0	1.0	0.4	
		マヨネーズ	5	35	0.1	3.8	0.2	0.1	
		こしょう	0.01	0	0.0	0.0	0.0	0.0	
	カフェオレ	インスタントコーヒー	1	3	0.1	0.0	0.6	0.0	
		グラニュー糖	2	8	0.0	0.0	2.0	0.0	
		低脂肪牛乳	120	55	4.6	1.2	6.6	0.2	
	小計			423	18.7	12.3	60.7	1.9	
昼食	ご飯	精白米	65	233	4.0	0.6	50.4	0.0	
	筑前煮	若鶏もも皮なし	30	38	5.7	1.5	0.0	0.1	筑前煮 ①こんにゃくはスプーンでちぎり，ゆがいておく ②その他の材料は，一口大に切る ③鍋に油を熱し鶏肉を炒め，鶏肉の表面が白っぽくなったら，こんにゃく，れんこん，ごぼうを加えて軽く炒める ④鍋にだし汁，調味料を入れて煮る．煮汁が少なくなってきたら，焦がさないように炒りながら煮つける
		こんにゃく	20	1	0.0	0.0	0.5	0.0	
		れんこん	20	13	0.4	0.0	3.1	0.0	
		ごぼう	20	13	0.4	0.0	3.1	0.0	
		調合油	1	9	0.0	1.0	0.0	0.0	
		砂糖	2	8	0.0	0.0	2.0	0.0	
		こいくちしょうゆ	6	4	0.5	0.0	0.6	0.9	
		煮干しだし	50	1	0.1	0.1	0.0	0.1	
	ほうれんそうときのこのごま和え	ほうれんそう	40	8	0.9	0.2	1.2	0.0	
		しめじ	20	4	0.5	0.1	1.0	0.0	
		ごま	2	12	0.4	1.1	0.4	0.0	
		こいくちしょうゆ	2	1	0.2	0.0	0.2	0.3	
		砂糖	1	4	0.0	0.0	1.0	0.0	
	卯の花の炒り煮	おから	20	22	1.2	0.7	2.8	0.0	
		調合油	2	18	0.0	2.0	0.0	0.0	
		乾しいたけ	1	2	0.2	0.0	0.6	0.0	
		にんじん	10	4	0.1	0.0	0.9	0.0	
		油揚げ	5	21	1.2	1.7	0.0	0.0	
		葉ねぎ	2.5	1	0.0	0.0	0.2	0.0	
		こいくちしょうゆ	1.5	1	0.1	0.0	0.2	0.2	
		塩	0.1	0	0.0	0.0	0.0	0.1	
		酒	2	2	0.0	0.0	0.1	0.0	
		牛乳	25	17	0.8	1.0	1.2	0.0	
	みそ汁	じゃがいも	25	19	0.4	0.0	4.4	0.0	
		キャベツ	30	7	0.4	0.1	1.6	0.0	
		ねぎ	3	1	0.1	0.0	0.2	0.0	
		煮干しだし	140	2	0.2	0.2	0.0	0.2	
		みそ	8	19	1.3	0.6	2.2	1.2	
	フルーツヨーグルト	ヨーグルト（全脂無糖）	60	37	2.2	1.8	2.9	0.1	
		バナナ	50	43	0.6	0.1	11.3	0.0	
		みかん（缶詰）	20	13	0.1	0.0	3.1	0.0	
		りんご	30	17	0.0	0.1	4.7	0.0	
	小計			589	21.4	12.7	99.2	2.8	

表 8-7　50～64 歳（女子）つづき

	献立名	食品名	1 人当たり分量 (g)	エネルギー (kcal)	たんぱく質 (g)	脂質 (g)	炭水化物 (g)	食塩相当量 (g)	作り方
夕食	ご飯	精白米	65	233	4.0	0.6	50.4	0.0	
	ひき肉とチンゲンサイの卵とじ炒め	豚ひき肉	20	47	3.5	3.4	0.0	0.0	
		チンゲンサイ	50	5	0.3	0.1	1.0	0.1	
		こいくちしょうゆ	2	1	0.2	0.0	0.2	0.3	
		みりん風調味料	1.5	3	0.0	0.0	0.8	0.0	
		鳥がらだし（顆粒）	0.3	0	0.0	0.0	0.0	0.0	
		水	35						
		卵	25	38	3.1	2.6	0.1	0.1	
	あじの揚げ煮	あじ	70	88	13.8	3.2	0.1	0.2	あじの揚げ煮
		薄力粉	5	18	0.4	0.1	3.8	0.0	①あじは 3 枚におろして一口大に切る
		うすくちしょうゆ	4	2	0.2	0.0	0.3	0.6	
		みりん風調味料	3	7	0.0	0.0	1.7	0.0	②①に小麦粉を薄くまぶし，中温の揚げ油で色よく揚げる
		砂糖	1	4	0.0	0.0	1.0	0.0	
		だし汁	30	1	0.1	0.0	0.0	0.0	③小鍋に調味料を合わせて煮立て，②を入れて味を絡める程度に煮る
		調合油	6	55	0.0	6.0	0.0	0.0	
		だいこん	30	5	0.1	0.0	1.2	0.0	
		アスパラガス	30	7	0.8	0.1	1.2	0.0	④だいこんおろしとアスパラガスを付け合わせに添える
	麩のスープ	麩	2	8	0.6	0.1	1.1	0.0	
		乾燥わかめ（素干し）	1	1	0.1	0.0	0.4	0.2	麩のスープ
		だいこん	30	5	0.1	0.0	1.2	0.0	①麩と乾燥わかめは水に戻して軟らかくし，水気を絞る
		ねぎ	5	2	0.1	0.0	0.4	0.0	
		絹ごし豆腐	30	17	1.5	0.9	0.6	0.0	②だいこんは短冊切り，ねぎは白髪ねぎ，豆腐はサイコロに切る
		鳥がらだし（顆粒）	1	2	0.1	0.0	0.4	0.5	
		水	140						
		酒	8	9	0.0	0.0	0.4	0.0	③鍋にだいこんと調味料を入れて煮立て，顆粒のスープの素が溶けたら麩と豆腐を入れる
		塩	0.2	0	0.0	0.0	0.0	0.2	
		こしょう	0.01	0	0.0	0.0	0.0	0.0	
		ごま油	1	9	0.0	1.0	0.0	0.0	
	果物	なし	50	22	0.2	0.1	5.7	0.0	④器に入れ，わかめと白髪ねぎを盛る
	小計			589	29.2	18.1	72.0	2.2	
	合計			1,601	69.3	43.1	231.9	6.9	

栄養評価

評価項目		実施献立	目標値
エネルギー	(kcal)	1,601	1,650
たんぱく質	(g)	69.3	50
脂質	(g)	43.1	45
炭水化物	(g)	231.9	260
コレステロール	(mg)	319	600 未満
一価不飽和脂肪酸	(g)	14.8	—
多価不飽和脂肪酸	(g)	11.4	—
食物繊維	(g)	19.6	18 以上
カルシウム	(mg)	635	650
鉄	(mg)	8.8	11.0 (6.5)*[1]
食塩相当量	(g)	6.9	6.5 未満
たんぱく質エネルギー比率	(%)	17.3	14～20
脂肪エネルギー比率	(%)	24.2	20～30
炭水化物エネルギー比率	(%)	57.9	50～65
穀類エネルギー比率	(%)	45.2	50～60
動物性たんぱく質比率	(%)	53.0	40～50
飽和脂肪酸エネルギー比率	(%)	6.2	7 以下

*[1]：月経なしの場合．

食品構成（g）

食品群	実施量	目安量
穀類	237	220
いも類	45	50
砂糖・甘味料類	6	5
豆類	55	60
種実類	2	5
緑黄色野菜	221	120
その他の野菜	160	230
果実類	160	150
きのこ類	21	10
海藻類	1	5
魚介類	70	60
肉類	50	50
卵類	50	40
乳類	205	200
油脂類	10	10
菓子類	0	20
嗜好飲料類	13	−
調味料・香辛料類	283	−

表 8-8　成人における血圧値の分類（mmHg）

	分類	収縮期血圧		拡張期血圧
正常域血圧	正常血圧	＜120	かつ	＜80
	正常高値血圧	120～129	かつ / または	＜80
	高値血圧	130～139	かつ / または	85～89
高血圧	I 度高血圧	140～159	かつ / または	90～99
	II 度高血圧	160～179	かつ / または	100～109
	III 度高血圧	≧180	かつ / または	≧110
	（孤立性）収縮期高血圧	≧140	かつ	＜90

・診察室血圧の値である.

（日本高血圧学会（JSH）．高血圧治療ガイドライン 2019）

⑦ 食物繊維を多くとる.

5. 心疾患

心疾患は，40 歳代以降で死因の上位を占め，心疾患による死亡の約半数は，虚血性心疾患である．虚血性心疾患には狭心症と心筋梗塞があり，両者とも心筋に栄養や酸素を運んでいる血管（冠状動脈）に動脈硬化が起こり，血流が悪くなって起こる．狭心症と心筋梗塞の違いは，狭心症は，動脈硬化などによる動脈狭窄・閉塞から起こる酸素不足の状態が一時的に回復するのに対し，心筋梗塞は血栓などで冠状動脈が完全に閉塞し，その先の血流が途絶えて心筋が壊死を起こしてしまう.

虚血性心疾患には，長年にわたる不適切な食生活や運動不足，ストレスなどの生活習慣が大きくかかわっている．また，高血圧，脂質異常症，糖尿病，肥満，喫煙などが危険因子としてあげられ，これらが合併するとその危険度は相乗的に高くなる．これらの誘因を避けた生活をこころがける．また，攻撃的な性格もリスクファクターになることから，精神安定を図ることも重要である.

栄養ケア　高血圧と同様とする．心疾患の危険因子として高血圧があげられることから，血圧が上がらないように気をつける．ストレスが引き金になることもあるので，心安らかに過ごす．マグネシウムとカリウムの摂取にこころがける.

全身を使った軽い有酸素運動は有効であるが，食後や狭心症発作がたびたび起こるときや心筋梗塞の発作直後は，避けたほうがよい.

6. 悪性新生物（がん）

悪性新生物は，総死亡の 27.4%（平成 30 年人口動態統計）を占め，年次推移においても一貫して上昇傾向にある．がんの原因の多くは喫煙や飲酒，食事，運動不足などの日常の生活習慣にかかわるということが指摘されている．これらの生活習慣を見直すことで，70%近くのがんを予防できるのではないかといわれている（1996 年，ハーバード大学がん予防センター発表）．がんの部位別にみた死亡数では，男性は 1 位肺がん，2 位胃がん，3 位大腸がん，女性は 1 位大腸がん，2 位肺がん，3 位膵臓がんの順に多い．そのほか，近年増加傾向が認められるがんと

表 8-9　がんを防ぐための新 12 か条（国立がん研究センター）

1. たばこは吸わない
2. 他人のたばこの煙をできるだけ避ける
3. お酒はほどほどに
4. バランスのとれた食生活を
5. 塩辛い食品は控えめに
6. 野菜や果物は不足にならないように
7. 適度に運動
8. 適切な体重維持
9. ウイルスや細菌の感染予防と治療
10. 定期的ながん検診を
11. 身体の異常に気がついたら，すぐに受診を
12. 正しいがん情報でがんを知ることから

して，女性の乳がん（1965 年の統計に比べて，死亡数が約 7 倍に増加）があり，乳がんと，男女ともに多い大腸がんは，高脂肪食摂取量の増加などわが国の食生活が欧米化したことと関連があると考えられる．

栄養ケア　日々の生活習慣は，「がんを防ぐための新 12 か条」（国立がん研究センター）を参考に見直しを図るとよい（**表 8-9**）．

7. 脳血管疾患

脳血管疾患は，1970 年をピークに低下傾向にあり，総死亡の 7.9％（平成 30 年人口動態統計）となっている．脳血管疾患には脳出血と脳梗塞がある．脳出血は，高血圧の早期治療により死亡数は以前に比べて減少傾向にある．脳梗塞は，脳に栄養を送る動脈内腔の狭窄や閉塞のため脳虚血となり，脳組織が壊死または壊死に近い状態になることをいい，死亡数は 1970 年ごろと比べて変化がない．両者ともに，高血圧，脂質異常症，糖尿病，肥満，喫煙，ストレスなどが危険因子であり，これらの病気や症状がある場合，早めの治療や生活習慣の改善をこころがけることが必要である．

栄養ケア　高血圧と同様とする．

5—更年期と栄養ケア

1. 更年期の特徴と概要

更年期の定義

日本産科婦人科学会によると“生殖期（性成熟期）と非生殖期（老年期）のあいだの移行期

とし，卵巣機能が衰退し始め，消失する時期”に当たると定義されている．女性は，10〜16歳くらいまでのあいだに初潮を迎え，その後思春期を経て45歳ごろまでは性的成熟期となる．この性的成熟期から，卵巣状態が衰退し始めて完全に消失するまでの45〜55歳を更年期と呼ぶ．このあいだに女性は，月経周期の不規則な短縮や延長などの月経不順や，非周期性の出血がみられるようになり，やがて停止する．ほかに明らかな理由がないのに，無月経が1年間以上続いた状態を閉経といい，日本人女性の平均閉経年齢は50歳前後である．

更年期障害

この時期には，個人差はあるが更年期障害が認められる．更年期障害とは“更年期に現れる多種多様の症候群で，器質的変化に相応しない自律神経失調症”のことであり，更年期で卵巣の機能が衰えてくることにより，卵胞ホルモンのエストロゲン分泌量が低下する．このようなエストロゲン分泌低下が，自律神経中枢の働きを失調させるために各種の症状がみられる．しかし，更年期不定愁訴を自覚していない女性も多く，ほかに本人の性格や精神・心理的要因，社会環境に関連する社会的・文化的要因なども重要な発症要因であると考えられる．

更年期に観察される不定愁訴

初期症状として，何となくやる気が出ないなどのうつ気分，物忘れや寝つきが悪い，いったん寝てもすぐに目が覚めてしまうなどの睡眠障害などが起こる．さらに，のぼせ（hot flash），発汗や顔のほてり，動悸，めまい，怒りっぽい，あるいは根気がないなどの精神的不安定状態や，肩こり，腰痛，頻尿などの身体的症状，しわ，たるみ，乾燥，しみなどの皮膚症状も現れる．これらの症状は，ストレス発散や気分転換などを上手に行いながら，できるだけ前向きな気持ちで生活することにより軽減できる．また，更年期は，いろいろな不定愁訴がみられるだけでなく，骨量の低下や血清のLDL-コレステロールの増加なども引き起こす．したがって，卵巣機能がすべて消失した更年期の終了時あるいはそれ以降の高齢期になると，骨量の低下は骨粗鬆症，脂質異常症は動脈硬化性疾患へ進む．よって，更年期および高齢期は，これらを防ぐ食事とする．

男性の更年期障害

近年，女性の閉経のような急激なホルモン環境の変化ではないが，男性に関しても，なだらかな長期にわたるホルモン環境の変化による更年期障害があることがわかり，注目を集めている．加齢に伴い男性ホルモン（主にテストステロン）は緩やかに減少する．男性においても，更年期障害に陥りやすい要因として，本人の性格（きまじめ）や社会環境（管理職やリストラなど）および家庭環境（子どもの受験や巣立ちなど）などが関連する．

更年期を上手に乗り越えるために

性差を問わず，食生活や生活習慣をコントロールしながら，よき理解者を得ることで精神的に安定し，更年期のさまざまな症状を軽減していくことが重要である．

2. 更年期の栄養ケア

閉経は必ずどの女性にも訪れるが，更年期障害はすべての女性にみられるものではない．更年期不定愁訴が強く現れた者を調査すると，30歳代以降において，栄養のバランスを考えていない，牛乳・乳製品の摂取量が少ない，朝食を食べないなど不規則な食生活をしてきた者が多いことが報告されている．すなわち，栄養の摂取状態が悪く潜在的な栄養素欠乏状態に陥ると，更年期症状が強く出ることが考えられる．よって，若いころから適切な栄養素を摂取することはいうまでもないが，更年期においても，その特徴を十分把握し，心身の不調を改善し，食生活の見直しをすることが大切である．

更年期の食事

更年期を少しでも快適に過ごすための食事ポイントをあげる．

① 適正なエネルギー量とする．食事をバランスよく規則正しくとる．

② 肉類，魚介類，卵類，牛乳・乳製品，大豆・大豆製品などをとる．これらの食品は，良質のたんぱく質が多く含まれており，筋肉や血管壁，各種臓器などの構成成分になり，神経伝達機能や免疫機能の強化などに働く．カルシウムも豊富に含まれている．

③ 脂質の摂取量をひかえ，魚や植物性のものをとる．魚や植物性の油にはコレステロールを低下させる多価不飽和脂肪酸が含まれている．肉類や牛乳・乳製品は，体内でコレステロールの合成を促す飽和脂肪酸を多く含むので，摂取には留意する．肉類は，脂身の少ない肉を用いるなどし，牛乳・乳製品はカルシウムのよい給源であるが，とり過ぎには注意し，低脂肪乳に変えたりするとよい．

④ ビタミン，ミネラルを積極的にとる．ビタミン，ミネラルは抵抗力や免疫力を高めるだけでなく，精神状態の安定のためにも必要である．これらは，レバーや緑黄色野菜などビタミンAを多く含む食品だけでなく，多種類の食品をとることが重要である．

⑤ 塩分はひかえめにする．

⑥ アルコールはひかえめにする．

骨粗鬆症予防の食事

骨粗鬆症は，骨量が減少することにより骨が折れやすくなった状態をいい，閉経期以後の女性において増加する代表的な生活習慣病である．エストロゲンやカルシトニンは骨からのカルシウムの溶出（骨吸収）を抑えるが，更年期とともにエストロゲンの分泌量が低下することから，更年期以後では骨量が一気に低下する（図8 1）．この時点での骨量が少ない人ほど骨粗鬆症のリスクが高くなるので，若年期から最大骨量を高めておく必要がある．骨粗鬆症を予防するには，骨密度減少を最小限に抑えることである．食生活では，カルシウム，ビタミンD，たんぱく質を十分に摂取する．

① カルシウムは牛乳・乳製品に多く含まれ，体内での吸収率が高い．そのほか，小魚・大豆製品，藻類，緑黄色野菜にも多く含まれる．
② カルシウムと同時に摂取するリンの摂取量が高いと，カルシウム吸収を低下させるので，カルシウム：リンの摂取比率は，1：2〜2：1が望ましい．
③ 植物性由来のビタミン D_2 は，きのこ類に多く含まれているので，しいたけ，きくらげなどを摂取するとよい．
④ 骨形成を促進するためには，適度な身体活動が必要である．

動脈硬化を予防する食事

更年期では，エストロゲン分泌低下により血中のLDL−コレステロールや中性脂肪を上昇させ，動脈硬化を進行させる．動脈硬化を防ぐには，エネルギー，脂質，炭水化物をとり過ぎないようにし，飽和脂肪酸やコレステロールを多く含む食品をひかえることである．

6—栄養ケアの評価と結果のフィードバック

チェックリストの作成

自分の立てた減量計画や生活習慣改善計画が実施できているか確認するために，毎日記載できるチェックリストを作成する．チェックリストには，その日の体重，腹囲，歩行数などの結果を記入し，さらに運動や食事などの項目で，日々改善すると決めた事柄（腹筋10回，間食はしないなど）が実行できたかどうかを記入する．

モニタリング

上記のチェックリストをもとにモニタリングを行う．モニタリングでは，体重，腹囲，歩行数などをグラフ化し，生活習慣の改善状況を視覚的に確認することで，行動維持や新たな目標決定のための資料となる．

評価

最終的な評価は，健診結果で客観的に行う．生活習慣の改善がうまくいかなかった場合は，計画に無理はなかったか，方法は適切であったかなどを考察し，次回のプランニングに役立てる．

文献

1. 厚生労働省．日本人の食事摂取基準（2020年版）．
2. 森　基子，玉川和子ほか．応用栄養学—ライフステージからみた人間栄養学．第10版．医歯薬出版，2015.
3. 厚生労働省健康局．標準的な健診・保健指導プログラム（確定版）．2007.
4. 日本高血圧学会高血圧治療ガイドライン作成委員会 編．高血圧治療ガイドライン2019．日本高血圧学会，2019.
5. 日本動脈硬化学会 編．動脈硬化性疾患予防ガイドライン2017年版．日本動脈硬化学会，2017.

Chapter

9：高齢期の栄養

1―高齢期の特性と栄養ケアのあり方

わが国では一般的には65歳以上を高齢者と呼ぶ．65〜74歳は前期高齢者，75歳以上は後期高齢者，また85歳以上を超高齢者とすることもある．年々高齢者人口は増加している．

1. 高齢期の特性

高齢期は，加齢に伴う非可逆性の退行性変化，いわゆる老化により，身体機能や生理機能の低下が認められる．高齢者には，健康度が高く社会的活力もあり“老人”とは呼べない人も多い一方で，複数の生活習慣病を抱えたり，介護が必要な状態に陥ったりする人も増加してくる．一般的に高齢者にみられる臨床的特徴は，**表9-1**のようにまとめられる．

高齢者では特別な器質的疾患がなくても，潜在的ならびに顕在的な生理機能の低下，認識力低下，経済困難，社会からの孤立などによる栄養不良，栄養不足状態に陥る危険がある．逆に過剰なエネルギー摂取による肥満，およびそれがリスクファクターである生活習慣病の顕在化も，高齢期に多くみられる．しかも個人差が大きい．

2. 栄養ケアのポイント

生理的な加齢変化により，高齢者では各種機能が低下するが，食生活に関連するものとしては，**表9-2**のようなことがあげられる．また，食事摂取に関連する要因としては，身体的な要因だけでなく**表9-3**に示すような精神的要因，社会的要因も大きく関連する．

表9-1　高齢者の臨床的特徴

1. ひとりで多くの疾患をもつ
2. 慢性疾患が多い
3. 症状が非定型的
4. 個人差が大きい
5. 水・電解質代謝異常を起こしやすい
6. 薬剤に対する反応が成人と異なる
7. 生態防御力が低下しているため，疾患が治りにくい
8. 患者の予後が医療だけでなく社会環境にも大きく影響される

表 9-2　食生活に関連する生理機能の加齢変化

1. 感覚機能（味覚，嗅覚，視覚）の低下
2. 歯の喪失により，咀しゃく力低下
3. 唾液分泌量低下
4. 嚥下障害
5. 消化液の分泌量減少
6. 大腸の蠕動運動が低下により便秘になりやすい
7. のどの渇きの感覚が鈍くなり，脱水の危険
8. 活動量減少

表 9-3　食事摂取に影響を及ぼす精神的，社会的要因

1. 精神的問題（とくにうつ病）
2. 経済的問題
3. 住宅環境
4. 家族構成
5. 孤独感
6. 喪失経験
7. 気力減退

高齢者にとって適切な栄養ケアは，生命維持に必要な栄養素の補給というだけではなく，病的老化の遅延や防止，そして介護予防の観点からも，その意義は大きい．不適切な食事摂取状況の継続については，その原因として，身体的要因ばかりでなく，精神的，社会的要因を考慮する必要がある．

さまざまな要因の影響を受けて，食事摂取について起こりやすい高齢者の問題は以下のとおりである．

偏り

- 摂取食品や献立の偏りから起こる摂取栄養素の偏り

不足

- 食欲低下，摂食量低下によるエネルギーおよび栄養素摂取不足
- 咀しゃく・嚥下能力低下による良質たんぱく質，ビタミン，ミネラル，食物繊維などの摂取不足
- あっさりしたものを好むようになるため，脂質摂取量減少，必須脂肪酸欠乏，脂溶性ビタミン吸収低下

過剰

- 加齢により消費量が低下するにもかかわらず，摂食量は低下しないために起こるエネルギー摂取過剰
- 味覚低下による砂糖，食塩の摂取過剰

高齢者では，身体・知的・精神機能の加齢変化だけでなく，生活や環境の変化への適応能力も低下する．一般的な特徴としては，頑固で自己中心的，保守的，内向的，用心深いなどがあげられる．また感情のコントロールが困難な人，新しいものへの適応に時間がかかる人なども多くみられる．

したがって，対象者のそれまでの不適切な食生活や食習慣，間違った思い込みなどが明らかになっても，それらを頭から否定しては，本人の食行動改善は難しい．さらに急激な変化を強要することは逆効果となる場合も多い．急がずに対象者の気持ちを考え，判断材料となる情報を提供し，対象者自らが判断し，行動を起こすように援助することが大切である．

3. 食事計画

生活習慣病の罹患や進行を遅延させることは大切であるが，高齢者では特にQOLへの配慮が大切である．高齢者にとって食事は，健康維持のための適切な栄養素補給だけでなく，楽しみであり，活力源であり，生きがいともなるからである．

逆に，低栄養に陥っている場合，その原因はさまざまであり，経口摂取だけで適切なエネルギーおよび栄養素を確保できないことも多い．したがって，対象者に最適な栄養補給法を選択することも大切で，経口摂取だけでは栄養素等の摂取が不足する場合には，鼻腔や胃瘻からの経管栄養法や，消化管を用いない静脈栄養法も用いられる．

何らかの制限を求める場合も，摂取困難な栄養素を補給する場合も，どちらにしても，厳しい制限や補給を強要せず，さらに，高齢者本人だけでなく，調理担当者や家族や介護者も含めた食事計画の理解が必要である．

アセスメントによって明確になった問題点について優先順位をつけ，体重や血液検査項目などの具体的な改善目標とその期間を設定する．

2—高齢期の栄養アセスメント

1. 栄養スクリーニング

栄養アセスメントに先立ち，対象者の栄養状態のリスクレベルを簡便に評価する栄養スクリーニングが行われる．代表的な方法には，主観的包括的評価（subjective global assessment；SGA）が簡便で，病院や施設においてよく使用されている（**図9-1**）．ミニ・ニュートリショナル・アセスメント（mini-nutritional assessment；MNA®）は，高齢者栄養評価法として欧米でよく使用されており，身体計測，一般状態，食事状況，自己評価の4つのカテゴリー，18の項目から構成されている（**図9-2**）．血液検査を必要とせずに，栄養障害のリスクの有無や程度を簡便に評価することができる．スクリーニングで栄養障害のリスクの認められた対象者に対して，より詳細な栄養アセスメントを行う．

2. 身体計測

身体計測値は，簡便かつ非侵襲的，さらに経済的な指標であり，身長・体重は“栄養状態”を総体として表す指標として基本的かつ重要である．しかし高齢者では，背中が曲がっていたり，四肢の拘縮があったり，寝たきりや車いすなどで立位姿勢がとれなかったりして，直接身長計で計測できない場合も多い．その場合は，間接的な方法して，仰臥位による測定や，膝高から身長計算式で推定する方法もある．

肥満や低体重（やせ）を表す代表的な指標として，成人については，Body Mass Index（BMI，体重〈kg〉/ 身長〈m〉^{2}）が広く用いられている．

患者 ID
氏名

A. 病歴

1. 体重の変化

過去 6 か月における体重喪失：_______kg （喪失率 %）_______

過去 2 週間における変化_______（増加）_______（無変化）_______（減少）

2. 食物摂取における変化（平常値との比較）

無変化_______変化：（期間）_______（週）_______（days）

タイプ：（不十分な固形食）_______（完全液体食）_______（低カロリー液体食）_______（飢餓）_______

3. 消化器症状（2 週間以上の持続）

なし_______悪心_______嘔吐_______下痢_______食欲不振_______

4. 機能性

機能不全なし_______機能不全（期間）_______（週）_______

タイプ：制限のある労働_______歩行可能_______寝たきり_______

5. 疾患，疾患と栄養必要量の関係

初期臨床診断：_______________________________________

代謝亢進に伴う必要量 / ストレス：なし_______軽度_______中等度_______高度_______

B. **身体**（スコアで表示すること：0= 正常；1+= 軽度；2+= 中等度；3+= 高度）

皮下脂肪の喪失（三頭筋，胸部）_______筋肉喪失（四頭筋，三角筋）_______

足首部浮腫_______仙骨浮腫_______腹水_______

C. **主観的包括的評価**

栄養状態良好 A_______軽度栄養不良 B_______中等度栄養不良 C_______高度栄養不良 D_______

コメント：_______________________________________

/ 担当管理栄養士 _______________

※当院では，C の評価分類を 4 分類とし，軽度栄養不良の項目を追加して使用している．

図 9-1 SGA 用紙

（川西秀徳 監．SEIREI 栄養ケア・マネジメント マニュアル．増補．医歯薬出版，2007，p.53）

氏名: 性別:

年齢: 体重 : kg 身長: cm 調査日:

スクリーニング欄の□に適切な数値を記入し、それらを加算する。11 ポイント以下の場合、次のアセスメントに進み、総合評価値を算出する。

スクリーニング

A 過去 3 ヶ月間で食欲不振、消化器系の問題、そしゃく・嚥下困難などで食事量が減少しましたか?
0 = 著しい食事量の減少
1 = 中等度の食事量の減少
2 = 食事量の減少なし □

B 過去 3 ヶ月間で体重の減少がありましたか?
0 = 3 kg 以上の減少
1 = わからない
2 = 1〜3 kg の減少
3 = 体重減少なし □

C 自力で歩けますか?
0 = 寝たきりまたは車椅子を常時使用
1 = ベッドや車椅子を離れられるが、歩いて外出はできない
2 = 自由に歩いて外出できる □

D 過去 3 ヶ月間で精神的ストレスや急性疾患を経験しましたか?
0 = はい 2 = いいえ □

E 神経・精神的問題の有無
0 = 強度認知症またはうつ状態
1 = 中程度の認知症
2 = 精神的問題なし □

F BMI 体重 (kg) ÷ [身長 (m)]^2
0 = BMI が 19 未満
1 = BMI が 19 以上、 21 未満
2 = BMI が 21 以上、 23 未満
3 = BMI が 23 以上 □

スクリーニング値 : 小計 (最大 : 14 ポイント) □□

12-14 ポイント:	栄養状態良好
8-11 ポイント:	低栄養のおそれあり (At risk)
0-7 ポイント:	低栄養

「より詳細なアセスメントをご希望の方は、引き続き質問 G〜Rにおすすみください。」

アセスメント

G 生活は自立していますか (施設入所や入院をしていない)
1 = はい 0 = いいえ □

H 1 日に 4 種類以上の処方薬を飲んでいる
0 = はい 1 = いいえ □

I 身体のどこかに押して痛いところ、または皮膚潰瘍がある
0 = はい 1 = いいえ □

J 1 日に何回食事を摂っていますか?
0 = 1 回
1 = 2 回
2 = 3 回 □

K どんなたんぱく質を、どのくらい摂っていますか?
・乳製品 (牛乳、チーズ、ヨーグルト) を毎日 1 品以上摂取 はい □ いいえ □
・豆類または卵を毎週 2 品以上摂取 はい □ いいえ □
・肉類または魚を毎日摂取 はい □ いいえ □
0.0 = はい、0〜1 つ
0.5 = はい、2 つ
1.0 = はい、3 つ □.□

L 果物または野菜を毎日 2 品以上摂っていますか?
0 = いいえ 1 = はい □

M 水分 (水、ジュース、コーヒー、茶、牛乳など) を 1 日どのくらい摂っていますか?
0.0 = コップ 3 杯未満
0.5 = 3 杯以上 5 杯未満
1.0 = 5 杯以上 □.□

N 食事の状況
0 = 介護なしでは食事不可能
1 = 多少困難ではあるが自力で食事可能
2 = 問題なく自力で食事可能 □

O 栄養状態の自己評価
0 = 自分は低栄養だと思う
1 = わからない
2 = 問題ないと思う □

P 同年齢の人と比べて、自分の健康状態をどう思いますか?
0.0 = 良くない
0.5 = わからない
1.0 = 同じ
2.0 = 良い □.□

Q 上腕 (利き腕ではない方) の中央の周囲長(cm) : MAC
0.0 = 21cm 未満
0.5 = 21cm 以上、22cm 未満
1.0 = 22cm 以上 □.□

R ふくらはぎの周囲長 (cm) : CC
0 = 31cm未満
1 = 31cm 以上 □

評価値 : 小計 (最大 : 16 ポイント) □□.□
スクリーニング値 : 小計 (最大 : 14 ポイント) □□.□
総合評価値 (最大 : 30 ポイント) □□.□

低栄養状態指標スコア

24〜30 ポイント	□	栄養状態良好
17〜23.5 ポイント	□	低栄養のおそれあり (At risk)
17 ポイント未満	□	低栄養

Ref. Vellas B, Villars H, Abellan G, et al. *Overview of MNA® - Its History and Challenges.* J Nut Health Aging 2006; 10: 456-465.
Rubenstein LZ, Harker JO, Salva A, Guigoz Y, Vellas B. Screening for Undernutrition in Geriatric Practice. *Developing the Short-Form Mini Nutritional Assessment (MNA-SF).* J. Geront 2001; 56A: M366-377.
Guigoz Y. The Mini-Nutritional Assessment (MNA®) *Review of the Literature – What does it tell us?* J Nutr Health Aging 2006; 10: 466-487.

さらに詳しい情報をお知りになりたい方は、www.mna-elderly.com にアクセスしてください。

図 9-2 簡易栄養状態評価表 (MNA®)

(Nestlé, 1994, Revision 2006. N67200 12/99 10M For more information : www.mna-elderly.com)

男女ともに，多くの生活習慣病のリスクファクターである肥満（BMI 25 以上）の割合は高齢期以前，男性では 30 歳代から，女性でも 50 歳ごろから約 30% と高率を示している．一方，低体重（BMI 18.5 未満）の割合は 70 歳以降急増する．高齢者にとって低体重は寝たきりと密接に関連し，QOL の低下をもたらすことから，肥満と並んで深刻である．

「日本人の食事摂取基準（2020 年版）」では，エネルギー摂取量および消費量のバランスの維持を示す指標として BMI が採用されている．65 歳以上では，観察疫学研究において報告された総死亡率が最も低かった BMI の範囲と BMI の実態との乖離がみられるため，フレイルおよび生活習慣病の予防の両方に配慮して，当面目標とする BMI の範囲を 21.5～24.9 kg/m^2 としている．BMI の値を得るには身長と体重の計測値が必要であるが，高齢者においては立位が保持できても椎体の骨折，関節腔狭小により成人の時に比較して身長の短縮が起こる．寝たきりや立位困難な高齢者も多く，計測値が得られにくいこと，得られたとしても成人と同一の解釈でよいかどうか判断が難しい．また，BMI に代わって，上腕身体計測値を使用する報告もあるが，まだ一般的ではない．

3. 血液検査

低栄養状態，とくに，たんぱく質栄養状態の指標として，総たんぱく，血清アルブミンが用いられる．アルブミンは半減期が 14～21 日と長いため，比較的長期間の栄養状態の評価に用いられる．

短期間における栄養状態の変化を評価する指標としては，半減期の短いレチノール結合たんぱく，トランスフェリンなどが適している．

ほかにも，高齢期は生活習慣病が顕在化する時期なので，糖尿病，脂質異常症，高血圧などの各指標についても，経年的データの蓄積により，たとえ異常値を示していなくても，変化の傾向を把握することが可能であり，疾病発症を予防あるいは遅延させることも可能である．

4. 食事調査

高齢者の食物摂取状況の把握は，対象者の食事に対する関心や知識の程度により，摂取した食品の種類と量を正確に答えることや，思い出すこと自体が困難であったり，思い出した日がその人の摂取を代表するものであるか否かの見極めが困難であったりする．そのため，信頼度が低くなる場合も多い．そのようなときは，食事づくりを担当している家族や介護者の協力が重要である．

また高齢者では，脱水の危険も大きくなるので，水分摂取量を把握することが欠かせない．

5. 食生活状況

食生活状況や食環境も大きく食物摂取状況や栄養素等の摂取に影響を及ぼす．咀しゃく，嚥下の状況，食事に要する時間，介助の有無とその程度，食事形態，嗜好などを把握する．

社会的背景として，家族形態，家族との人間関係，調理担当者，キーパーソン，経済的状態，社会参加，栄養に関する知識などを把握することも，適切な栄養ケアプログラムの作成にあたって重要である．

6. 日常生活動作能力（ADL）

加齢に伴い，身体状況だけでなく生活機能や活動能力も低下し，これらも食事摂取状況や栄養状態に大きく影響を及ぼす．そのため，これらについても正しく把握することが大切である．

高齢者の日常生活動作能力（activity of daily living；ADL）を判定する指標として，介護保険に用いられる生活機能基本チェックリスト（**表 9-4**）や，老研式活動能力指標（**表 9-5**）がある．

介護予防事業は，要介護状態にならないこと，あるいは要介護状態になった場合の悪化防止や軽減を目的とする事業であり，65 歳以上の全員が対象となる一次予防事業（介護予防の普及啓発やボランティアの育成など）および，要支援・要介護状態となる可能性のある 65 歳以上を対象とする二次予防事業（“運動”“栄養”“口腔”などのプログラム）がある．二次予防事業の対象者把握に用いられるのが，基本チェックリストである．

基本チェックリストにおいて，次の①～④までのどれかに該当する人を，要介護状態等とな

表 9-4　基本チェックリスト

No.	質問項目	回答（いずれかに○をおつけください）	
1.	バスや電車でひとりで外出していますか	0. はい	1. いいえ
2.	日用品の買い物をしていますか	0. はい	1. いいえ
3.	預貯金の出し入れをしていますか	0. はい	1. いいえ
4.	友人の家を訪ねていますか	0. はい	1. いいえ
5.	家族や友人の相談にのっていますか	0. はい	1. いいえ
6.	階段を手すりや壁を伝わらずに昇っていますか	0. はい	1. いいえ
7.	椅子に座った状態から何もつかまらずに立ち上がっていますか	0. はい	1. いいえ
8.	15 分くらい続けて歩いていますか	0. はい	1. いいえ
9.	この 1 年間に転んだことがありますか	1. はい	0. いいえ
10.	転倒に対する不安は大きいですか	1. はい	0. いいえ
11.	6 か月間で 2～3 kg 以上の体重減少がありましたか	1. はい	0. いいえ
12.	身長　　cm，体重　　kg，（BMI =　　　）*	*：BMI（＝体重 kg ÷身長 m ÷身長 m）が 18.5 未満の場合に該当とする．	
13.	半年前に比べて硬いものが食べにくくなりましたか	1. はい	0. いいえ
14.	お茶や汁物などでむせることがありますか	1. はい	0. いいえ
15.	口の渇きが気になりますか	1. はい	0. いいえ
16.	週に 1 回以上は外出していますか	0. はい	1. いいえ
17.	昨年と比べて外出の回数が減っていますか	1. はい	0. いいえ
18.	周りの人から“いつも同じことを聞く”などの物忘れがあると言われますか	1. はい	0. いいえ
19.	自分で電話番号を調べて，電話をかけることをしていますか	0. はい	1. いいえ
20.	今日が何月何日かわからないときがありますか	1. はい	0. いいえ
21.	（ここ 2 週間）毎日の生活に充実感がない	1. はい	0. いいえ
22.	（ここ 2 週間）これまで楽しんでやれていたことが楽しめなくなった	1. はい	0. いいえ
23.	（ここ 2 週間）以前は楽にできていたことが今ではおっくうに感じられる	1. はい	0. いいえ
24.	（ここ 2 週間）自分が役に立つ人間だと思えない	1. はい	0. いいえ
25.	（ここ 2 週間）わけもなく疲れたような感じがする	1. はい	0. いいえ

表 9-5　老研式活動能力指標

手段的自立：活動的な日常生活を送るための動作の能力を図ります
1．バスや電車を使い，ひとりで外出できますか
2．日用品の買い物ができますか
3．自分で食事の用意ができますか
4．請求書の支払いができますか
5．銀行預金，郵便貯金の出し入れが自分でできますか
知的能動性：余暇や創作など生活を楽しむ能力を図ります
6．年金などの書類が書けますか
7．新聞を読んでいますか
8．本や雑誌を読んでいますか
9．健康についての記事や番組に関心がありますか
社会的役割：地域で社会的な役割を果たす能力を図ります
10．友達の家を訪ねることはありますか
11．家族や友達の相談にのることはありますか
12．病人を見舞うことができますか
13．若い人に自分から話しかけることはありますか

“はい”に 1 点，“いいえ”に 0 点を与え，満点を 13 点とする．

る恐れの高い状態にあると認められる人として，二次予防事業の対象者とする．

① 1 から 20 までの項目のうち 10 項目以上に該当する人

② 6 から 10 までの 5 項目のうち 3 項目以上に該当する人

③ 11 および 12 の 2 項目すべてに該当する人

④ 13 から 15 までの 3 項目のうち 2 項目以上に該当する人

老研式活動能力指標

社会的生活機能を測る指標で，13 の質問項目により構成されている．その内容は，1．手段的自立（活動的な日常生活を送るための動作能力），2．知的能動性（余暇や創作などの積極的な知的活動能力），3．社会的役割（地域で社会的な役割を果たす能力），の 3 つに分類される．

7. QOL

介護予防市町村モデル事業で使われている SF 健康調査票は，健康関連 QOL（Health-Related QOL；HRQOL）を測定するための，科学的な信頼性・妥当性をもつ尺度である．SF-36 は，8 つの健康概念を測定するための複数の質問項目から成り立っている．

8 つの概念とは，① 身体機能，② 日常役割機能（身体），③ 日常役割機能（精神），④ 全体的健康感，⑤ 社会生活機能，⑥ 体の痛み，⑦ 活力，⑧ 心の健康である．

3—栄養ケアの実際

1. 栄養ケアプログラム

高齢者のための栄養ケアプログラムの例を**表 9-6** に示した．

表 9-6 高齢者の栄養ケアプログラム（例）
●年齢，性別：78 歳，女性 ●栄養ケアの期間：1 年
●現病歴：食欲不振，低栄養

栄養アセスメント	課題	短期計画（期間：1 か月）		長期計画（期間：3 か月）		評価
		目標	ケアプラン	目標	ケアプラン	
●身長：140 cm ●体重：32 kg ●BMI：16.3 ●ヘモグロビン：10.0 g/dL ●血清アルブミン：3.3 g/dL ●総コレステロール：130 mg/dL ●血圧：124/86 ●ひとり暮らし ●閉じこもりがち ●推定エネルギー摂取量：900 kcal	●食欲不振の原因解明 ●食べやすい食事形態・食物の確認	●体重増加 ●血清アルブミン値の改善 ●栄養教育（食べることの大切さを認識させる）	●エネルギー：1,200 kcal ●たんぱく質：50 g ●軟らかい食事形態 ●栄養補助食品の使用	●体重：36 kg 以上 ●血清アルブミン：3.5 g/dL 以上 ●義歯治療 ●食事摂取量の確保 ●活動量の増加	●エネルギー：1,200 kcal ●たんぱく質：50 g	●義歯を治療することにより，食欲が出てきた ●顔色も良くなり，外出頻度が増加し，活動量が増加した ●体重も血清アルブミン値も改善された
		到達状況		到達状況		
		●体重：33 kg ●血清アルブミン：3.4 g/dL ●義歯の不適合が食欲不振の原因の 1 つであることが確認できた		●体重：35 kg ●血清アルブミン：3.5 g/dL ●ヘモグロビン：11.5 g/dL ●総コレステロール：138 mg/dL		

2. 食事摂取基準・食品構成例

「日本人の食事摂取基準（2020 年版）」の年齢区分では，高齢者は 65 歳以上とし，65～74 歳，75 歳以上の 2 つの区分とされた．ただし，栄養素等によっては，高齢者における各年齢区分のエビデンスが必ずしも十分ではない点には留意すべきである．

高齢者では，基礎代謝量，身体活動レベルの低下により，エネルギー必要量が減少する．同じ BMI，体重を維持する場合でも，身体活動レベルが低いとエネルギー摂取量はさらに少なくなり，たんぱく質や他の栄養素の充足がより難しくなる．身体活動量を増加させ，多いエネルギー消費量と摂取量のバランスにより望ましい BMI を維持することが重要である．身体活動量の低下は，フレイルの表現型であり原因でもある．

フレイルおよびサルコペニアの発症予防を目的とした場合，高齢者では少なくとも 1.0 g/kg 体重 /日以上のたんぱく質を摂取することが望ましいと考えられる．しかしフレイルを改善させるためのたんぱく質摂取量に関しては研究がまだ十分でないため，結論を出すことはできない．

高齢者のための食事摂取基準および食品構成例を**表 9-7** に示した．

高齢者では身体状況の個人差が大きいため，エネルギーおよび栄養素必要量については，個別に算出することが望ましい．

3. 献立例

高齢者のための献立例を**表 9-8** に示した．

表 9-7　高齢期の食事摂取基準と食品構成例

食事摂取基準

栄養素等		65～74 歳		75 歳以上	
		男性	女性	男性	女性
エネルギー	(kcal/日)	2,050	1,550	1,800	1,400
たんぱく質	(g/日)	60	50	60	50
脂肪	(%エネルギー)	20～30	20～30	20～30	20～30
食物繊維	(g/日)	20 以上	17 以上	20 以上	17 以上
ビタミンA	(μgRAE/日)	850	700	800	620
ビタミン B_1	(mg/日)	1.3	1.1	1.2	0.9
ビタミン B_2	(mg/日)	1.5	1.2	1.3	1.0
ビタミン C	(mg/日)	100	100	100	100
食塩相当量	(g/日)	7.5 未満	6.5 未満	7.5 未満	6.5 未満
カルシウム	(mg/日)	750	650	700	600
鉄	(mg/日)	7.5	6.0	7.0	6.0

身体活動レベルⅠ．脂質，食物繊維，食塩相当量は目標量，その他の栄養素は推奨量．

75 歳以上　身体活動レベルⅠ：自宅にいてほとんど外出しない者に相当．高齢者施設で自立に近い状態で過ごしている者にも適用できる値．

食品構成例（g）

食品群	女性	65～74 歳 男性	75 歳以上 男性
穀類	300	400	360
いも類	50	50	50
砂糖・甘味料類	5	5	5
豆類	50	50	50
種実類	5	5	5
緑黄色野菜	120	120	120
その他の野菜	230	230	230
果実類	120	180	180
きのこ類	5	5	5
海藻類	5	5	5
魚介類	50	70	60
肉類	40	70	50
卵類	30	50	40
乳類	200	200	200
油脂類	8	10	10
菓子類	20	20	20
嗜好飲料類	150	150	150
調味料・香辛料類	60	60	60

4―高齢期の栄養にかかわる病態・疾患と栄養ケア

1. たんぱく質エネルギー栄養障害

高齢者にみられる最も重大な栄養障害は，たんぱく質・エネルギー低栄養状態（protein energy malnutrition ; PEM）である．PEM に陥ると，ADL および QOL の低下が著しく，また感染症や合併症が高率に認められ，慢性疾患の誘発，重症化をまねき，結果として余命減少につながる．低栄養の原因は**表 9-9** のようにさまざまである．

介護予防事業においては，二次予防事業のなかに，低栄養状態にあるか，またはその恐れのある対象者に対して，管理栄養士が看護職員，介護職員などと協働して栄養状態を改善するための個別の計画を作成し，当該計画に基づいた個別的な栄養相談や集団的な栄養教育などを実施し，低栄養状態を改善するための支援を行う通所型の栄養改善プログラムがあり，自立した生活の確立と自己実現の支援を行っている．栄養状態を改善する食事方法について学んだり，実際に料理を作ってみたりすることで，食べることが楽しくなり，体力がつくなどの効果が期待される．また，訪問型介護予防事業の対象者（二次予防事業の対象者のうち，とくに閉じこもり，うつ，認知症の恐れがあるなど，心身の状況などにより通所形態による事業への参加が困難な人であり，市町村が訪問型介護予防事業の実施が必要と認められる人）のうち，低栄養状態を改善するために，とくに必要と認められるものに対しては，栄養改善プログラムの一環として配食の支援が実施される．

表 9-8　献立例：高齢期の食事

70 歳，女性，身体活動レベルⅠ（低い）

献立名		食品名	1人当たり分量(g)	エネルギー(kcal)	たんぱく質(g)	脂質(g)	炭水化物(g)	食塩相当量(g)	作り方
朝食	ご飯	めし（精白米）	140	235	3.5	0.4	51.9	0.0	
	野菜の卵とじ	さやえんどう	20	7	0.6	0.0	1.5	0.0	
		にんじん	20	8	0.1	0.0	1.9	0.0	
		はくさい	20	3	0.2	0.0	0.6	0.0	
		だし	80	2	0.3	0.0	0.0	0.1	
		砂糖	1.5	6	0.0	0.0	1.5	0.0	
		うすくちしょうゆ	4	2	0.2	0.0	0.3	0.6	
		卵	50	76	6.2	5.2	0.2	0.2	
	切り昆布の煮物	油揚げ	10	41	2.3	3.4	0.0	0.0	
		刻み昆布	10	11	0.5	0.1	4.6	1.1	
		調合油	3	28	0.0	3.0	0.0	0.0	
		こいくちしょうゆ	6	4	0.5	0.0	0.6	0.5	
		砂糖	2	8	0.0	0.0	2.0	0.0	
		酢	1	0	0.0	0.0	0.0	0.0	
	じゃがいものみそ汁	じゃがいも	30	23	0.5	0.0	5.3	0.0	
		葉ねぎ	3	1	0.1	0.0	0.2	0.0	
		だし	150	2	0.2	0.2	0.0	0.2	
		みそ	10	19	1.3	0.6	2.1	1.3	
	ヨーグルト	ヨーグルト（全脂無糖）	100	62	3.6	3.0	4.9	0.1	
	果物	バナナ	50	43	0.6	0.1	11.3	0.0	
	小計			579	20.7	16.1	88.8	4.1	
昼食	けんちんうどん	うどん（ゆで）	160	168	4.2	0.6	34.6	0.5	けんちんうどん ①にんじん，だいこんはいちょう切り，ごぼうはささがきにして水につけておく ②さといもは一旦ゆでてぬめりを取り，大きいものは1/2～1/3 に切る ③こんにゃくは一口大に切り，豆腐はふきんで包んでつぶし，水きりをしておく ④鍋に油を熱し，一口大に切った鶏肉を炒め，焼き色がついたら豆腐以外の材料を入れて炒める．火が通ったら，だし汁を入れて沸騰させ，あくを取る ⑤④に豆腐をほぐし入れ，調味料で味を整えてからゆでうどんを加える ⑥うどんが温まったら器に盛り，ゆでたこまつなをのせる
		木綿豆腐	20	14	1.3	0.8	0.3	0.0	
		鶏もも肉（若鶏）	40	82	6.6	5.7	0.0	0.1	
		にんじん	20	8	0.1	0.0	1.9	0.0	
		だいこん	20	4	0.1	0.0	0.8	0.0	
		こまつな	20	3	0.3	0.0	0.5	0.0	
		ごぼう	20	13	0.4	0.0	3.1	0.0	
		こんにゃく	20	1	0.0	0.0	0.5	0.0	
		さといも	20	12	0.3	0.0	2.6	0.0	
		調合油	2	18	0.0	2.0	0.0	0.0	
		だし	300	3	0.3	0.3	0.0	0.3	
		こいくちしょうゆ	10	7	0.8	0.0	1.0	0.8	
		みりん	8	18	0.0	0.0	4.5	0.0	
	さつまいもの甘煮	さつまいも	60	80	0.7	0.1	19.1	0.0	
		りんご	40	23	0.0	0.1	6.2	0.0	
		砂糖	5	19	0.0	0.0	5.0	0.0	
		水	50						
	牛乳	牛乳	120	80	4.0	4.6	5.8	0.1	
	小計			553	19.2	14.4	85.6	1.9	
夕食	ご飯	めし（精白米）	140	235	3.5	0.4	51.9	0.0	
	魚のホイル焼き	しろさけ	60	80	13.4	2.5	0.1	0.1	
		生しいたけ	10	2	0.3	0.0	0.6	0.0	
		たまねぎ	30	11	0.3	0.0	2.6	0.0	
		ピーマン（青）	15	3	0.1	0.0	0.8	0.0	
		ピーマン（黄）	15	4	0.1	0.0	1.0	0.0	
		バター	3	22	0.0	2.4	0.0	0.1	
		レモン	10	5	0.1	0.1	1.3	0.0	
		パセリ	1	0	0.0	0.0	0.1	0.0	
		トマト	30	6	0.2	0.0	1.4	0.0	
	もやしの梅肉和え	もやし	40	6	0.8	0.0	1.1	0.0	
		梅干し	3	3	0.0	0.0	0.6	0.2	
		こいくちしょうゆ	0.6	0	0.0	0.0	0.1	0.0	
		ごま	1	6	0.2	0.5	0.2	0.0	
	小計			388	19.3	6.3	61.7	0.4	
	合計			1,519	59.2	36.8	236.0	6.3	

栄養評価

評価項目		実施献立	目標値
エネルギー	(kcal)	1,519	1,550
たんぱく質	(g)	59.2	50
脂質	(g)	36.8	30
炭水化物	(g)	236.0	230
食物繊維	(g)	17.3	17 以上
ビタミン A	(μgRAE)	588	700
ビタミン B_1	(mg)	0.82	1.1
ビタミン B_2	(mg)	1.05	1.2
ビタミン C	(mg)	128	100
ビタミン E	(mg)	5.9	6.5
カルシウム	(mg)	635	650
鉄	(mg)	6.8	6.0
食塩相当量	(g)	6.3	6.5 未満
たんぱく質エネルギー比率	(%)	15.6	15〜20
脂肪エネルギー比率	(%)	21.8	20〜30
炭水化物エネルギー比率	(%)	62.6	50〜65
穀類エネルギー比率	(%)	42.0	50〜60
動物性たんぱく質比率	(%)	57.2	40〜50

食品構成（g）

食品群	実施量	目安量
穀類	440	300
いも類	130	50
砂糖類	9	5
豆類	30	50
種実類	1	5
緑黄色野菜	129	120
その他の野菜	148	230
果実類	100	120
きのこ類	10	10
海藻類	10	10
魚介類	60	50
肉類	40	40
卵類	50	30
乳類	220	200
油脂類	8	8
菓子類	0	20
嗜好飲料	0	−
調味料・香辛料	40	−

表 9-9　高齢者の低栄養の原因

1. **食事摂取量の減少** ●摂食嚥下機能，味覚感受性，消化機能などの機能低下，ADL の低下 ●病気や薬剤の副作用による食欲不振 ●認知症による“食べる”意欲の減退
2. **環境要因**：ひとり暮らし，高齢者だけの世帯，変化のない生活，閉じこもり，買い物に行けないなど
3. **経済的要因**
4. **各種のストレス，精神的要因，各種疾患**

栄養ケア

① 食欲不振などが起こる原因に対する治療・改善を優先する．
② 摂食嚥下障害を疑い，食事にかかる時間や食事摂取状況の観察を行い，食形態を検討する．
③ 食事を摂取しているにもかかわらず体重減少や血清アルブミン値低下がみられる場合は，適正量の確認を行い，口からこぼれていないか，下痢や嘔吐がないか，などを確認する．
④ 食事だけでは摂取できない微量栄養素については，特別用途食品・保健機能食品の利用も検討する．

2. 褥瘡

褥瘡とは，身体の一定部位が持続的な圧迫を受けることによって血液循環が悪化し，皮膚および皮下組織が酸素不足の状態となり，壊死を起こす病態のことである．好発部位は骨突出部位であり，圧迫を吸収する組織が少ない仙骨部，大転子部に多い．

褥瘡の発生には，身体に対する圧迫の程度と持続時間，および圧迫に対する組織の耐久性の低下が関与している．

圧迫の原因としては，身体活動や可動性の低下，知覚障害があげられ，組織耐久性低下の要因としては，栄養不良，加齢，低血圧，低酸素分圧などの内因性要因と，過度の湿潤と摩擦，ずれなどの外因性要因があげられる．

褥瘡の発症には皮膚局所の状態とともに，体圧分散寝具や体位変換などによる介護の質と量，さらに栄養状態が大きく影響する．低栄養状態が長く続くと筋肉や脂肪組織が減少し，骨が突出して褥瘡発症の危険性が増す．また，栄養状態の悪化は皮膚をむくませ，血行を悪くする．その結果，さらに褥瘡発症の危険性が増すばかりでなく，すでにある褥瘡の治癒は遅くなる．高齢者の褥瘡は，加齢による身体的機能の低下や，組織耐久性の低下，そして長期療養（寝たきり）なども危険因子となり，治癒に時間がかかり，慢性化しやすい．

逆に，適切な栄養管理を実施すれば，組織耐久性に関する内因性要因の改善および活動性や可動性向上による圧迫の回避が可能となる．したがって，褥瘡予防および治療のためには，栄養管理はきわめて重要である．

栄養ケア

① 低栄養は褥瘡発症の重要な危険因子であり，予防のためには普段から適切な栄養管理を行う．
② 褥瘡患者の安静時エネルギー消費量はしばしば亢進しているので，治療では，これに見合ったエネルギーとたんぱく質を投与する．
③ 傷が治る（創傷治癒）過程にかかわる栄養素（亜鉛，ビタミンA，ビタミンC，ビタミンE，アルギニンなど）の欠乏状態に陥らないように注意する．

3. 摂食嚥下障害

摂食嚥下障害を起こす原因は，脳卒中などの中枢神経障害，パーキンソン病などの運動障害や認知症，老人性の筋萎縮や歯の欠損，味覚の変化や唾液の分泌減少などがあげられる．しかし，高齢者の場合はこのような疾病がなくても機能低下から起こることが多い．

摂食嚥下障害により，低栄養状態のリスクが高まるだけでなく，誤嚥性肺炎，窒息の危険，脱水などのリスクも高まり，食べる楽しみも喪失する．この結果，摂食量の減少，体力の低下，さらなる摂食量の減少と悪循環が起こりやすい．

“口から食べる”ことは栄養素摂取の意味ばかりでなく，“食べる”ということそれ自体が生活のなかで楽しみとなる．とくに高齢者にとっては，食べる楽しみが生きる力につながるので，栄養ケアが果たす役割は大きい．

栄養ケア

硬い食品だけでなく，かむとばらばらになったり，口の中に付着しやすい食品なども食塊を作りにくく誤嚥しやすい．さらさらの液体や酸味が強いものはむせやすい（**表 9-10**）．これらの食品については，刻んだり，とろみをつけるなどの工夫をして，安全に食べやすく，飲み込みやすい形態へと変える必要がある（**表 9-11**）．

しっかりとした形のものは口に取り込みやすく，咀しゃくすると食塊としてまとまり嚥下しやすい．ソフト食，介護食などと呼ばれる．

嚥下調整食およびとろみの段階分類については，日本摂食・嚥下リハビリテーション学会嚥下調整食分類 2013（日摂食嚥下リハ会誌，17（3）：255-267, 2013）が示されている．簡便の

表 9-10　誤嚥しやすい形態と食品例

誤嚥しやすい形態と食品例
硬い：肉，りんご，ひもの
水分：水，ジュース，みそ汁
水分が少ない：食パン，高野豆腐，カステラ，もち
練り製品，魚介類：かまぼこ，いか
繊維が多い：たけのこ，もやし，こんにゃく，アスパラガス，れんこん
口腔中に付着しやすい：わかめ，のり，青菜
酸味が強くむせやすい：酢の物，柑橘類，梅干し
のどに詰まりやすい：ごま，ピーナッツ，大豆

表 9-11　安全に食べるための工夫

安全に食べるための工夫
●軟らかくなるまで煮込む
●軟らかい寄せものにする
●水分，汁物にはとろみをつける
●酸味のものは，避けるか薄める
●やまいもや，おかゆと一緒に食べる
●卵を使って軟らかい蒸し物にする
●油を使って風味をよくし，のどごしをよくする
●普通食の味を調えて，ミキサーやあんかけにする

ために早見表が示されているが，表に示しきれない内容もあるので，必ず解説を熟読のうえ利用してほしい旨，記載されている．

さらに2014年11月，農林水産省は，これまで介護食品と呼ばれてきた食品の範囲を整理し，「スマイルケア食」として新しい枠組みを整備した．スマイルケア食の選び方も図で示されているので，参考にされたい（https://www.maff.go.jp/j/shokusan/seizo/attach/pdf/kaigo-74.pdf）．

“刻み食”は字義どおり，調理したものを単に小さく刻んだだけのものである．咀しゃくの必要がないため，義歯が合っていない人や，咬合が悪い人には適する．しかし，食塊が作りにくいため，口の中に残りやすく，むせやすいため，高齢者には適さない場合が多いので注意を要する．摂食嚥下障害者に適した献立例を**表 9-12** に示す．

4. 骨粗鬆症

骨粗鬆症は，骨密度が減少した状態で，骨強度が低下する．骨粗鬆症のほとんどは，とくに原因となる病気がなく，加齢に伴うカルシウムやビタミンDの欠乏，骨吸収と骨形成のバランスが崩れることによって起こる．閉経後の女性や高齢者に発症し，寝たきりの原因としてもとくに重要である．

骨密度は，青年期のピークから加齢に伴い減少する．したがって，高齢になっても骨密度を高いレベルに保ち，骨粗鬆症を予防するためには，ピーク時の骨密度を高めておくこと，および加齢に伴う骨密度低下のリスクをできる限り抑えることが必要となる．

栄養ケア　骨の材料となるカルシウム，カルシウムの吸収に必要なビタミンD，骨形成に必要なビタミンKが摂取不足にならないこと，カルシウム排泄量を増加させるたんぱく質や食塩の過剰摂取などを避けることなどをこころがける．

5—栄養ケアの評価と結果のフィードバック

1. 栄養ケアの評価

行動記録，食事記録を継続してとることにより，行動変化，摂取エネルギーおよび栄養素量

表 9-12　献立例：摂食嚥下障害者の食事

70 歳，女性，身体活動レベル I（低い）

	献立名	食品名	1 人当たり分量(g)	エネルギー(kcal)	たんぱく質(g)	脂質(g)	炭水化物(g)	食塩相当量(g)	作り方
朝食	かゆ	全かゆ（精白米）	240	170	2.6	0.2	37.7	0.0	
	温泉卵あんかけ	卵	50	76	6.2	5.2	0.2	0.2	
	（あん）	だし	25	1	0.2	0.0	0.0	0.0	
		うすくちしょうゆ	3	2	0.2	0.0	0.2	0.5	
		酢	2	1	0.0	0.0	0.0	0.0	
		砂糖	2	8	0.0	0.0	2.0	0.0	
		かたくり粉	2	7	0.0	0.0	1.6	0.0	
		ほうれんそう	20	4	0.4	0.1	0.6	0.0	
	じゃがいものみそ汁	じゃがいも	30	23	0.5	0.0	5.3	0.0	
		たまねぎ	20	7	0.2	0.0	1.8	0.0	
		葉ねぎ	3	1	0.1	0.0	0.2	0.0	
		だし	150	2	0.2	0.2	0.0	0.2	
		みそ	10	19	1.3	0.6	2.1	1.3	
	果物	バナナ	50	43	0.6	0.1	11.3	0.0	
	ヨーグルト	ヨーグルト（全脂無糖）	100	62	3.6	3.0	4.9	0.1	
	小計			413	15.5	9.2	65.6	2.3	
昼食	けんちんとろみうどん	うどん（ゆで）	160	168	4.2	0.6	34.6	0.5	けんちんとろみうどん 肉，野菜は残存能力にあわせて軟らかく煮て，とろみをつけた汁をかける
		木綿豆腐	20	14	1.3	0.8	0.3	0.0	
		鶏もも肉（若鶏肉）	30	61	5.0	4.3	0.0	0.1	
		にんじん	20	8	0.1	0.0	1.9	0.0	
		だいこん	20	4	0.1	0.0	0.8	0.0	
		こまつな	20	3	0.3	0.0	0.5	0.0	
		さといも	20	12	0.3	0.0	2.6	0.0	
		調合油	2	18	0.0	2.0	0.0	0.0	
		煮干しだし	150	2	0.2	0.2	0.0	0.2	
		減塩しょうゆ	5	3	0.4	0.0	0.5	0.4	
		みりん風調味料	4	9	0.0	0.0	2.2	0.0	
		かたくり粉	2	7	0.0	0.0	1.6	0.0	
	スイートポテト	さつまいも	60	80	0.7	0.1	19.1	0.0	
		牛乳	8	5	0.3	0.3	0.4	0.0	
		砂糖	10	38	0.0	0.0	9.9	0.0	
		バター	5	37	0.0	4.1	0.0	0.1	
	牛乳	牛乳	100	67	3.3	3.8	4.8	0.1	
	小計			537	16.2	16.3	79.2	1.4	
夕食	かゆ	全かゆ（精白米）	240	170	2.6	0.2	37.7	0.0	肉団子とチンゲンサイの煮込 ①チンゲンサイ，はくさいは葉はざく切り，軸はそぎ切り．しいたけはそぎ切り ②ひき肉にねぎのみじん切り，しょうが汁，しょうゆ，酒，かたくり粉を加えてよく混ぜる ③鍋に油を熱し，野菜の軸を炒め，だし汁，しょうゆ，みりんを加え 4～5 分煮る ④肉団子を一口大にし，鍋に入れあくを取り煮込む ⑤野菜の葉としいたけを入れて軟らかくなるまで煮る
	肉団子とチンゲンサイの煮込	豚ひき肉	60	142	10.6	10.3	0.1	0.1	
		ねぎ	5	2	0.1	0.0	0.4	0.0	
		しょうが	1	0	0.0	0.0	0.1	0.0	
		卵	15	23	1.8	1.5	0.0	0.1	
		こいくちしょうゆ	2	1	0.2	0.0	0.2	0.3	
		かたくり粉	1	3	0.0	0.0	0.8	0.0	
		チンゲンサイ	80	7	0.5	0.1	1.6	0.1	
		はくさい	60	8	0.5	0.1	1.9	0.0	
		生しいたけ	10	2	0.3	0.0	0.6	0.0	
		調合油	4	37	0.0	4.0	0.0	0.0	
		だし	60	1	0.2	0.0	0.2	0.1	
		こいくちしょうゆ	6	4	0.5	0.0	0.6	0.9	
		みりん	3	7	0.0	0.0	1.3	0.0	

表 9-12　つづき

	献立名	食品名	1人当たり分量（g）	エネルギー（kcal）	たんぱく質（g）	脂質（g）	炭水化物（g）	食塩相当量（g）	作り方
夕食	ふろふきだいこん	だいこん	80	14	0.4	0.1	3.3	0.0	ふろふきだいこん ①だいこんは2cm厚さの半月か輪切りにし，米のとぎ汁で20分ゆでて水洗いする ②鍋にだいこんを並べ，だし汁を加えて軟らかくなるまで煮る ③だいこんを盛り付け，練りみそをかける
		だし	8	0	0.0	0.0	0.0	0.0	
	（練りみそ）	みそ	9	17	1.2	0.5	1.9	1.2	
		砂糖	2	8	0.0	0.0	2.0	0.0	
		みりん	2	5	0.0	0.0	0.9	0.0	
		ごま	3	18	0.6	1.6	0.6	0.0	
	小計			470	19.5	18.5	54.0	2.6	
	合計			1,420	51.2	44.0	198.8	6.2	

栄養評価

評価項目		実施献立	目標値
エネルギー	(kcal)	1,420	1,550
たんぱく質	(g)	51.2	50
脂質	(g)	44.0	30
炭水化物	(g)	198.8	230
食物繊維	(g)	10.8	17以上
ビタミンA	(μgRAE)	559	700
ビタミンB_1	(mg)	1.01	1.1
ビタミンB_2	(mg)	1.06	1.2
ビタミンC	(mg)	96	100
ビタミンE	(mg)	4.8	6.5
カルシウム	(mg)	593	650
鉄	(mg)	6.6	6.0
食塩相当量	(g)	6.2	6.5未満
たんぱく質エネルギー比率	(%)	14.4	15～20
脂肪エネルギー比率	(%)	27.9	20～30
炭水化物エネルギー比率	(%)	57.7	50～65
穀類エネルギー比率	(%)	33.2	50～60
動物性たんぱく質比率	(%)	61.2	40～50

食品構成（g）

食品群	実施量	目安量
穀類	560	300
いも類	113	50
砂糖類	14	5
豆類	20	50
種実類	3	5
緑黄色野菜	123	120
その他の野菜	186	230
果実類	50	120
きのこ類	10	10
海藻類	0	10
魚介類	0	50
肉類	90	40
卵類	65	30
乳類	208	200
油脂類	11	8
菓子類	0	20
嗜好飲料	0	–
調味料・香辛料	46	–

などを確認する．また，定期的な健康診断結果から，身体状況を確認する．そして，これらの改善が，ADLやQOLの向上につながっているかどうかを確認する．

会食の機会を作り，食事を楽しむとともに，情報交換，悩み相談などを行う．バイキング形式の食事会を開催すれば，選択した料理の種類や量を確認することができ，適切な栄養素摂取についての知識および行動の定着について確認することができる．

2. 結果のフィードバック

評価結果に基づいて，栄養アセスメントの方法が適切であったか，目標が適切であったか，ケアの方法が適切であったかなど，栄養ケアプログラムについて検討を行う．

文献

1. 厚生労働省．日本人の食事摂取基準（2020年版）．
2. 森　基子，玉川和子ほか．応用栄養学―ライフステージからみた人間栄養学．第10版．医歯薬出版，2015.

Chapter
10：運動・スポーツと栄養

1―運動と栄養

運動には健康を維持するための運動と，競技のための運動の 2 種類があるといわれている．前者は，生活習慣病を予防・改善し，健康寿命を延ばすために多くの人が行うものであり，後者は，試合に勝つという目標のもと，身体に負担をかけ，競技力や体力向上のために行われる．どちらの場合も栄養（食事）は切り離して考えられないものであり，運動と栄養，どちらかだけでは目標は達成できない．

1. 健康を維持するための運動と栄養 ――メタボリックシンドロームの予防・改善

健康日本 21 の運動項目目標達成のため，2006 年に「健康づくりのための運動指針<エクササイズガイド 2006>」が策定された．その後，2012 年度まで実施された健康日本 21 の評価を受け，身体活動に関する新たな科学的知見が蓄積されてきたことに基づいて，「健康づくりのための身体活動基準 2013」および「健康づくりのための身体活動指針（アクティブガイド）」として取りまとめられた（**表 10-1**）．運動に加えて生活内のすべての身体活動に，これまで以上に着目して活動量を増やすねらいから，運動基準から身体活動基準へと名称も変更され，子どもから高齢者までを対象として年齢別に基準が設定されている．さらに，国民一人ひとりの運動習慣の改善につなげるための行動変容を促すため，関連知識の提供も重要であるとして，身体活動を増加させることによってリスクを低減できる疾患として，これまでの糖尿病や循環器疾患に加えて，がん，認知症，ロコモティブシンドローム（運動器症候群）が含まれることも示された．

栄養摂取については，「Chapter 8：成人期の栄養」を参考にされたい．

2. 競技のための運動と栄養

“勝つ”ために運動を行っている人にとっての運動は，スポーツ種目の技術を向上させるための運動と，スポーツ種目に適した身体をつくるための運動の 2 種があるが，どちらの場合も，その運動に耐えられるだけの基礎体力が必要になる．

基礎体力をつけるためには，何をおいても食事（栄養）が必要で，食べることもトレーニン

表 10-1　健康づくりのための身体活動基準 2013（概要）

<table>
<tr><th colspan="2">血糖・血圧・脂質に関する状況</th><th colspan="2">身体活動（生活活動・運動）*1</th><th colspan="2">運動</th><th>体力（うち全身持久力）</th></tr>
<tr><td rowspan="3">健診結果が基準範囲内</td><td>65 歳以上</td><td>強度を問わず，身体活動を毎日 40 分（＝ 10 メッツ・時 / 週）</td><td rowspan="3">今より少しでも増やす（たとえば10分多く歩く）*4</td><td>—</td><td rowspan="3">運動習慣をもつようにする（30分以上・週2日以上）*4</td><td>—</td></tr>
<tr><td>18〜64 歳</td><td>3 メッツ以上の強度の身体活動*2 を毎日 60 分（＝ 23 メッツ・時 / 週）</td><td>3 メッツ以上の強度の運動*3 を毎週 60 分（＝ 4 メッツ・時 / 週）</td><td>性・年代別に示した強度での運動を約 3 分間継続可能</td></tr>
<tr><td>18 歳未満</td><td>—</td><td>—</td><td>—</td></tr>
<tr><td colspan="2">血糖・血圧・脂質のいずれかが保健指導レベルの者</td><td colspan="5">医療機関にかかっておらず，「身体活動のリスクに関するスクリーニングシート」でリスクがないことを確認できれば，対象者が運動開始前・実施中に自ら体調確認ができるよう支援したうえで，保健指導の一環としての運動指導を積極的に行う．</td></tr>
<tr><td colspan="2">リスク重複者またはすぐ受診を要する者</td><td colspan="5">生活習慣病患者が積極的に運動をする際には，安全面での配慮がより特に重要になるので，まずかかりつけの医師に相談する．</td></tr>
</table>

*1：「身体活動」は，「生活活動」と「運動」に分けられる．このうち，生活活動とは，日常生活における労働，家事，通勤・通学などの身体活動を指す．また，運動とは，スポーツ等の，特に体力の維持・向上を目的として計画的・意図的に実施し，継続性のある身体活動を指す．
*2：「3 メッツ以上の強度の身体活動」とは，歩行またはそれと同等以上の身体活動．
*3：「3 メッツ以上の強度の運動」とは，息が弾み汗をかく程度の運動．
*4：年齢別の基準とは別に，世代共通の方向性として示したもの．

（厚生労働省）

グのひとつである．とくに体づくりのための食事は，成長のための栄養が必要になるため，運動で消費したエネルギーと栄養素を補給するだけでなく，さらに多くのエネルギーと栄養素を摂取しなければならない．成長期のスポーツ選手が必要な栄養摂取ができなかった場合，さまざまなスポーツ障害におちいりやすくなる．

一般的にスポーツ選手は，体力があり，健康的だと思われがちだが，必要な栄養が摂取できていない場合は，スポーツという負担を身体にかけている分，逆に健康を維持することが難しくなる．食事を改善したからといって，直接スポーツ技術の向上につながるわけではないが，理想的な食事摂取により基礎体力をつけ，コンディショニングを行うことで競技力の向上につながる．また，できるだけ長く選手生活を続けるためには，食事（栄養）は最重要項目といえる．

スポーツの現場では，オンシーズン（試合期），オフシーズン（休養期），体づくり期の大きく 3 つに期分けされることが多い．食事内容や，必要な栄養素などはそれぞれの時期によって異なる．

オンシーズン（試合期）

試合に必要なエネルギー源と，エネルギー代謝に必要なビタミン，コンディショニングや疲労回復のためのビタミン，ミネラルを中心に摂取する．とくにマラソンなどの持久的なスポーツにおいては，グリコーゲンローディングが有効である．

グリコーゲンローディングとは，運動のエネルギー源となるグリコーゲンをできるだけ多く体内にためる方法で，カーボローディングともいう．

試合1週間前からトレーニングは徐々に軽くしていき，食事は試合3日前からエネルギー比率でたんぱく質10～15％，脂質10～15％，炭水化物70～80％の高炭水化物食にする．実際には，これほど厳密に行わなくても，試合前にいつもより少し多めに炭水化物をとるといったような簡便な方法も多く行われている．

試合当日は，3～4時間前までに糖質中心の消化のよい食事を終わらせておくようにする．消化に時間がかかる油脂の多い食材や調理法，食物繊維の多い食材，食べなれないものや生ものなどは食べないようにする．試合開始までにエネルギー補給をする場合は1時間前までに，消化の早いうどんや小さめのおにぎり，カステラやバナナなどを食べておく．試合後は，疲労回復と試合で消費したエネルギー源の回復のため，できるだけ早く糖質とたんぱく質，クエン酸を含む食品をとる．試合の興奮が落ち着いてから，糖質とたんぱく質，ビタミン，ミネラルの補給をこころがける．

オフシーズン

試合期の肉体的･精神的疲労を回復させるため，トレーニング量を減らす．運動量が減るので，体重，とくに体脂肪量の増加に注意する．筋肉や血液，骨などの除脂肪量（lean body mass；LBM）は維持できるよう，たんぱく質とビタミン，ミネラルは不足しないように摂取する．食事の量は減らさないようにしながら，摂取エネルギー量を減らす．脂質の摂取量を減らして，必要なエネルギーはでんぷんでとるようにし，砂糖などの少糖類や単糖類の摂取は控える．

体づくり期

主に，スポーツ種目に適した体を作るための増量と，階級性スポーツや，体重が軽いほうが有利なスポーツの場合は，減量が行われる．

増量では，除脂肪量（LBM）の増加を目的とし，たんぱく質とたんぱく質の合成のために必要なビタミン，トレーニングのためのエネルギー源である糖質とエネルギー代謝のためのビタミン，持久的能力を上げるための鉄や，骨の強化のためのカルシウムなどのミネラルを積極的に摂取する．

減量では，スポーツをするために必要な除脂肪量は維持し，脂肪（fat mass；FM）で体重を減らすようにする．1週間で1kg以上の急激な減量は，除脂肪量の維持が難しいので避ける．サウナなどでの脱水も競技力の低下につながるため避ける．たんぱく質とビタミン，ミネラルは不足しないように摂取し，脂質の摂取量を減らす．トレーニングのためのエネルギーは糖質でとるようにし，とくにグリセミック・インデックス（GI）の低い食品を選んで，血糖値の維持をこころがける．

強化合宿など，必要なエネルギー・栄養量が増え，ハードなトレーニングを行うことで食欲が落ちてしまった場合は，エネルギーの確保のため，場合によっては脂肪エネルギー比を30％に増やす．基本的には，3食の栄養量が偏らないように配分するが，午前・午後の2部練習などの場合は，朝食・昼食は比較的消化のよい糖質中心の食事とし，摂取できなかった栄養素は夕食で補うようにする．

図 10-1 に，アスリートの競技種目別目標エネルギー摂取量を示す．

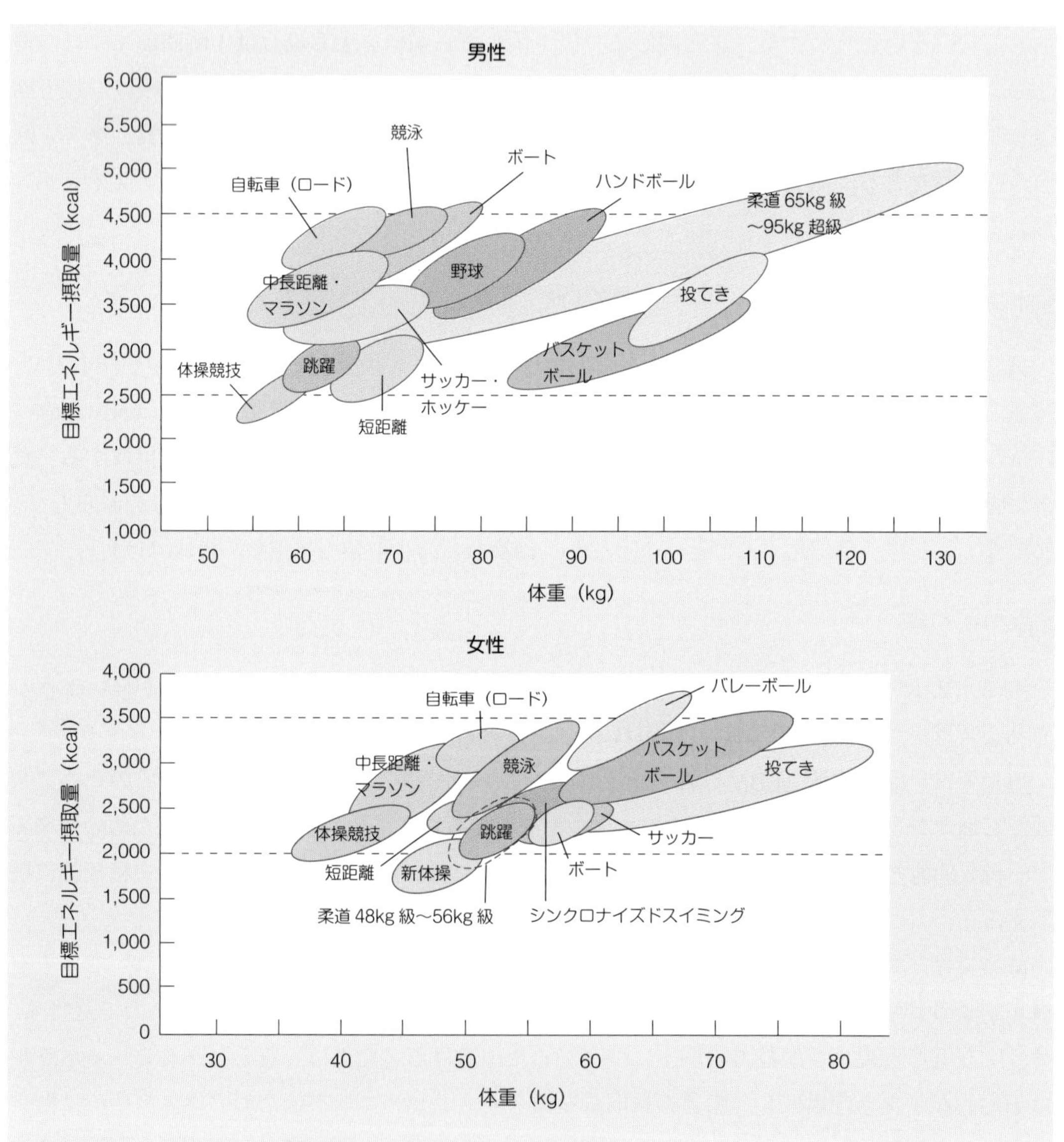

図 10-1　アスリートの競技種目別目標エネルギー摂取量

注：日本人アスリートの基準体型と日本人（または欧米人）で報告された最新の摂取エネルギー基準値（kcal/kg）から1日当たりの目標量を算出した．あくまでも目標値であり，身長や活動強度，活動時間，熟練度，トレーニング目標などにより大きく変動するため，選手は体重や身体組成を継続的に管理し，各自に見合った目標量を設定する必要がある．

〔川野　因．アスリートのための栄養・食事ガイド（(財) 日本体育協会スポーツ医・科学専門委員会 監修．小林修平 編）．第一出版，2007，p.92 より〕

2—スポーツと栄養補給

健康維持のために運動をする場合や，スポーツ選手がよりよいトレーニングとコンディショニングを行うために，食事は最重要課題であり，適切な栄養摂取がなされていなければ，けがや故障などスポーツ障害に陥る危険性が高くなる．

炭水化物

運動強度が高くなるにつれて糖質の利用が多くなり，乳酸がたまりやすい．運動のエネルギー源になるのは，筋肉中に貯蔵されているグリコーゲン，食事で吸収されたグルコースや肝臓に貯蔵されているグリコーゲンが分解されて血中に放出されるグルコース（血糖）などで，脳にはグリコーゲンをためることができないことから，血糖を維持することは集中力の維持にもつながる．筋肉中のグリコーゲンが多いほど持久力が高い．

脂質

有酸素で消費されるエネルギー源として，主に脂肪細胞に蓄えられている．持久的なスポーツでは，糖質とともにエネルギー源として利用される．

たんぱく質

エネルギー源となるが，身体の構成材料（筋肉，血液，内臓，骨，皮膚，毛髪，爪など）や，体内で作られる成分（酵素，抗体，ホルモン，乳汁など）の材料になるという重要な働きをする．成長期や増量時，体力増強時などはとくに多く必要となるが，一度にたくさん摂取しても吸収できずに，腎臓や肝臓に負担をかけるほか，筋肉に変わらず脂肪に変換されて体脂肪として貯蔵される．

ビタミン

ビタミンB_1　糖質をエネルギーに変える．不足すると持久力や集中力の低下や疲労回復が遅れる．

ビタミンB_2　エネルギー源栄養素の代謝に働く．体全体の発育に必要．

ビタミンB_6　たんぱく質やアミノ酸の代謝，ヘモグロビンの合成に働く．

ビタミンB_{12}　赤血球やDNAの合成，末梢神経の修復などに働く．

葉酸　赤血球の合成，アミノ酸やたんぱく質の生成に働く．

ナイアシン　糖質，脂質，たんぱく質の代謝に必要．

ビタミンC　抗酸化作用がスポーツで生じる活性酸素の害から身を守る．コラーゲンや，脂肪をエネルギーに変えるときに必要なカルニチンの生成に必要．白血球の働きを強めて免疫力を高める．副腎皮質ホルモン（抗ストレスホルモン）の合成にも必要．

ビタミンA　皮膚や粘膜を健康に保ち，風邪や炎症を予防する．プロビタミンAであるカロテンは抗酸化作用がある．

ビタミンE　ビタミンCとともに抗酸化作用があり，活性酸素の害から身を守る．末梢血管を拡張して血液の流れをよくする．

ビタミンD　カルシウムの吸収と骨や歯に沈着させて強い骨や歯を作る．

ビタミンK　血液凝固作用，骨の形成に必要．

ミネラル

カルシウム　体内に存在するカルシウムの約99%は骨や歯に存在し，残りの1%が血液や筋肉に存在して血液凝固や心臓や筋肉の収縮，神経伝達に働く．

マグネシウム　カルシウムと同様に約60%が骨や歯の材料になる．約20%が筋肉に存在し，筋肉の収縮，神経の興奮を抑えるなどカルシウムの働きを助ける．血圧の維持や核酸，たんぱく質の合成にも働く．不足すると筋力の低下，筋肉のけいれんなどが起こりやすくなる．

リン　体内に存在するリンの約80%が骨や歯の成分になる．摂取が増えるとカルシウムやマグネシウムなどのミネラルの吸収が悪くなる．日常の食事ではリンのほうが多くなりがちなので，リンを多く含むインスタント食品や加工食品は摂取を控え，カルシウムのほうが多く含まれる海藻類などの摂取をこころがける．牛乳やヨーグルトはカルシウムとリンが約1：1の割合で含まれる．

鉄　不足すると鉄欠乏性貧血（「Chapter 7：思春期の栄養」参照）になり，集中力の低下や疲労，頭痛，息切れ，めまいなどが起こりやすくなる．スポーツ選手は持久力の低下につながる．

銅　鉄の吸収をよくし，ヘモグロビンを作るときに必要．酵素の働きを活性化させ，活性酸素の除去，エネルギー産生を助ける．

亜鉛　新陳代謝に関与．活性酸素を除去する．

カリウム　不足すると筋力低下，手足のけいれん，不整脈などが起こる．運動をしてカリウムの欠乏が起こると“こむらがえり”などの筋けいれんを起こしやすくなる．

ナトリウム　欠乏すると脱水症状，嘔吐，食欲不振，意識障害などいわゆる熱中症になるが，日本人は食事で過剰摂取気味で，ナトリウムだけの摂取はかえって体内のミネラルバランスを崩しやすい．

ヨウ素　甲状腺ホルモンの材料となり，不足すると代謝が落ち，疲れやすくなる．

クロム　糖質，脂質の代謝を助ける．

マンガン　さまざまな酵素を活性化し，糖質，脂質，たんぱく質の代謝を促進する．骨の形成を助ける．

表 10-2　スポーツ選手の栄養ケアプログラム（例）

●年齢，性別：14 歳，男子　●家族構成：両親，妹，本人の 4 人家族
●毎日 3 時間ほど野球の練習を行っている．野球に理想的な体を作りたい
●栄養ケアの期間：6 か月

栄養アセスメント	課題	短期計画（期間：1 か月）		長期計画（期間：6 か月）		評価
		目標	ケアプラン	目標	ケアプラン	
•身長：161.8 cm •体重：53.5 kg •食生活状況：朝食はトーストと牛乳だけ •昼食は母親の手作りの弁当 •夕食は練習後で帰りが遅く疲れて食欲がなく，あまり食べられない **食事調査結果** •エネルギー：2,700 kcal •たんぱく質：105.0 g •脂質：109.0 g •炭水化物：325.0 g	**増量** •朝食をしっかり食べる •練習後に補食を食べる •夕食をバランスよくとる •運動に必要な炭水化物の摂取量を増やす •スポーツ選手に必要な栄養が摂取できるようにする	•体重 1 kg 増加 •朝食の改善 •間食を取り入れる	**目標栄養量** •エネルギー：3,000 kcal（体重 1 kg 当たり 2.0 g） •たんぱく質エネルギー比：15% •脂肪エネルギー比：25% •炭水化物エネルギー比：60% •朝食にたんぱく質食品と果物を加える •練習後におにぎり，牛乳をとる •スポーツをするための栄養の重要性を説明し，少し早めに起床し，朝食をしっかりとれるよう指導した	•体重 5 kg 増加 •朝食の改善 •夕食の改善	**目標栄養量** •エネルギー：3,500 kcal •たんぱく質エネルギー比：15%（体重 1 kg 当たり 2.0 g） •脂肪エネルギー比：25% •炭水化物エネルギー比：60% •朝食のトーストの量を増やし，たんぱく質食品，野菜，果物を追加する •練習後，おにぎりの量を増やし，牛乳をとる •夕食は，主食，主菜，副菜，果物，乳製品をそろえる	**体重の増加** •食生活状況：3 食とも主食，主菜，副菜，果物，乳製品がとれるようになり，エネルギー，栄養素摂取量が増えた •エネルギー比率が目標に近くなり，たんぱく質，炭水化物の摂取量が増えた •間食を積極的に取り入れることができるようになった **栄養素等摂取量** •エネルギー：3,460 kcal •たんぱく質：130.0 g •脂質：96.1 g •炭水化物：519.0 g
		到達状況		到達状況		
		•身長：161.8 cm •体重：54.2 kg •朝食の量が少しずつ増えた •練習後，おにぎり，牛乳をとるようになった		•身長：163.2 cm •体重：58.5 kg •食べる量が増えた		

●年齢，性別：20 歳，男性　●家族構成：ひとり暮らし
●ボクシングの試合に向けて，1 か月で 4 kg の減量を希望
●栄養ケアの期間：1 か月

栄養アセスメント	課題	目標	ケアプラン	到達状況・評価
•身長：167.8 cm •体重：64.2 kg **食事調査結果** •エネルギー：2,800 kcal •たんぱく質：105.0 g •脂質：108.9 g •炭水化物：350.0 g •練習前はあまり食事をとらず，夕食の摂取量が多い •動物性たんぱく質（肉類）の摂取量が多く，揚げ物や炒め物，外食やインスタント食品が多い	**食事の配分と内容の見直し** •たんぱく質を肉類だけでとらないようにする •外食で理想的な料理選択ができるようにする •理想的なエネルギー比率がとれるようにする •スポーツ選手に必要な栄養素が摂取できるようにする	•サウナや脱水など体に負担がかかるような急激な減量に頼らないようにする •スポーツをするために必要な栄養素は不足しないよう摂取しながら体脂肪を減らす •3 食の食事は規則正しくとる •栄養バランスのよい献立を知り，外食で選択できるようになる •朝食，夕食は自炊できるようにする	**食事内容** •エネルギー：1,800 kcal •たんぱく質エネルギー比：20%（体重 1 kg 当たり 1.5 g） •脂肪エネルギー比：20% •炭水化物エネルギー比：60% •練習前の食事は消化のよい糖質中心の食事にし，基本的には 3 食ごとに主食，主菜，副菜，果物，乳製品をそろえる •乳製品やドレッシングなどは低脂肪やノンオイルに変える •野菜，海藻類は積極的に摂取する •外食は，丼などの 1 品物や洋食は控えて，和食の定食物にする •肉料理ばかりでなく，魚や大豆製品なども積極的に摂取する •普段摂取する料理の大まかなエネルギー量を把握し，1 日 1,800 kcal に抑えられるようにする •簡単なレシピを覚える	•身長：167.8 cm •体重：60.0 kg **栄養素等摂取** •エネルギー：1,800 kcal •たんぱく質：90.0 g •脂質：40.0 g •炭水化物：270.0 g •体に負担がかかる急激な減量に頼ることなく目標体重に減量することができた •今後は理想的な体重を維持しながら，必要な栄養量をとることができるように栄養指導を続ける必要がある

表 10-3　スポーツ選手の食事摂取基準と食品構成例

食事摂取基準

栄養素等		体づくり期	試合期（グリコーゲンローディング）	減量時
エネルギー	(kcal)	3,500	3,500	1,600
たんぱく質	(g)	130～175	87.5～130	60～80
脂質	(g)	80～115	40～60	35～45
炭水化物	(g)	480～530	610～700	220～240
ビタミンA	(μgRAE)	1,300	1,200	1,200
ビタミンB_1	(mg)	2	3	1.5
ビタミンB_2	(mg)	2.5	3	1.7
ビタミンC	(mg)	200～300	200～300	100
カルシウム	(mg)	1,200	1,200	1,000
鉄	(mg)	15	15	12
食塩相当量	(g)	12	12	10
食物繊維	(g)	25	25	25
たんぱく質エネルギー比率	(%)	15～20	10～15	15～20
脂肪エネルギー比率	(%)	20～30	10～15	20～25
炭水化物エネルギー比率	(%)	55～60	70～80	55～60

食品構成例（g）

栄養素等	体づくり期	試合期（グリコーゲンローディング）	減量時
穀類	940	1,100	500
いも類	100	280	70
砂糖・甘味料類	25	60	8
豆類	100	70	60
種実類	5	5	5
緑黄色野菜	150	150	150
その他の野菜	250	250	250
果実類	200	500	150
きのこ類	15	15	25
海藻類	4	4	8
魚介類	70	70	50
肉類	130	70	50
卵類	70	25	50
乳類	600	300	250
油脂類	40	5	10
菓子類	0	0	0
嗜好飲料類	0	0	0
調味料・香辛料類	80	80	80

表 10-4　献立例：スポーツ選手・体づくり期の食事

	献立名	食品名	1人当たり分量（g）	エネルギー（kcal）	たんぱく質（g）	脂質（g）	炭水化物（g）	カルシウム（mg）	鉄（mg）	ビタミンB₁（mg）	ビタミンC（mg）	食塩相当量（g）	作り方
朝食	ご飯	精白米	110	394	6.7	1.0	85.4	6	0.9	0.09	0	0.0	
	ミモザサラダ	くるまえび	20	19	4.3	0.1	0.0	8	0.1	0.02	0	0.1	
		きゅうり	30	4	0.3	0.0	0.9	8	0.1	0.01	4	0.0	
		トマト	20	4	0.1	0.0	0.9	1	0.0	0.01	3	0.0	
		レタス	40	5	0.2	0.0	1.1	8	0.1	0.02	2	0.0	
		マヨネーズ	10	70	0.2	7.5	0.5	1	0.0	0.00	0	0.2	
		塩	0.1	0	0.0	0.0	0.0	0	0.0	0.00	0	0.1	
		こしょう	0.01	0	0.0	0.0	0.0	0	0.0	0.00	0	0.0	
		卵	25	38	3.1	2.6	0.1	13	0.5	0.02	0	0.1	
	煮びたし	木綿豆腐	70	50	4.6	2.9	1.1	60	0.6	0.05	0	0.1	煮びたし
		じゃがいも	60	46	1.0	0.1	10.6	2	0.2	0.05	21	0.0	①豆腐は水気をきってお
		こまつな	50	7	0.8	0.1	1.2	85	1.4	0.05	20	0.0	き，食べやすい大きさに
		生しいたけ	20	4	0.6	0.1	1.1	0	0.1	0.03	0	0.0	切る
		昆布だし	100	4	0.1	0.0	0.9	3	0.0	0.00	0	0.2	②じゃがいもは皮をむき
		こいくちしょうゆ	4	3	0.3	0.0	0.4	1	0.1	0.00	0	0.6	食べやすい大きさに切る
		砂糖	4	15	0.0	0.0	4.0	0	0.0	0.00	0	0.0	③こまつなは 3 cm 長さ
	かぼちゃのみそ汁	かぼちゃ	45	41	0.9	0.1	9.3	7	0.2	0.03	19	0.0	に切る
		葉ねぎ	3	1	0.1	0.0	0.2	2	0.0	0.00	1	0.0	④しいたけは薄切りにす
		煮干しだし	180	2	0.2	0.2	0.0	5	0.0	0.02	0	0.2	る
		米みそ	12	22	1.6	0.7	2.5	16	0.5	0.00	0	1.6	⑤鍋にじゃがいもを入
	牛乳	牛乳	200	134	6.6	7.6	9.6	220	0.0	0.08	2	0.2	れ，ひたひたの水で軟ら
	いちごミルク	いちご	100	34	0.9	0.1	8.5	17	0.3	0.03	62	0.0	かくなるまで煮て，こま
		加糖練乳	15	50	1.2	1.3	8.4	39	0.0	0.01	0	0.0	つな，豆腐を加え，調味
	小計			947	33.6	24.4	146.6	502	5.3	0.52	134	3.3	料を加えて味を含ませる
昼食	力うどん	うどん	200	210	5.2	0.8	43.2	12	0.4	0.04	0	0.6	
		もち	80	187	3.2	0.5	40.6	2	0.1	0.02	0	0.0	
		卵	50	76	6.2	5.2	0.2	26	0.9	0.03	0	0.2	
		蒸しかまぼこ	15	14	1.8	0.1	1.5	4	0.0	0.00	0	0.4	
		葉ねぎ	5	2	0.1	0.0	0.3	4	0.1	0.00	2	0.0	
		乾燥わかめ	2	3	0.4	0.1	0.8	16	0.1	0.00	0	0.5	
	（かけ汁）	かつお・昆布だし	250	5	0.8	0.0	0.8	8	0.0	0.03	0	0.3	
		うすくちしょうゆ	8	4	0.5	0.0	0.6	2	0.1	0.00	0	1.3	
		みりん	10	24	0.0	0.0	4.3	0	0.0	0.00	0	0.0	
		塩	1	0	0.0	0.0	0.0	0	0.0	0.00	0	1.0	
	青菜のおひたし	ほうれんそう	50	10	1.1	0.2	1.6	25	1.0	0.06	18	0.0	
		しめじ	20	4	0.5	0.1	1.0	0	0.1	0.03	0	0.0	
		しらす干し	5	10	2.0	0.2	0.0	26	0.0	0.01	0	0.3	
		うすくちしょうゆ	3	2	0.2	0.0	0.2	1	0.0	0.00	0	0.5	
		かつおだし	7	0	0.0	0.0	0.0	0	0.0	0.00	0	0.0	
		ごま	3	18	0.6	1.6	0.6	36	0.3	0.01	0	0.0	
		かつお節	1	4	0.8	0.0	0.0	0	0.1	0.01	0	0.0	
	ジュース	オレンジジュース（濃縮還元）	200	84	1.4	0.2	21.4	18	0.2	0.14	84	0.0	
	ヨーグルト	ヨーグルト（脱脂加糖）	100	67	4.3	0.2	11.9	120	0.1	0.03	0	0.2	
	果物	バナナ	100	86	1.1	0.2	22.5	6	0.3	0.05	16	0.0	
	小計			809	30.1	9.4	151.5	306	3.8	0.47	119	5.2	
間食	ホットドッグ	ウインナーソーセージ	50	161	6.6	14.3	1.5	4	0.4	0.13	5	1.0	
		キャベツ	30	7	0.4	0.1	1.6	13	0.1	0.01	12	0.0	
		塩	0.1	0	0.0	0.0	0.0	0	0.0	0.00	0	0.1	
		こしょう	0.01	0	0.0	0.0	0.0	0	0.0	0.00	0	0.0	
		コッペパン	100	265	8.5	3.8	49.1	37	1.0	0.08	0	1.3	
		バター	10	75	0.1	8.1	0.0	2	0.0	0.00	0	0.2	
		からし	1	3	0.1	0.1	0.4	1	0.0	0.00	0	0.1	
		ケチャップ	10	12	0.2	0.0	2.7	2	0.1	0.01	1	0.3	
		ピクルス（スイート型）	10	7	0.0	0.0	1.8	3	0.0	0.00	0	0.1	
	ジュース	オレンジジュース（濃縮還元）	200	84	1.4	0.2	21.4	18	0.2	0.14	84	0.0	
	ヨーグルト	ヨーグルト（脱脂加糖）	100	67	4.3	0.2	11.9	120	0.1	0.03	0	0.2	
	小計			680	21.5	26.8	90.5	198	1.9	0.40	102	3.3	

表 10-4　つづき

	献立名	食品名	1人当たり分量（g）	エネルギー（kcal）	たんぱく質（g）	脂質（g）	炭水化物（g）	カルシウム（mg）	鉄（mg）	ビタミンB_1（mg）	ビタミンC（mg）	食塩相当量（g）	作り方
夕食	ご飯	精白米	110	394	6.7	1.0	85.4	6	0.9	0.09	0	0.0	豚肉ごま焼き ①豚肉は塩，こしょうで下味をつけて一口大に切り，溶きほぐした卵をつけてごまと七味唐辛子を混ぜたものをまぶしつける ②フライパンに油を熱し，こんがりと焼く
	豚肉ごま焼き	豚ひれ肉	80	104	17.8	3.0	0.2	2	0.7	1.06	1	0.1	
		塩	0.1	0	0.0	0.0	0.0	0	0.0	0.00	0	0.1	
		こしょう	0.1	0	0.0	0.0	0.1	0	0.0	0.00	0	0.0	
		七味唐辛子	適量										
		ごま	10	60	2.0	5.4	1.9	120	1.0	0.05	0	0.0	
		卵	10	15	1.2	1.0	0.0	5	0.2	0.01	0	0.0	
		ごま油	5	46	0.0	5.0	0.0	0	0.0	0.00	0	0.0	
	（付け合わせ）	トマト	50	10	0.4	0.1	2.4	4	0.1	0.03	8	0.0	
		キャベツ	50	12	0.7	0.1	2.6	22	0.2	0.02	21	0.0	
		グリーンアスパラガス	30	7	0.8	0.1	1.2	6	0.2	0.04	5	0.0	
		マヨネーズ	10	70	0.2	7.5	0.5	1	0.0	0.00	0	0.2	
		レモン	10	5	0.1	0.1	1.3	7	0.0	0.01	10	0.0	
	たことやまいもの和え物	まだこ　ゆで	70	53	11.5	0.5	0.1	11	0.4	0.02	0	0.5	たことやまいもの和え物 ①たこは一口大に切る ②やまいもはたこと同じ大きさのサイコロ状に切る ③わかめは水で戻して水気をきる ④ブロッコリーは色よくゆで小房に分ける ⑤調味料を合わせて材料を和え，せん切りにしたしそを盛る
		ながいも	70	46	1.5	0.2	9.7	12	0.3	0.07	4	0.0	
		ブロッコリー	30	10	1.3	0.2	1.6	11	0.3	0.04	36	0.0	
		乾燥わかめ	2	3	0.4	0.1	0.8	16	0.1	0.00	0	0.5	
		しそ	2	1	0.1	0.0	0.2	5	0.0	0.00	1	0.0	
		酢	15	4	0.0	0.0	0.4	0	0.0	0.00	0	0.0	
		ごま油	4	37	0.0	4.0	0.0	0	0.0	0.00	0	0.0	
		こいくちしょうゆ	4	3	0.3	0.0	0.4	1	0.1	0.00	0	0.6	
		わさび	0.5	0	0.0	0.0	0.1	1	0.0	0.00	0	0.0	
		塩	0.1	0	0.0	0.0	0.0	0	0.0	0.00	0	0.1	
		こしょう	0.01	0	0.0	0.0	0.0	0	0.0	0.00	0	0.0	
	豆腐のコンソメスープ	絹ごし豆腐	30	17	1.5	0.9	0.6	17	0.2	0.03	0	0.0	
		たまねぎ	20	7	0.2	0.0	1.8	4	0.0	0.01	2	0.0	
		にんじん	10	4	0.1	0.0	0.9	3	0.0	0.01	1	0.0	
		洋風だし	200	12	2.6	0.0	0.6	10	0.2	0.04	0	1.0	
		塩	0.5	0	0.0	0.0	0.0	0	0.0	0.00	0	0.5	
		こしょう	0.01	0	0.0	0.0	0.0	0	0.0	0.00	0	0.0	
	牛乳	牛乳	200	134	6.6	7.6	9.6	220	0.0	0.08	2	0.2	
	果物	グレープフルーツ	100	38	0.9	0.1	9.6	15	0.0	0.07	36	0.0	
		はちみつ	15	44	0.0	0.0	12.0	0	0.2	0.00	0	0.0	
	小計			1,135	56.7	36.8	143.6	499	5.2	1.67	125	3.8	
	合計			3,570	141.9	97.4	532.2	1,504	16.2	3.06	480	15.5	

栄養評価

評価項目		実施献立	目標値
エネルギー	(kcal)	3,570	3,500
たんぱく質	(g)	141.9	130.9～175.0
脂質	(g)	97.4	80.0～115.0
炭水化物	(g)	532.2	480.0～530.0
カルシウム	(mg)	1,504	1,200
鉄	(mg)	16.2	15
食塩相当量	(g)	15.5	12
たんぱく質エネルギー比率	(%)	15.9	15～20
脂肪エネルギー比率	(%)	24.6	20～30
炭水化物エネルギー比率	(%)	59.5	55～60
穀類エネルギー比率	(%)	40.6	40～60
動物性たんぱく質比率	(%)	55.1	40～60

食品構成（g）

食品群	実施量	目安量
穀類	600	940
いも類	130	100
砂糖・甘味料類	19	25
豆類	100	100
種実類	13	5
緑黄色野菜	295	150
その他の野菜	181	250
果実類	710	200
きのこ類	40	15
海藻類	4	4
魚介類	111	70
肉類	130	130
卵類	85	70
乳類	615	600
油脂類	19	40
菓子類	0	0
嗜好飲料類	10	－
調味料・香辛料類	816	－

表 10-5　献立例：スポーツ選手・試合期の食事（グリコーゲンローディング）

	献立名	食品名	1人当たり分量（g）	エネルギー（kcal）	たんぱく質（g）	脂質（g）	炭水化物（g）	カルシウム（mg）	鉄（mg）	ビタミンB_1（mg）	ビタミンC（mg）	食塩相当量（g）	作り方
朝食	ひじきご飯	精白米	150	537	9.2	1.4	116.4	8	1.2	0.12	0	0.0	ひじきご飯
		にんじん	30	12	0.2	0.1	2.8	8	0.1	0.02	2	0.0	①にんじんはせん切りに
		しらす干し	4	8	1.6	0.1	0.0	21	0.0	0.01	0	0.3	し，ひじきは水で戻して
		干しひじき	4	6	0.4	0.1	2.2	40	2.3	0.00	0	0.2	洗っておく
		うすくちしょうゆ	3	2	0.2	0.0	0.2	1	0.0	0.00	0	0.5	②洗ってといだ米と調味
		みりん	3	7	0.0	0.0	1.3	0	0.0	0.00	0	0.0	料とともに炊く
		酒	3	3	0.0	0.0	0.1	0	0.0	0.00	0	0.0	③炊きあがったら，しら
		塩	0.1	0	0.0	0.0	0.0	0	0.0	0.00	0	0.1	す干しを混ぜ器に盛る
	レタスとハムのサラダ（ノンオイル）	レタス	50	6	0.3	0.1	1.4	10	0.2	0.03	3	0.0	
		トマト	40	8	0.3	0.0	1.9	3	0.1	0.02	6	0.0	
		きゅうり	30	4	0.3	0.0	0.9	8	0.1	0.01	4	0.0	
		たまねぎ	10	4	0.1	0.0	0.9	2	0.0	0.00	1	0.0	
		かいわれだいこん	5	1	0.1	0.0	0.2	3	0.0	0.00	2	0.0	
		ハム	20	39	3.3	2.8	0.3	2	0.1	0.12	10	0.5	
	（合わせ調味料）	こいくちしょうゆ	5	4	0.4	0.0	0.5	1	0.1	0.00	0	0.7	
		穀物酢	4	1	0.0	0.0	0.1	0	0.0	0.00	0	0.0	
		砂糖	1	4	0.0	0.0	1.0	0	0.0	0.00	0	0.0	
		塩	0.5	0	0.0	0.0	0.0	0	0.0	0.00	0	0.5	
		レモン・果汁	2	1	0.0	0.0	0.2	0	0.0	0.00	1	0.0	
	納豆	挽きわり納豆	50	97	8.3	5.0	5.3	30	1.3	0.07	0	0.0	
		こいくちしょうゆ	3	2	0.2	0.0	0.3	1	0.1	0.00	0	0.4	
	じゃがいものみそ汁	じゃがいも	30	23	0.5	0.0	5.3	1	0.1	0.03	11	0.0	
		たまねぎ	20	7	0.2	0.0	1.8	4	0.0	0.01	2	0.0	
		葉ねぎ	3	1	0.1	0.0	0.2	2	0.0	0.00	1	0.0	
		煮干しだし	180	2	0.2	0.2	0.0	5	0.0	0.02	0	0.2	
		みそ	12	22	1.6	0.7	2.5	16	0.5	0.00	0	1.6	
	牛乳	低脂肪牛乳	200	92	7.6	2.0	11.0	260	0.2	0.08	0	0.4	
	果物	キウイフルーツ	100	53	1.0	0.1	13.5	33	0.3	0.01	69	0.0	
		はちみつ	20	59	0.0	0.0	15.9	0	0.2	0.00	0	0.0	
	小計			1,004	36.0	12.6	186.1	458	7.0	0.56	111	5.4	
昼食	とろろそば	ながいも	70	46	1.5	0.2	9.7	12	0.3	0.07	4	0.0	
		卵	25	38	3.1	2.6	0.1	13	0.5	0.02	0	0.1	
		かつお昆布だし	7	0	0.0	0.0	0.0	0	0.0	0.00	0	0.0	
		塩	0.2	0	0.0	0.0	0.0	0	0.0	0.00	0	0.2	
		うすくちしょうゆ	0.5	0	0.0	0.0	0.0	0	0.0	0.00	0	0.1	
		蒸しかまぼこ	20	19	2.4	0.2	1.9	5	0.1	0.00	0	0.5	
		焼きのり	0.3	1	0.1	0.0	0.1	1	0.0	0.00	1	0.0	
		根みつば	5	1	0.1	0.0	0.2	3	0.1	0.00	1	0.0	
		葉ねぎ	2	1	0.0	0.0	0.1	2	0.0	0.00	1	0.0	
		そば	250	330	12.0	2.5	65.0	23	2.0	0.13	0	0.0	
	（かけ汁）	かつお・昆布だし	200	4	0.6	0.0	0.6	6	0.0	0.02	0	0.2	
		うすくちしょうゆ	10	5	0.6	0.0	0.8	2	0.1	0.01	0	1.6	
		みりん	10	24	0.0	0.0	4.3	0	0.0	0.00	0	0.0	かぼちゃの煮物
	かぼちゃの煮物	かぼちゃ	100	91	1.9	0.3	20.6	15	0.5	0.07	43	0.0	①かぼちゃ，しらたきは
		オクラ	30	9	0.6	0.1	2.0	28	0.2	0.03	3	0.0	食べやすい大きさに切る
		しらたき	30	2	0.1	0.0	0.9	23	0.2	0.00	0	0.0	②オクラは色よく塩ゆで
		かつおだし	100	2	0.4	0.0	0.0	2	0.0	0.01	0	0.1	する
		砂糖	3	12	0.0	0.0	3.0	0	0.0	0.00	0	0.0	③鍋にしらたきとかぼ
		みりん	5	12	0.0	0.0	2.2	0	0.0	0.00	0	0.0	ちゃがつかるくらいのだ
		酒	10	11	0.0	0.0	0.5	0	0.0	0.00	0	0.0	し汁を入れ，火にかけ，
		こいくちしょうゆ	5	4	0.4	0.0	0.5	1	0.1	0.00	0	0.7	かぼちゃに火が通ったら
		木の芽	1枚										調味料を加え味を含ませ
	ジュース	オレンジジュース（ストレート）	200	84	1.6	0.0	22.0	18	0.2	0.14	44	0.0	る ④オクラを加え，ひと煮
	果物	バナナ	100	86	1.1	0.2	22.5	6	0.3	0.05	16	0.0	立ちさせて火からおろす
	小計			780	26.7	6.0	157.1	159	4.4	0.53	113	3.5	

表 10-5　つづき

	献立名	食品名	1人当たり分量（g）	エネルギー（kcal）	たんぱく質（g）	脂質（g）	炭水化物（g）	カルシウム（mg）	鉄（mg）	ビタミンB$_1$（mg）	ビタミンC（mg）	食塩相当量（g）	作り方
間食	パン	ライ麦パン	120	317	10.1	2.6	63.2	19	1.7	0.19	0	1.4	みかんゼリー ①ゼラチンを水でふやかしておく ②①を火にかけゼラチンが溶けたら粗熱を取る ③②にオレンジジュースを加え，みかんを入れた器に流し入れ，冷やし固める
		ブルーベリージャム	40	72	0.3	0.1	17.5	3	0.1	0.01	1	0.0	
	みかんゼリー	みかん（缶）	50	32	0.3	0.1	7.7	4	0.2	0.03	8	0.0	
		オレンジジュース（ストレート）	100	42	0.8	0.0	11.0	9	0.1	0.07	22	0.0	
		ゼラチン	5	17	4.4	0.0	0.0	1	0.0	0.00	0	0.0	
		砂糖	12	46	0.0	0.0	11.9	0	0.0	0.00	0	0.0	
		水	20										
	小計			526	15.9	2.8	111.3	36	2.1	0.30	31	1.4	
夕食	ご飯	胚芽精米	150	536	9.8	3.0	113.7	11	1.4	0.35	0	0.0	豚じゃが ①豚肉，じゃがいも，しらたきは食べやすい大きさに切る ②にんじんは乱切り，たまねぎはくし形に切る ③鍋に油を熱し，豚肉を炒め，たまねぎ，にんじん，じゃがいも，しらたきの順に加え，炒める ④材料がつかるくらいのだし汁を加え，煮立ったら調味料を加え，味を含ませる
	豚じゃが	豚もも肉	50	74	10.8	3.0	0.1	2	0.4	0.47	1	0.1	
		じゃがいも	100	76	1.6	0.1	17.6	3	0.4	0.09	35	0.0	
		たまねぎ	50	19	0.5	0.1	4.4	11	0.1	0.02	4	0.0	
		にんじん	30	12	0.2	0.1	2.8	8	0.1	0.02	2	0.0	
		しらたき	50	3	0.1	0.0	1.5	38	0.3	0.00	0	0.0	
		グリンピース	5	5	0.3	0.0	0.8	1	0.1	0.02	1	0.0	
		調合油	4	37	0.0	4.0	0.0	0	0.0	0.00	0	0.0	
		砂糖	5	19	0.0	0.0	5.0	0	0.0	0.00	0	0.0	
		こいくちしょうゆ	8	6	0.6	0.0	0.8	2	0.1	0.00	0	1.2	
		みりん	8	19	0.0	0.0	3.5	0	0.0	0.00	0	0.0	
		酒	8	9	0.0	0.0	0.4	0	0.0	0.00	0	0.0	
	焼きししゃも	ししゃも	70	116	14.7	5.7	0.1	231	1.1	0.01	1	0.8	
		だいこん	30	5	0.2	0.0	1.2	7	0.1	0.01	4	0.0	
	こまつなのくるみ和え	こまつな	80	11	1.2	0.2	1.9	136	2.2	0.07	31	0.0	
		しめじ	25	5	0.7	0.2	1.3	0	0.1	0.04	0	0.0	
		くるみ	6	40	0.9	4.1	0.7	5	0.2	0.02	0	0.0	
		砂糖	2.5	10	0.0	0.0	2.5	0	0.0	0.00	0	0.0	
		うすくちしょうゆ	2.5	1	0.1	0.0	0.2	1	0.0	0.00	0	0.4	
		かつおだし	7.5	0	0.0	0.0	0.0	0	0.0	0.00	0	0.0	
		かつお節	0.5	2	0.4	0.0	0.0	0	0.0	0.00	0	0.0	
	豆腐のみそ汁	木綿豆腐	20	14	1.3	0.8	0.3	17	0.2	0.01	0	0.0	
		乾燥わかめ	1	1	0.2	0.0	0.4	8	0.1	0.00	0	0.2	
		ねぎ	3	1	0.1	0.0	0.2	2	0.0	0.00	1	0.0	
		煮干しだし	180	2	0.2	0.2	0.0	5	0.0	0.02	0	0.2	
		米みそ	12	22	1.6	0.7	2.5	16	0.5	0.00	0	1.6	
	フルーツヨーグルト	いちご	50	17	0.5	0.1	4.3	9	0.2	0.02	31	0.0	
		バナナ	50	43	0.6	0.1	11.3	3	0.2	0.03	8	0.0	
		ヨーグルト（脱脂加糖）	100	67	4.3	0.2	11.9	120	0.1	0.03	0	0.2	
	小計			1,171	50.7	22.5	189.3	637	7.6	1.22	118	4.7	
	合計			3,482	129.2	44.0	643.8	1,290	21.2	2.62	372	14.9	

栄養評価

評価項目		実施献立	目標値
エネルギー	(kcal)	3,482	3,500
たんぱく質	(g)	129.2	87.5 ～ 130.0
脂質	(g)	44.0	40.0 ～ 60.0
炭水化物	(g)	643.8	610.0 ～ 700.0
たんぱく質エネルギー比率	(%)	14.8	10 ～ 15
脂肪エネルギー比率	(%)	11.4	10 ～ 15
炭水化物エネルギー比率	(%)	74.0	70 ～ 80
穀類エネルギー比率	(%)	49.6	50 ～ 65
動物性たんぱく質比率	(%)	40.3	35 ～ 45

食品構成（g）

食品群	実施量	目安量
穀類	670	1,100
いも類	280	280
砂糖・甘味料類	44	60
豆類	70	70
種実類	6	5
緑黄色野菜	328	150
その他の野菜	195	250
果実類	692	500
きのこ類	25	15
海藻類	5	4
魚介類	95	70
肉類	75	70
卵類	25	25
乳類	300	300
油脂類	4	5
菓子類	0	0
嗜好飲料類	47	－
調味料・香辛料類	740	－

表 10-6　献立例：スポーツ選手・減量時の食事

	献立名	食品名	1人当たり分量（g）	エネルギー（kcal）	たんぱく質（g）	脂質（g）	炭水化物（g）	カルシウム（mg）	鉄（mg）	ビタミンB_1（mg）	ビタミンC（mg）	食塩相当量（g）	作り方
朝食	ご飯	胚芽精米	70	250	4.6	1.4	53.1	5	0.6	0.16	0	0.0	
	卵とじ	卵	50	76	6.2	5.2	0.2	26	0.9	0.03	0	0.2	卵とじ ①豆腐は水気をきって2 cm 大に切る ②にらは沸騰した湯でさっとゆで，水気をきって2～3 cm 長さに切る ③鍋にだし汁と調味料，豆腐を入れ，煮立ったらにらを加え，卵を溶きほぐして回し入れる
		木綿豆腐	50	36	3.3	2.1	0.8	43	0.5	0.04	0	0.1	
		にら	50	11	0.9	0.2	2.0	24	0.4	0.03	10	0.0	
		昆布だし	30	1	0.0	0.0	0.3	1	0.0	0.00	0	0.1	
		こいくちしょうゆ	3	2	0.2	0.0	0.3	1	0.1	0.00	0	0.4	
		砂糖	2	8	0.0	0.0	2.0	0	0.0	0.00	0	0.0	
	野菜サラダ	キャベツ	40	9	0.5	0.1	2.1	17	0.1	0.02	16	0.0	
		トマト	30	6	0.2	0.0	1.4	2	0.1	0.02	5	0.0	
		アスパラガス	20	4	0.5	0.0	0.8	4	0.1	0.03	3	0.0	
		きゅうり	20	3	0.2	0.0	0.6	5	0.1	0.01	3	0.0	
		セロリー	15	2	0.1	0.0	0.5	6	0.0	0.00	1	0.0	
		たまねぎ	10	4	0.1	0.0	0.9	2	0.0	0.00	1	0.0	
		マヨネーズ	8	56	0.1	6.0	0.4	1	0.0	0.00	0	0.1	
	とろろ昆布汁	かいわれだいこん	3	1	0.1	0.0	0.1	2	0.0	0.00	1	0.0	
		すだち（皮薄切り）	1枚										
		うすくちしょうゆ	3	2	0.2	0.0	0.2	1	0.0	0.00	0	0.5	
		削り昆布	4	5	0.3	0.0	2.0	26	0.1	0.01	1	0.2	
		かつお節	1	4	0.8	0.0	0.0	0	0.1	0.01	0	0.0	
		熱湯	150										
	ヨーグルト	ヨーグルト（全脂無糖）	50	31	1.8	1.5	2.5	60	0.0	0.02	1	0.1	
	小計			509	19.9	16.6	70.0	225	3.1	0.37	41	1.6	
昼食	かけそば	そば	200	264	9.6	2.0	52.0	18	1.6	0.10	0	0.0	
		蒸しかまぼこ	15	14	1.8	0.1	1.5	4	0.0	0.00	0	0.4	
		わかめ	2.5	3	0.5	0.1	1.0	21	0.2	0.00	0	0.6	
		わけぎ	15	5	0.2	0.0	1.1	9	0.1	0.01	6	0.0	
		しょうが	1	0	0.0	0.0	0.1	0	0.0	0.00	0	0.0	
	（かけ汁）	かつお・昆布だし	300	6	0.9	0.0	0.9	9	0.0	0.03	0	0.3	
		砂糖	1.5	6	0.0	0.0	1.5	0	0.0	0.00	0	0.0	
		うすくちしょうゆ	12	6	0.7	0.0	0.9	3	0.1	0.01	0	1.9	
		酒	10	11	0.0	0.0	0.5	0	0.0	0.00	0	0.0	
		みりん	10	24	0.0	0.0	4.3	0	0.0	0.00	0	0.0	
	わけぎと貝のぬた	ばかがい	40	24	4.4	0.2	1.0	17	0.4	0.06	0	0.3	わけぎと貝のぬた ①貝はさっと熱湯にくぐらせ，酢をまぶしておく ②わけぎは根の部分と青い部分に切り分け，先に根のほうから熱湯で軽くゆでて，軽く水気をしぼって3～4 cm 長さに切る ③酢みその材料をすり鉢でよくすりのばし，食べる前に材料と和える ④あれば紅たでを飾る
		酢	適量										
		わけぎ	40	12	0.6	0.0	3.0	24	0.2	0.02	15	0.0	
		酢	2	1	0.0	0.0	0.0	0	0.0	0.00	0	0.0	
	（酢みそ）	米みそ	8	15	1.0	0.4	1.7	10	0.3	0.00	0	1.0	
		砂糖	0.7	3	0.0	0.0	0.7	0	0.0	0.00	0	0.0	
		みりん	3	7	0.0	0.0	1.3	0	0.0	0.00	0	0.0	
		酢	8	2	0.0	0.0	0.2	0	0.0	0.00	0	0.0	
		酒	4	4	0.0	0.0	0.2	0	0.0	0.00	0	0.0	
		紅たで	0.5	0	0.0	0.0	0.0	0	0.0	0.00	0	0.0	
	じゃがいもの梅肉和え	じゃがいも	50	38	0.8	0.1	8.8	2	0.2	0.05	18	0.0	
		調合油	2.5	23	0.0	2.5	0.0	0	0.0	0.00	0	0.0	
	（和え衣）	梅干し	5	5	0.1	0.0	1.1	1	0.1	0.00	0	0.4	
		しらす干し（半乾燥品）	3	6	1.2	0.1	0.0	16	0.0	0.01	0	0.2	
		砂糖	3	12	0.0	0.0	3.0	0	0.0	0.00	0	0.0	
		水	1.5										
		ごま	1	6	0.2	0.5	0.2	12	0.1	0.00	0	0.0	
	小計			498	22.1	6.1	84.9	145	3.4	0.29	39	5.1	
間食	果物	オレンジ	100	39	1.0	0.1	9.8	21	0.3	0.10	40	0.0	
	小計			39	1.0	0.1	9.8	21	0.3	0.10	40	0.0	

表 10-6　つづき

	献立名	食品名	1人当たり分量(g)	エネルギー(kcal)	たんぱく質(g)	脂質(g)	炭水化物(g)	カルシウム(mg)	鉄(mg)	ビタミンB$_1$(mg)	ビタミンC(mg)	食塩相当量(g)	作り方
夕食	きのこご飯	胚芽精米	65	232	4.2	1.3	49.3	5	0.6	0.15	0	0.0	きのこご飯 ①米は洗って水気をきっておく ②しいたけは薄切りにし，しめじ，まいたけは小房に分ける ③米と分量の水と調味料，きのこを加え，炊く ④炊き上がったらしらす干しを加え，軽く混ぜ，みつばを盛る
		生しいたけ	15	3	0.5	0.0	0.9	0	0.0	0.02	0	0.0	
		しめじ	20	4	0.5	0.1	1.0	0	0.1	0.03	0	0.0	
		まいたけ	10	2	0.2	0.1	0.4	0	0.0	0.01	0	0.0	
		しらす干し	10	21	4.1	0.4	0.1	52	0.1	0.02	0	0.7	
		水	100										
		うすくちしょうゆ	4	2	0.2	0.0	0.3	1	0.0	0.00	0	0.6	
		酒	7	8	0.0	0.0	0.3	0	0.0	0.00	0	0.0	
		みりん	3	7	0.0	0.0	1.3	0	0.0	0.00	0	0.0	
		糸みつば	3	0	0.0	0.0	0.1	1	0.0	0.00	0	0.0	
	鶏レバーのしょうが煮	鶏レバー	60	67	11.3	1.9	0.4	3	5.4	0.23	12	0.1	
		しょうが	6	2	0.1	0.0	0.4	1	0.0	0.00	0	0.0	
	（煮汁）	水	20										
		みりん	3	7	0.0	0.0	1.3	0	0.0	0.00	0	0.0	
		酒	5	5	0.0	0.0	0.2	0	0.0	0.00	0	0.0	
		砂糖	2	8	0.0	0.0	2.0	0	0.0	0.00	0	0.0	
		こいくちしょうゆ	4	3	0.3	0.0	0.4	1	0.1	0.00	0	0.6	
	ふろふきだいこん	だいこん	200	36	1.0	0.2	8.2	48	0.4	0.04	24	0.0	ふろふきだいこん ①だいこんは面取りして米のとぎ汁で軟らかくなるまで煮る ②練りみその材料を鍋に入れ焦がさないようによく練りながら火にかける ③だいこんに練りみそをかけ，ごまをふる
		米のとぎ汁											
		昆布	3	4	0.2	0.0	1.8	21	0.1	0.01	1	0.2	
	（練りみそ）	かつおだし	10	0	0.0	0.0	0.0	0	0.0	0.00	0	0.0	
		みそ	7	13	0.9	0.4	1.5	9	0.3	0.00	0	0.9	
		砂糖	2	8	0.0	0.0	2.0	0	0.0	0.00	0	0.0	
		みりん	2	5	0.0	0.0	0.9	0	0.0	0.00	0	0.0	
		ごま	3	18	0.6	1.6	0.6	36	0.3	0.01	0	0.0	
	豆腐のみそ汁	木綿豆腐	15	11	1.0	0.6	0.2	13	0.1	0.01	0	0.0	
		乾燥わかめ	0.5	1	0.1	0.0	0.2	4	0.0	0.00	0	0.1	
		ねぎ	3	1	0.1	0.0	0.2	2	0.0	0.00	1	0.0	
		煮干しだし	180	2	0.2	0.2	0.0	5	0.0	0.02	0	0.2	
		みそ	12	22	1.6	0.7	2.5	16	0.5	0.00	0	1.6	
	牛乳	低脂肪牛乳	150	69	5.7	1.5	8.3	195	0.2	0.06	0	0.3	
	小計			559	32.9	9.0	84.7	415	8.4	0.63	38	5.3	
	合計			1,604	75.9	31.8	249.4	806	15.1	1.39	158	12.1	

栄養評価

評価項目	実施献立	目標値
エネルギー (kcal)	1,604	1,600
たんぱく質 (g)	75.9	60.0～80.0
脂質 (g)	31.8	35.0～45.0
炭水化物 (g)	249.4	220.0～240.0
たんぱく質エネルギー比率 (%)	18.9	20未満
脂肪エネルギー比率 (%)	17.8	20～25
炭水化物エネルギー比率 (%)	63.3	50～55
穀類エネルギー比率 (%)	46.5	50～60
動物性たんぱく質比率 (%)	49.0	40～50

食品構成（g）

食品群	実施量	目安量
穀類	335	500
いも類	50	70
砂糖・甘味料類	11	8
豆類	65	60
種実類	4	5
緑黄色野菜	162	150
その他の野菜	295	250
果実類	105	150
きのこ類	45	25
海藻類	10	8
魚介類	69	50
肉類	60	50
卵類	50	50
乳類	200	250
油脂類	3	10
菓子類	0	0
嗜好飲料類	47	－
調味料・香辛料類	591	－

3―栄養ケアの実際

スポーツ選手の栄養ケアを実際に行うために必要な栄養ケアプログラムの例（増量，減量）を**表 10-2** に，食事摂取基準と食品構成例を**表 10-3** に，献立例を**表 10-4 〜 6** に示す．

文献

1. 厚生労働省．健康づくりのための身体活動基準 2013.
2. 小林修平，樋口　満 編．アスリートのための栄養・食事ガイド．第一出版，2007.
3. 財団法人 日本体育協会．アスレティックトレーナー専門科目テキスト　スポーツと栄養．文光堂，2009.
4. 厚生労働省．日本人の食事摂取基準（2020 年版）.
5. 日本栄養・食料学会 編．栄養・食料学データハンドブック．同文書院，2006.
6. 橋本　勲 編．ネオエスカ運動・栄養生理学．同文書院，2008.
7. 管理栄養士国家試験教科研究 編．基礎栄養学．第一出版，2017.
8. アテーナプロジェクト 編．にじ色式部活レシピ．西日本出版社，2008.
9. 森　基子，玉川和子ほか．応用栄養学―ライフステージからみた人間栄養学．第 10 版．医歯薬出版，2015.

Chapter

11：環境と栄養

私たちは身体（内部環境）の恒常性を維持しながら，さまざまな自然環境・社会環境（外部環境）に適応して生活を送っている．外部環境因子の大きな変化に対しても，脳神経系と種々のホルモンが調節を行い，生理機能や代謝系を変化させ，恒常性を維持し，環境に適応しようとする．さらに，変化後の新しい環境に適応できる状態が持続して身体に整うことを順化と呼んでいる．

新しい環境への適応には，基礎代謝量の調節やたんぱく質，脂質など栄養素の必要量の変化など，さまざまな栄養ケアが必要となる．

本稿では，高温・低温環境，高圧・低圧環境，騒音・振動環境という特殊環境に生体が置かれた場合，健康を維持するために，どのような栄養や食品が必要となるのかを考える．

1—高温・低温環境

1. 体温の保持と調節

ヒトの体温は約37℃に保たれているが，食物から摂取する栄養素のうち，糖質，脂質，たんぱく質が体内で代謝され，熱エネルギーに変換されて体温を維持している．食物からの産生エネルギーの約70%が熱エネルギーとして体温の維持に用いられており，残りは運動エネルギーや化学エネルギーとして利用されている．

外気温が上昇した場合には放熱によって，外気温が低い場合には体熱産生を盛んにして体温を一定に保つように調節する仕組みをもっている．この体温の調節は間脳の視床下部にある体温調節中枢（熱の産生量と放熱量を平衡化する）が行っている．

外気温の変動が急激または一定以上になると体温の調節機能が低下し，健康に障害が現れ，生命に危険が生じる．

高温環境で起こる身体の障害を熱中症といい，熱けいれん，うつ熱，熱疲弊が起こる．体温が40°C以上に上昇し，虚脱状態，けいれん，昏睡状態に陥る．熱射病は，突然発症して重篤な症状を起こす熱中症で，うつ熱になる．炎天下で起こった場合には日射病とも呼び，水分補給，電解質補給が重要である．

図11-1に体温調節反応と熱中症の病態，**表11–1**に暑さ指数に応じた注意事項等を示す．

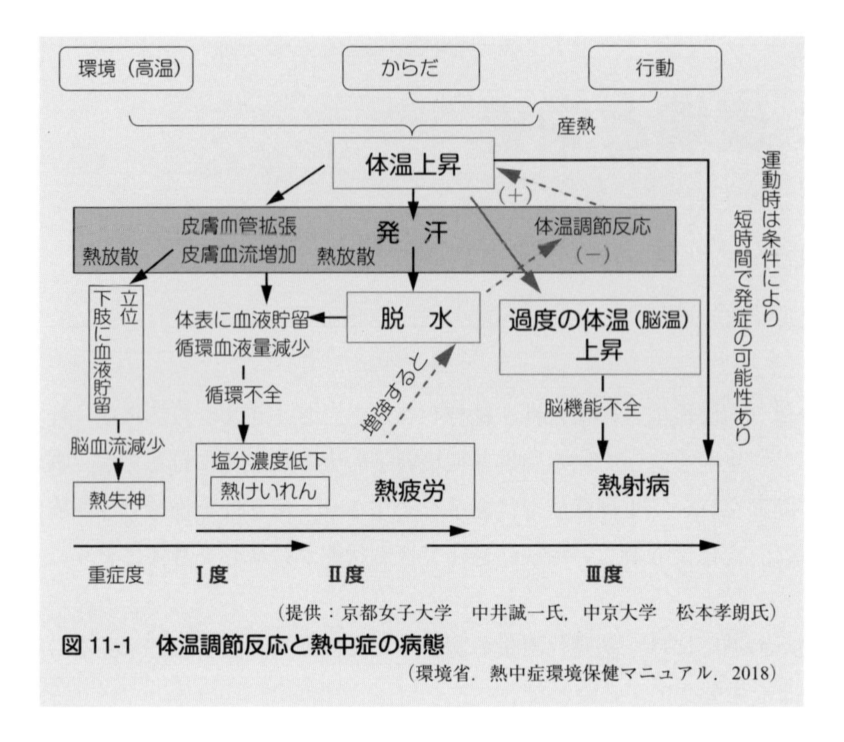

（提供：京都女子大学　中井誠一氏，中京大学　松本孝朗氏）

図 11-1　体温調節反応と熱中症の病態

（環境省．熱中症環境保健マニュアル．2018）

表 11-1　暑さ指数に応じた注意事項等

暑さ指数（WBGT）	注意すべき生活活動の目安（注1）	日常生活における注意事項（注1）	熱中症予防のための運動指針（注2）
31℃以上	すべての生活活動でおこる危険性	高齢者においては安静状態でも発生する危険性が大きい 外出はなるべく避け，涼しい室内に移動する	**運動は原則中止** 特別の場合以外は運動を中止する．特に子どもの場合は中止すべき
28～31℃		外出時は炎天下を避け，室内では室温の上昇に注意する	**厳重警戒** 激しい運動や持久走は避ける．積極的に休息をとり，水分塩分補給．体力のない者，暑さになれていない者は運動中止
25～28℃	中等度以上の生活活動でおこる危険性	運動や激しい作業をする際は定期的に充分に休息を取り入れる	**警戒** 積極的に休息をとり，水分塩分補給．激しい運動では，30 分おきくらいに休息
21～25℃	強い生活活動でおこる危険性	一般に危険性は少ないが激しい運動や重労働時には発生する危険性がある	**注意** 死亡事故が発生する可能性がある．熱中症の兆候に注意．運動の合間に水分塩分補給

（注 1）日本生気象学会「日常生活における熱中症予防指針 Ver.3」（2013）より．
（注 2）日本体育協会「熱中症予防のための運動指針」（2013）より．

（環境省．熱中症環境保健マニュアル．2018）

2. 代謝の変化

高温環境での代謝変化

① 高温環境下では，発汗が最も重要な体温調節因子で，汗が蒸発するときの気化熱が熱を奪い，体温を一定に保つ．

② 高温多湿環境では蒸発による体熱放散が著しく減少し，危険な脱水状態に陥り，深部体温が急上昇する.

③ 外気温が高いうえに労働や運動などの筋肉運動が加わると，体熱産生が増加する.

④ 高温環境が続くと暑熱順化が起こり，発汗までの時間が短くなり，発汗量の増加，基礎代謝を減少させ，熱産生を抑制するなどの適応反応が起こる.

寒冷環境下での代謝変化

① 外気温が低下した寒冷時には放熱を抑制する．具体的には，皮膚血管の収縮，血圧の上昇，血流の抑制が起こり，体表面からの放熱を抑える.

② さらに外気温の低い環境にさらされると，ふるえ産熱反射が起きて通常の4～5倍の熱産生が可能になる．グリコーゲンやグルコースが筋肉のふるえ産熱のエネルギー源となり，ノルアドレナリン分泌の増加や甲状腺機能亢進は，脂質代謝を亢進させて熱産生を20～30%増やす.

3. 高温・低温環境と栄養補給

高温環境における栄養補給

① 高温環境では発汗量が多くなり，暑熱時には発汗量が1時間当たり1L以上になる場合も多いので，水分補給と，同時に失われる電解質を補給する．水分補給によって血漿量を維持し，循環と発汗を最適にする．また，発汗により窒素化合物も失われる．運動時の水分補給の目安は**表11-2**のとおりである.

② 外気温の上昇に伴い，食欲が低下し，摂取熱量が減少する．食欲不振から起こるエネルギーの摂取不足はたんぱく質の必要量を増加させるので，エネルギーの補給と同時に良質たんぱく質，ビタミンの摂取をこころがける.

③ 発汗により電解質（食塩）を失う結果，消化機能の低下（胃液の分泌や酸度の低下）を起こし，食欲不振をまねく．胃液の分泌を高める香辛料，食酢，食塩を利用して，食欲増進を図る.

表11-2　運動時の水分補給のしかた（熱中症予防のための運動指針）

●自由に水分・塩分を補給できるように，飲料を準備し，飲水休憩を取る
●体重減少量（脱水量）を2%以内に収まるようにする．日ごろから運動前後の体重を測定する習慣を身につける．大量の発汗がある場合，体重減少量（発汗量）の70～80%程度の補給が目安となる 《1時間当たりの発汗量の計算》 1時間当たりの発汗量＝(運動前の体重－運動後の体重＋飲水量)/運動時間（時間）
●5～15℃に冷やした水を用いる
●摂取する飲料の中身は，食塩（0.1～0.2%）と糖質を含んだものが効果的である
●糖質は，エネルギーの補給を考慮すると，4～8%程度の濃度が適当である
●糖質（ブドウ糖）を含んだ水分は腸管内での水と電解質の吸収を高める

（川原　貴ほか．スポーツ活動中の熱中症予防ガイドブック．日本スポーツ協会，2019）

低温環境における栄養補給

① 寒冷刺激で分泌されるホルモンの作用によりエネルギー代謝が亢進されるので，十分な栄養補給が必要である．食物摂取量が増加する．
② 高脂肪食は耐寒性を高め，体熱産生が大きい．これはカテコールアミンの分泌促進で脂肪酸の酸化が起こり，非ふるえ熱産生の増強が起こるためと説明されている．寒冷環境ではエネルギー源として脂質を補給することが効果的である．
③ エネルギー源となる脂質，糖質，たんぱく質に加えて，ビタミンB_1，B_2，B_6，ナイアシン，パントテン酸，ビタミンC，各種ミネラルを十分に摂取する．
④ 皮膚表面や末端の血管収縮，体中心部の血流増加のため利尿が促進され，水分の喪失が起こる．水分の補給には栄養の補給も兼ねて温かいスープやホットドリンクを利用する．
⑤ とうがらしなどの辛味成分（カプサイシン）は体温を上昇させる．
⑥ 寒冷下での血圧上昇をまねかないように，食塩摂取量には気をつける．

2—高圧・低圧環境

1. 高圧環境と栄養補給

高圧環境にさらされるのは，潜水・潜函作業である．水深が 10 m 増すごとに 1 気圧増加する．生体機能のうち，肺胞の気体が圧力で体積を変えるので，潜水では呼吸に圧縮空気を使用する．高圧環境そのものはエネルギー代謝に影響はないが，低温環境での労作となり，皮膚からの熱放散が大きく，皮膚温度が低下しやすい．
① 体温維持と労作強度に見合う高エネルギー食の摂取に努める．
② 活性酸素が発生しやすいので，抗酸化ビタミンを補給する．
③ 精神的ストレスが大きい環境に置かれるので，良質のたんぱく質や抗酸化ビタミンの摂取を十分にし，さらに嗜好に合った食品を用意する．

2. 低圧環境における栄養問題

低圧環境（高地）への適応

チベットや中央アンデスでは標高 4,000～5,000 m の高地で人びとが暮らしている．これらの人びとは高所順化という適応現象によって日常生活を送っている．高所に順化した人びとは，特異的な赤血球の増生機能（赤血球，ヘマトクリット，ヘモグロビン量が平地の居住者に比べて 1.3 倍高いとされる）をもっている．

酸素解離特性

低圧環境は低酸素環境であり，気圧の低下は呼気の酸素分圧の低下をまねき，動脈血の酸素飽和度も低下し，組織細胞への酸素の供給が不十分となる．酸素運搬を担うヘモグロビンと酸素の結合能が低下すること酸素解離特性という．

食欲低下

① 食欲が低下し，食物摂取量も減少する．
② 交感神経の興奮によって，消化管の血流が少なくなり，その働きが抑制される．
③ 肝臓のグリコーゲンがブドウ糖に分解して血糖値が高くなり，食欲が抑えられる．その結果，長期高所滞在では体重の減少が起こる．この減少は体脂肪の動員とたんぱく質の異化に基づく．
④ 高所登山者の場合，嗜好が変化し，低脂肪・高糖質食を好むようになる．
⑤ 摂取量が低下するのでエネルギーとして糖質の供給，甘味料の使用が有効である．
⑥ 赤血球数増加などへの対応から良質たんぱく質，鉄の供給が重要である．
⑦ エネルギー代謝の補酵素となるビタミンB群やビタミンCの摂取にも注意する．
⑧ 食欲が減退しているので，少量でも栄養価の高いもの，消化吸収のよいものを摂取する．

脱水

① 低温・乾燥のために，呼気からの水分放出が増加する．
② 発汗によって排泄される水分量が増加するにもかかわらず，口渇感の麻痺で摂水量が減退して脱水症状が強まる．脱水予防には，1日の尿量を1.5L維持するための3～4Lの水分摂取が必要である．

3—騒音・振動環境

1. 騒音環境

騒音とは，音の種類，性質，大小に関係なく，聞く人に不快感を与え，作業・会話・休息，睡眠などの生活活動を妨げるようなすべての音をいう．

騒音曝露量は生活環境や職業などの個人特性で相違があるが，心身の疲労（聴覚疲労や騒音ストレス）を引き起こす．

騒音の激しい地域・場所は，飛行場周辺，鉄道・高速自動車道路などの沿線近隣地域や，屋外コンサート会場，ライブハウス，ヘッドホン，パチンコ店など遊戯場などであり，大音響や騒音は聴力障害（騒音性の難聴）を引き起こす原因となる．

心身・生活・仕事への影響

心理的影響として55～60デシベルの騒音で約半数の人が“いらいら，うるさい，腹立たしい”などの感情をもつ．また，騒音は睡眠や休養の妨げとなる．睡眠初期，または深い眠りにつく前では睡眠妨害になる（40デシベル程度でも起こる）．

さらに，集中力の低下，作業効率の低下をまねき，仕事や学業の妨げになる．

生理機能への影響

騒音により主に自律神経系と内分泌系への影響が起こる．強い音の刺激は，聴覚以外の感覚器，とくに平衡感覚を刺激して姿勢保持に影響する．場合によって，めまい，悪心，嘔吐を起こす．また，交感神経の緊張から，血圧，脈拍数，呼吸数，脳内圧，発汗，物質代謝量などの増加が認められる．唾液・胃液分泌，胃腸運動の回数，収縮の強さなどの減少，末梢血管の収縮なども 60～70 デシベルの騒音曝露でも起こりうる．

2. 振動環境

振動の種類には，地盤振動や低周波空気振動などがある．

振動は工事現場，道路交通などから発生し，家屋へ伝播する．

生理機能への影響

① 不快感や精神的緊張から食欲不振を起こす．

② 空気振動が体表面から直接吸収され，体内の機械的受容器を刺激するために，異様な感覚を生じることがある．

③ 強い低周波騒音，とくに 40～60 Hz の騒音は胸郭の機械的共鳴のために，呼吸機能に影響を及ぼすこともある．

3. 騒音・振動環境と栄養

騒音・振動は心身のストレスの原因となり，食欲不振を引き起こし，このために体重減少などの障害を引き起こすことがある．ストレスによって副腎皮質ホルモンの分泌亢進とたんぱく質代謝の亢進，ビタミン C 消費量の増加が起こるので，良質たんぱく質の摂取とビタミン C を補給する．また自律神経の不調も起こるので，ビタミン B_1 を補給する．消化吸収のよいバランスのとれた食事をこころがける．

4—ストレスと栄養

ストレスはもともと“物体に圧力を加えることで生じるゆがみ”を意味する物理学の言葉だったが，セリエ（Hans Selye）のストレス学説の発表以降，医学・生理学的な意味で“精神的・肉体的に負担となるあらゆる環境からの刺激によって引き起こされる生体機能の変化（ストレス反応）”を意味するようになった．ストレス反応をもたらす刺激をストレッサーと呼んでいる．

栄養とストレスは関係が深く，ストレスが加わると生体内の特定の栄養素の必要量が増加したり，生体の恒常性を維持するために特定の栄養素が必要になる．一方，過度のストレスが長期間続くと栄養障害，摂食障害の原因となる．心理・社会的なストレスは，消化器系の疾患（胃腸障害）や生活習慣病の原因ともなる．

恒常性の維持とストレッサー

ストレスの刺激から身を守り，生体が正常な機能を維持するためには，身体の内部環境を一定に保つこと（恒常性の維持）が不可欠で，脳神経系とホルモン系が主たる調節を行っている．

表 11-3　ストレッサーの種類

区分	刺激要因（例）
物理的・化学的・生理的	寒冷，暑熱，痛み，有害化学物質，騒音・振動 飢餓，外傷，火傷，栄養障害，栄養素の過剰や欠乏，感染など
心理的・精神的	人間関係（家族，職場，学校，友人など），生活環境の変化（引越し，違法行為による処罰など），不安，緊張，悲しみ（病気，死亡，離婚，借金，流産など）
その他	戦争，災害など

ストレッサーとなる刺激要因には，**表 11-3** のようなものがある．

ストレッサー刺激が過度もしくは慢性的になると，グルココルチコイド（副腎皮質ホルモン）の放出が過剰または長期化し，代謝系の恒常性が保てず，高血圧，高血糖，消化管潰瘍，動脈硬化，虚血性心疾患，脳血管障害などの生活習慣病を引き起こす．

生体の適応性と自己防衛

セリエは，生体がストレッサーの種類に関係なく同じような反応を示すことに注目し，この非特異的な生体の反応を（汎）適応症候群と名づけた．この一連の反応は，警告反応期，抵抗期，疲弊期と呼ばれる 3 つの時期で区分され，ストレッサーが強すぎたり，長すぎると環境への適応能力が弱まり，最終的に破綻すると考えた．

ストレスによる代謝の変動

① 生体がストレスを受けると，視床下部，脳下垂体，副腎皮質系が賦活化される．
② 副腎皮質刺激ホルモン（脳下垂体ホルモン）とグルココルチコイドが分泌され，炭水化物，たんぱく質，脂質の代謝が亢進される．
③ アドレナリン（副腎髄質ホルモン）の分泌によって心拍数の増加，血圧上昇，消化管の血流量減少，血糖の上昇などの変化が起こり，肝臓グリコーゲン，たんぱく質，脂肪の分解が促進される．

ストレスと栄養必要量

ストレス時には特定のホルモンが合成され，体内での異化（分解反応）が促進されるので，ストレスでより多く消費される栄養素の補給を十分に行う，1 日 3 回の食事を規則正しくとる，バランスのとれた食事をとることなどが基本である．

喫食環境にも配慮し，楽しい雰囲気での食事ができるように工夫する．

エネルギー代謝

① ストレスを受けると，基礎代謝が亢進する．一時的に 30～40％の亢進がみられる場合もある．
② エネルギー源となる栄養素の消費が増大するので，糖質，脂質，たんぱく質を十分に補給する．

たんぱく質代謝，アミノ酸代謝

① ストレスの程度が大きいほど，体たんぱく質の分解が亢進され，尿中への窒素損失量が高ま

り，窒素出納は負となる．

② グルココルチコイドにより，アミノ酸からの糖新生が亢進して，エネルギー源として利用される．

③ たんぱく質の消費量が高まるので，良質のたんぱく質を十分に摂取し，体たんぱくの蓄積量を増やす．

脂質代謝

① 脂肪組織中の中性脂肪の分解が亢進，血中に放出された遊離脂肪酸は，エネルギーとして利用される．

② 副腎でのコレステロールの消費が高まる．コレステロールはグルココルチコイドの材料である．

糖質代謝

アミノ酸からの糖新生が続くと，体たんぱく質の分解にもつながるので，血糖維持のためには吸収のよい糖質の摂取が不可欠である．

ビタミンC

ストレス時にはビタミンCの体内消費が増大する．副腎での副腎皮質ならびに髄質ホルモンの合成にビタミンCが関与している．十分なビタミンCの摂取は副腎の機能を高め，ストレスに対する抵抗力を高める．

ビタミンB群

エネルギー代謝やたんぱく質代謝に関与する補酵素として重要であり，ストレスで基礎代謝が高まるとその必要量も増加する．副腎ではグルココルチコイド生成に関与するパントテン酸の需要が高まる．これらのビタミンの摂取を十分に行う．

抗酸化ビタミン

ビタミンAは免疫能を高める作用があり，ストレス時にも免疫機能低下防止に有効である．β-カロテン，C，Eは抗酸化ビタミンとして酸化ストレスを防御する．

ミネラル

ストレスへの対応から，カルシウムとマグネシウムの尿中排泄量が高まるので，その必要量は増加する．自律神経系の安定化に必要と考えられる．亜鉛が不足すると免疫能の低下が起こるので，日ごろからその摂取には十分に気をつける．

5—生体リズム

ヒトをはじめ多くの生物は，さまざまな生体リズム（1日，1か月，1年単位などの周期）をもっており，それに従って生活し，その一生を終える．このリズムに何らかの乱れが生じると，年齢・性別を問わず心身に影響を及ぼし，睡眠・覚醒障害，不定愁訴，栄養・健康障害などを引き起こす．

今日の生活環境は，社会構造の変化や個人の生活の多様化・価値観の変化によって，生体リズムを維持することが難しくなっている．生体リズムの調節は“明暗のリズム”が主たる役割を果たしているが，同時に食事摂取が大きな影響を与えている．詳細については，成書を参照されたい．

生体機能の日内リズム（サーカディアンリズム（概日リズム））

1日24時間を単位として繰り返される日内リズムをサーカディアンリズム（概日リズム）という．ヒトにとって最も基本的な生体リズムであり，睡眠・覚醒，体温，交感神経系・副交感神経系，ホルモン分泌など多くの生理機能がこの日内リズムで動いている（**図11-2**）．

ヒトは本来，25時間を単位とするリズムをもっているが，地球に住む私たちは実際には1昼夜24時間を単位として生活している．この1時間のずれをリセットするシステム（同調または同期）が身体に備わっており，体内時計（概日時計）と呼ばれている．生物時計の針を毎日24時間にリセットするメインスイッチ（時計遺伝子）が“明暗のリズム”であり，同時に食事摂取がこの調節に大きくかかわっている（**図11-3**）．規則正しい食事習慣（食事回数や食事時刻・時間）は生体リズムを整えるのに有効である．

日内リズムの異常

① 夜型の生活，昼夜逆転の生活，生活時間の急激なずれは，日内リズムを乱す原因となり体調不良，健康障害を引き起こす．

② 睡眠・覚醒リズムの障害（過眠，不眠），不定愁訴，消化器系障害（食欲不振，胃痛，下痢，便秘など）を引き起こしやすく，感染症の罹患率が上昇する．

③ 子どものうちから不規則な生活や昼夜逆転の生活を送る子どもが増加しており，生体リズムの乱れの問題は深刻化している．

シフトワーカー（夜勤，交代勤務など）の場合

医療，警察，消防・保安，運輸・輸送，通信・報道，24時間営業の小売店舗（サービス業）での就労者が該当する．肉体的疲労・精神的疲労ともに大である．家族の健康管理も同時に必

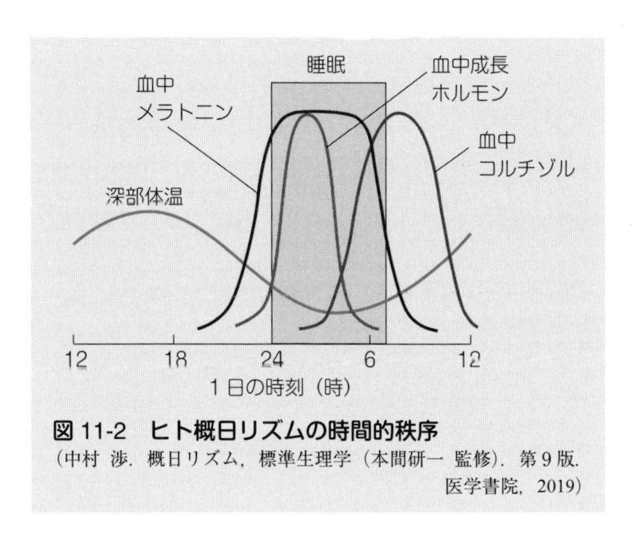

図11-2　ヒト概日リズムの時間的秩序
（中村 渉．概日リズム．標準生理学（本間研一 監修）．第9版．医学書院，2019）

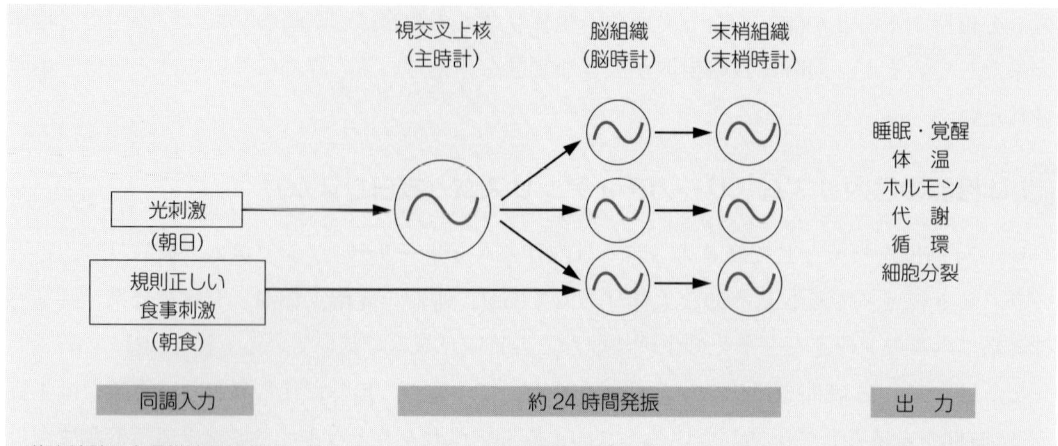

体内時計は多層構造からなる．概日リズムを日内リズムに同調する刺激として光と食事があげられる．光刺激と同等の作用を有する物質や受容体が知られている．NMDA（*N*-methyl-D-aspartate）はグルタミン酸受容体の一つ．PACAP（pituitary adenylate cyclase activating polypeptide）は特に位相前進に関与．食事性同調には，視交叉上核は不要である．

図 11-3　体内時計の模式図と同調刺激の種類

（柴田重信．時間生物学（海老原史樹文ほか 編）．化学同人，2012）

要である．

栄養の面で最も重要なことは，1 日の食事量に過不足がないように注意し，必要栄養量を確保することである．

時差ぼけ

① 数時間以上の時差のある地域に急激に移動した場合に起こるもので，時差ぼけと呼ばれる日内リズムの乱れが生じるが，一般に数日間で解消する．航空機乗務員，海外への旅行者に起こる．渡航前に少しずつ生活時間，同時に食事時間もずらして現地時間にシフトさせていくことが有効である．

② 現地では，消化吸収のよい食事をこころがけるとともに，水分補給にも注意する．良質のたんぱく質の摂取とビタミン・ミネラルの補給をこころがける．

心筋梗塞の発作

副腎皮質ホルモン，アドレナリン，ノルアドレナリンの分泌が早朝から高くなり，交感神経が優位になり，血圧や心拍数を上昇させ体が活性化されるが，同時に血小板の凝集性が高まり，朝方から午前中に心筋梗塞が起きやすいといわれる．**図 11-4** に生理機能と疾患発生の日周リズムを示す．

食事摂取による同調

① 日内リズムは摂食のリズムと同調している．

② 一般に，消化管ホルモンやインスリンの分泌は食事のタイミングの影響を受ける．

③ 消化酵素のうち，小腸粘膜のスクラーゼ，マルターゼ，ラクターゼなど糖質分解酵素は食事

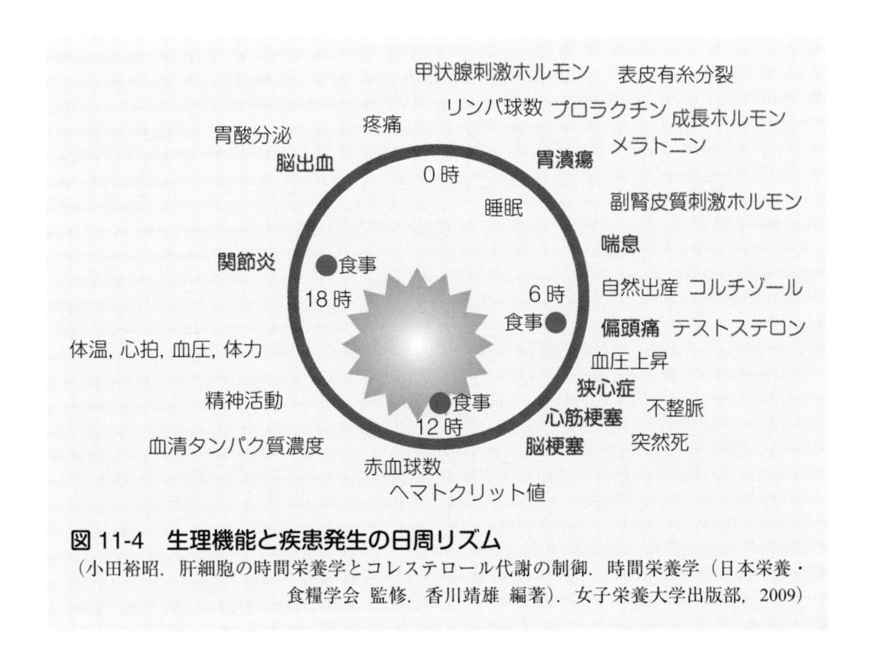

図 11-4　生理機能と疾患発生の日周リズム

（小田裕昭．肝細胞の時間栄養学とコレステロール代謝の制御．時間栄養学（日本栄養・食糧学会 監修．香川靖雄 編著）．女子栄養大学出版部，2009）

時刻に同調して日内変動し，摂食時刻に対応してその活性が高くなる．

④ 肝グリコーゲン含量，合成・分解酵素もまた食事リズムに沿った日内リズムを示す．

⑤ 尿中のカルシウム，ナトリウム，カリウム，塩素の排泄は昼間に最大，深夜から早朝にかけては，最小値を示す．

⑥ インスリンは午前中にその作用が強く，エネルギー源としての糖質の利用が高まるが，夜間にはその分泌量が低下するので，夜間の食事は高血糖をまねき，体脂肪の蓄積に傾く．

⑦ ダイエットや欠食は栄養上の問題だけでなく，食事回数や食事時刻・時間の不規則さから日内リズムを乱す原因となる．

⑧ 健康の維持増進のためには，ふだんから規則正しい生活をこころがける．1 日 3 回の食事を基本として，生活リズムや摂食リズムを確保することが必要である．

代謝の月周・年周リズム

月周リズム

① 月の満ち欠けに対応した周期（30 ± 5 日）が月周リズムである．

② 女性の月経周期が月周リズムの代表例である．

③ 性周期は下垂体前葉からの性腺刺激ホルモンと黄体刺激ホルモン，卵巣から分泌される卵胞ホルモンと黄体ホルモンが関与し，女性の月経周期を 25〜35 日に調節している．月経が始まると体温の低い時期（低温相）となり，排卵日を境に高い時期（高温相）になる．このパターンが女性の月周リズムとなっている．体温上昇は 1°C につき，基礎代謝を約 13%上昇させる．

④ 月周リズムの異常：神経性食欲不振症は月経周期の遅延や喪失をまねく一因となる．

年周リズム

① 地球が太陽の周りを 1 周する期間に対応した周期リズムで，季節変動がその例である．

② 基礎代謝量は夏に比べて冬で高くなる．体内の脂肪蓄積量の低いときに基礎代謝量は上昇する．

③ ヒト以外の生物では，発情や産卵，変態，冬眠などの年周リズムが知られており，冬眠では代謝活性が著しく低下する．

文献

1. 万木良平，井上太郎．異常環境の生理と栄養．光生館，1980.
2. 環境省．熱中症環境保健マニュアル．2018.
3. 川原　貴ほか．スポーツ活動中の熱中症予防ガイドブック．日本スポーツ協会，2019.
4. 特集：ストレスと疾患・栄養．臨床栄養，107（6）：2005.
5. 川崎晃一 編．生体リズムと健康．学会センター関西 学会出版センター，1999.
6. 柴田重信．時間生物学（海老原史樹文，吉村　崇 編）．第 1 版．化学同人，2012.
7. 中村　渉．概日リズム，標準生理学（本間研一 監修）．第 9 版．医学書院，2019.
8. 小田裕昭．肝細胞の時間栄養学とコレステロール代謝の制御，時間栄養学—時計遺伝子と食事のリズム（日本栄養・食糧学会 監修．香川靖雄 編著）．女子栄養大学出版部，2009.

演習・実習

演習 1：妊娠期の栄養

演習 2：授乳期の栄養

演習 3：乳児期の栄養

演習 4：幼児期の栄養

演習 5：学童期の栄養

演習 6：思春期の栄養

演習 7：成人期の栄養

演習 8：高齢期の栄養

演習 9：運動・スポーツと栄養

実習

※「栄養ケアプログラム」「食事摂取基準と食品構成」「献立」の書式を p.219 ～ 221 に掲載した.

演習1

Chapter 2

妊娠期の栄養

1．次の症例について，栄養ケアプログラム，食事摂取基準・食品構成，献立を作成してみよう．

症例：26歳，女性

患者背景　妊娠8週．身長158 cm，体重73.0 kg，単胎妊娠，妊娠歴あり（児体重4,500 g単胎）．フルタイム勤務（事務職）．喫煙なし

既往歴　糖尿病，高血圧，貧血の既往歴なし

来院時所見　血圧：収縮期110 mmHg，拡張期78 mmHg，たんぱく尿 −，尿糖 −

現在の体調　軽いつわりあり

普段の平日24時間思い出し法による食事調査（献立名のみ）

- **朝**：コーヒー（ミルク，砂糖なし）
- **昼**：から揚げ弁当（コンビニエンスストア），アイスクリーム，バナナ
- **夕**：ごはん，ハンバーグ，サラダ，みそ汁
- **その他**：午前に炭酸飲料200 mLとチョコレート2粒．午後にコーラ飲料500 mL．夕食後にプリン1個

Point　妊娠初期の肥満，初産時の児体重が重いことから，妊娠糖尿病発症のリスクが高いことに気がついたか．

2．次の症例について，栄養ケアプログラム，食事摂取基準・食品構成，献立を作成してみよう．

症例：22歳，女性

患者背景　妊娠15週．身長155 cm，体重58.0 kg，妊娠歴なし，単胎妊娠，パートタイム勤務（接客サービス業）．昼食の時間は不規則．喫煙歴3年．10本程度/日

既往歴　糖尿病，高血圧，貧血なし．歯周病を現在治療中

来院時所見　血圧：収縮期125 mmHg，拡張期72 mmHg，たんぱく尿 −，尿糖 −，ヘモグロビン（Hb）9.4 g/dL

現在の体調　つわりなし

普段の平日24時間思い出し法による食事調査（献立名のみ）

- **朝**：食パン（ジャム，バター付き），コーヒー（ミルク，砂糖入り）
- **昼**：そば（コンビニエンスストア），りんごゼリー
- **夕**：ごはん，コロッケ，サラダ，みそ汁，炭酸ドリンク500 mL 1本
- **その他**：午前にコーヒー（ミルク・砂糖入り）2杯．午後に紅茶飲料500 mL

Point　摂食時刻の不規則，喫煙，歯周病という生活リスク，Hbの低値，食事記録からたんぱく質，ビタミンなどの摂取量が少ないことから，貧血リスクが高いことと児の体重増加に観察が必要であることに気がついたか．医師，看護師や助産師と連携し，禁煙指導が必要．

3．次の症例について，栄養ケアプログラム，食事摂取基準・食品構成，献立を作成してみよう．

症例：37 歳，女性

患者背景 妊娠 34 週．身長 163 cm，体重 70.0 kg（体重推移：初期 51 kg，中期 58 kg），妊娠歴なし，単胎妊娠，専業主婦．座位中心の生活，喫煙なし

既往歴 糖尿病，高血圧，貧血の既往歴なし

来院時所見 血圧：収縮期 140 mmHg，拡張期 85 mmHg，たんぱく尿 1.2 g/日，むくみ ＋

普段の平日 24 時間思い出し法による食事調査（献立名のみ）

- **朝**：おにぎり（梅干し）1 個，100％果汁オレンジジュース（コップ 2 杯）
- **昼**：カップラーメン（汁は全部飲んだ），おにぎり（梅干し）1 個
- **夕**：カレーライス，サラダ，ビール 500 mL 缶 1 本
- **その他**：午前に 100％果汁オレンジジュース 2 杯，ポテトチップス 1 袋．午後にカフェオレ 1 杯，チーズケーキ 1 個，500 mL ペットボトル紅茶飲料．夕食後に乳酸飲料コップ 2 杯

Point 妊娠後期，体重の過増加と後期における肥満，たんぱく尿，むくみなどから妊娠高血圧症候群リスクに気がついたか．食塩摂取量と口当たりがよい甘い飲料の摂取量が多過ぎることに気がついたか．アルコールは授乳が終了するまで飲まないように指導する．

演習 2

Chapter 3

授乳期の栄養

1．次の事例について，疾患の解析，食生活上の問題点を見つけ，6 か月で非妊娠時の体重に戻しながら，必要栄養量を摂取できる，栄養ケアプログラム（短期・長期目標，食事摂取基準量，食品構成，献立）を設定し，経過評価，終了後の評価について考えてみよう．

症例：26 歳，女性

プロフィール 小学校教員，非妊娠時の身長 160 cm，体重 53.0 kg．夫と 2 人暮らし．初産であり，出産後の体重は 67.0 kg と 14.0 kg も増加していた．現在は出産後 2 か月が経過し，お腹が空くので，授業の合間におにぎりを食べることが多く，帰宅してからも持ち帰った仕事のほかに育児，家事に追われ，ストレスでつい甘いものを摂取してしまう．仕事で就寝が遅くなるため，夜間にビスケットや菓子パンなどを食べる．

臨床検査値 赤血球数 300 万/μL，ヘモグロビン（Hb）11.0 g/dL，ヘマトクリット（Ht）37.0％，血清鉄 35 μg/dL，総鉄結合能（TIBC）450 μg/dL

2．母乳から垂直感染する母体の疾患，および母乳の質に悪影響を及ぼす物質についてあげてみよう．

....

....

3.「食事バランスガイド」（授乳婦）について，適当と思われる献立名と数量（SV）を主食，副菜，主菜，牛乳・乳製品，果物に分けてあげてみよう．

演習 3

Chapter 4

乳児期の栄養

1. 次の症例について，栄養ケアプログラム，食事摂取基準・食品構成，献立を作成してみよう．

症例：10 か月，女児

プロフィール 身長 65 cm，体重 7.8 kg．日照に当たる機会は多い．卵に対して食物アレルギーを認めている．

2. 次の症例について，栄養ケアプログラム，食事摂取基準・食品構成，献立を作成してみよう．

症例：7 か月，男児

プロフィール 身長 65 cm，体重 7.6 kg．保育園に通園．日照に当たる機会は多い．食物アレルギー，便秘などの症状はなし．混合栄養（保育所給食では離乳食と人工乳を摂取）．

3. 次の症例について，栄養ケアプログラムを作成してみよう．

症例：1 か月，男児

プロフィール 体重 3,100 g，身長 50 cm．乳幼児体重・身長発育パーセンタイル曲線で体重・身長ともに 3 パーセンタイル以下（出生時体重 2,900 g，身長 52 cm）．母乳栄養児，授乳時間 35 分．

4. 母乳栄養児の食事摂取基準を求め，離乳食の展開【5，6 か月】【7，8 か月】【9 ～ 11 か月】【12 ～ 18 か月】（献立作成）をしてみよう．ただし，離乳期間中も母乳は与えていることとする．

5. フェニルケトン尿症（PKU）の栄養ケアプログラムを作成してみよう．

6. 極低出生体重児（体重 1,500g 未満）の栄養ケアプログラムを作成してみよう.

7. 食物アレルギー（卵，牛乳，大豆）をもつ乳児（男児，9 ～ 11 か月）の食事摂取基準を算出し，1 日の献立を立ててみよう.

演習 4

Chapter 5

幼児期の栄養

1. 次の事例について，栄養ケアプログラム，食事摂取基準・食品構成，献立を作成してみよう.

症例：4 歳 6 か月，女子

プロフィール　身長 101.0 cm，体重 20.5 kg（標準体重の +30%），保育園に通う.

2. 次の事例について，1 日の献立を立ててみよう.

症例：2 歳，女子

プロフィール　幼稚園，保育園には通っていない．母親は専業主婦で家庭にいる.

Point

- 自主献立による実習を行い，作成献立や調理法，調理時間，盛り付けなどの良否を検討する.
- 栄養素は満たされていても幼児が喜んで食べなければ効果は薄れるので，色・形・味・口当たりなどを検討する.
- 献立に変化があるかどうか（甘味，酸味，塩味，味の濃淡など）.
- 消化しにくい食品，興奮性，刺激性食品の用い方に注意をはらっているか.

3. 次の事例について，お弁当の献立を立ててみよう.

症例：5 歳，男子

設　定　幼稚園の春の遠足に持っていくお弁当

Point

- 限られた容器のなかに入る料理を理解し，盛り付け方の工夫をする.
- 3 ～ 5 歳児の 1 つの料理の分量や，1 食に摂取する概量を把握する.

4．保育所における3～5歳の間食の献立を立ててみよう．市販のものは利用しないで，手作りとする．

演習5

Chapter 6

学童期の栄養

1．次の事例について，栄養ケアプログラム，食事摂取基準・食品構成，献立を作成してみよう．

症例：9歳，男子

プロフィール　身長130 cm，体重38 kg，ローレル指数173，肥満度36.1%．血清総コレステロール値190 mg/dL，中性脂肪130 mg/dL

家族歴　父親（BMI 29），母親（BMI 24），姉15歳（BMI 21）

本人の嗜好　肉類を好み，揚げ物が好き．野菜は苦手

日常生活　睡眠は22：00～6：30，朝食は7：00に軽く，夕食は姉の生活時間に合わせるため20：00～．夕食開始が遅いので，間食をダラダラ食べる傾向があり，油の多いスナック菓子と清涼飲料水をとることが多い．身体活動は苦手で，特別に運動はしていない．

Point

- 中等度肥満で，生活習慣は夜型，間食のエネルギー摂取量が多くなっていることに留意．父母もBMIがやや高めで，肥満傾向を助長するようなライフスタイルになっていることが推測される．
- 短期的には標準的なエネルギー摂取量に食事改善し，運動療法も適宜取り入れる．無理のない生活改善をこころがける．

2．学童期における食生活の問題点と，効果的なサポート方法について考えてみよう．

3．学校給食のない日の栄養のアンバランスが指摘されている．学校給食のない日の栄養支援プログラムと献立を作成してみよう．

4．学校給食を生きた教材とするための，食育計画と学校給食献立を作成してみよう．

演習 6

Chapter 7

思春期の栄養

1．次の事例について，栄養ケアプログラム，食事摂取基準・食品構成，献立を作成してみよう．

症例：15 歳，男子

プロフィール　身長 165 cm，体重 58 kg，身体活動レベルⅢ

日常生活　高校 1 年生でサッカークラブに所属，週 5 日放課後に練習（1 日平均 2 時間）．通学時間は約 1 時間（電車 30 分，徒歩 30 分）．週に 2 回塾に通い，クラブ活動後そのまま直行．

食生活

- **朝食**：しっかり食べている
- **昼食**：学校の食堂でカレーやどんぶりなどボリュームのあるご飯ものが中心．野菜はあまり食べない
- **夕食**：塾のある日（週 2 回）は午後 9 時過ぎ．夜食としてラーメンやおにぎりなど

2．高校生が休日に友人と外出したときの昼食について，望ましいメニュー選択の例を栄養面，健康面から説明してみよう．

3．肥満傾向で，食事時間が不規則，塩分の多いスナック菓子が好きな中学生の食生活について，健康や栄養上の問題点を整理し，改善計画を立ててみよう．

演習 7

Chapter 8

成人期の栄養

1. 次の症例について，栄養ケアプログラム，食事摂取基準・食品構成，献立を作成してみよう．

症例：53 歳，女性

患者背景 身長 148 cm，体重 55 kg，BMI 25.1．長年，事務職として勤務し，数年前に退職．公共の交通機関が少ないため，外出はすべて自家用車を使用．幼少期から牛乳はあまり飲んでいない．未婚で，3 年前に閉経を迎えた．健診で骨密度の測定を受けたところ，同年齢の成人に比べて大きく低値を示し，このままでは骨粗鬆症になるかもしれないことを医師に告げられた．

来院時所見 骨密度：同年齢の成人の基準値の 72％しかなかった．

●**骨密度の参考**：基準の 80％以上：正常
基準の 70 ～ 80％：骨量減少
基準の 70％未満：骨粗鬆症

2. 普段朝食を食べない 20 歳代の男女でも食べるような，手軽で，おいしい朝食献立を立ててみよう．

3. 正常高値血圧（収縮期血圧 138mmHg，拡張期血圧 85mmHg）の 40 歳代の男性の 1 日分の献立（減塩食）を作成してみよう．

4. 50 歳代，ヘビースモーカーで飲酒の機会の多い単身赴任の男性が，自分でも簡単に作ることのできるような生活習慣病予防の献立を立ててみよう．

5. 更年期不定愁訴が強く現れた 50 歳代の女性で，心も体も元気が出るような献立を立ててみよう．

演習 8

Chapter 9

高齢期の栄養

1．次の症例について，栄養ケアプログラム，食事摂取基準・食品構成，献立を作成してみよう．

症例：76 歳，女性

患者背景 身長 150 cm，体重 70 kg．Alb 3.9 g/dL，TG 127 mg/dL，T-chol 232 mg/dL，血圧 140/90 mmHg．肥満であるが，血糖値，HbA_{1c} 値に異常はない．夫が亡くなり，2 年前から長男一家の家に同居（長男夫婦は共働き，孫は大学生）．知らない土地で友人もなく自宅に引きこもりがち．外出は月 1 回の通院程度．同居半年後くらいから体重が増加し始め（それまでは 60 kg），腰痛が再発．リハビリテーションとともに栄養ケアを行う．

既往歴 腰痛

現疾患 高血圧．血圧は内服薬でコントロールできている

食事摂取量 聞き取りにより，推定エネルギー摂取量 1,800 kcal

食事環境 食事は嫁が作り，出されたものは何でも食べる．“甘いものならなんでも好き”で間食は欠かさない．

2．次の症例について，栄養ケアプログラム，食事摂取基準・食品構成，献立を作成してみよう．

症例：80 歳，女性

患者背景 身長 142 cm，体重 35 kg．Alb 3.2 g/dL，Hb 10 g/dL，TG 67 mg/dL，T-chol 134 mg/dL，血圧 120/85 mmHg．2 年前に脳梗塞で倒れ，入退院を繰り返す．意欲に乏しく，家ではほとんどベッド上の生活．長女夫婦と同居し，主な介護者は長女．水分補給の際にむせる．褥瘡ができた．

現疾患 脳梗塞，嚥下困難

食事摂取量 最近食事量が減少した（推定 800 kcal）

食事環境 食事中に誤嚥を繰り返すため，食事に対するストレスが，本人，介助者ともに大きい．長女は適切な嚥下対応食に対する知識が乏しい．

演習 9

Chapter 10

運動・スポーツと栄養

1．次の事例について，栄養ケアプログラム，食事摂取基準・食品構成，献立を作成してみよう．

症例：19 歳，女子

プロフィール 身長 165 cm，体重 55 kg．大学生．陸上の長距離の選手で，毎日約 15 km を走っている．月経不順があり，トレーニングの内容が激しいときは，めまいや息切れを感じる．持

久力を向上させたいと考えている.

2. スポーツ選手の各期（体づくり期，試合期，オフ期）における食事内容の違いをまとめ，それぞれについて食事摂取基準・食品構成，献立を作成してみよう.

3.「健康づくりのための身体活動指針〈アクティブガイド〉」において提案されている身体活動の考え方について説明し，その活用についてまとめてみよう.

4. スポーツにおける 5 大栄養素の役割をまとめてみよう.

5. スポーツ選手の食事の問題点をまとめ，改善できる献立を作成してみよう.

実習

各章に掲載の献立例および演習で作成した献立に基づいて実習しよう.

栄養ケアプログラム：

栄養アセスメント	課題	短期計画（期間　　　）		長期計画（期間　　　）		評価
		目標	ケアプラン	目標	ケアプラン	
		到達状況		到達状況		

食事摂取基準と食品構成：

食事摂取基準

栄養素等			
エネルギー (kcal)			
たんぱく質 (g)			
脂質 (g)			
炭水化物 (g)			
脂肪エネルギー比率 (%)			

食品構成（g）

食品群			
穀類			
いも類			
砂糖・甘味料類			
豆類			
種実類			
緑黄色野菜			
その他の野菜			
果実類			
きのこ類			
海藻類			
魚介類			
肉類			
卵類			
乳類			
油脂類			
菓子類			
嗜好飲料類			
調味料・香辛料類			

献立：

献立名		食品名	1人当たり分量（g）	エネルギー（kcal）	たんぱく質（g）	脂質（g）	炭水化物（g）				

付表

1. 日本人の食事摂取基準〈2020 年版〉

2. 食生活指針（2000，一部改正 2016）

3. 健康づくりのための睡眠指針 2014（2014）

4. 妊産婦のための食生活指針（2006）

5. 健康づくりのための身体活動指針（アクティブガイド）（2013）

6. 健康づくりのための身体活動基準 2013（2013）
　―身体活動で消費するエネルギー

[1]──日本人の食事摂取基準（2020年版）

年齢等	参照体位（参照身長，参照体重）[1]			
	男性		女性[2]	
	参照身長 (cm)	参照体重 (kg)	参照身長 (cm)	参照体重 (kg)
0～5（月）	61.5	6.3	60.1	5.9
6～11（月）	71.6	8.8	70.2	8.1
6～8（月）	69.8	8.4	68.3	7.8
9～11（月）	73.2	9.1	71.9	8.4
1～2（歳）	85.8	11.5	84.6	11.0
3～5（歳）	103.6	16.5	103.2	16.1
6～7（歳）	119.5	22.2	118.3	21.9
8～9（歳）	130.4	28.0	130.4	27.4
10～11（歳）	142.0	35.6	144.0	36.3
12～14（歳）	160.5	49.0	155.1	47.5
15～17（歳）	170.1	59.7	157.7	51.9
18～29（歳）	171.0	64.5	158.0	50.3
30～49（歳）	171.0	68.1	158.0	53.0
50～64（歳）	169.0	68.0	155.8	53.8
65～74（歳）	165.2	65.0	152.0	52.1
75以上（歳）	160.8	59.6	148.0	48.8

[1] 0～17歳は，日本小児内分泌学会・日本成長学会合同標準値委員会による小児の体格評価に用いる身長，体重の標準値を基に，年齢区分に応じて，当該月齢及び年齢区分の中央時点における中央値を引用した．ただし，公表数値が年齢区分と合致しない場合は，同様の方法で算出した値を用いた．18歳以上は，平成28年国民健康・栄養調査における当該の性及び年齢区分における身長・体重の中央値を用いた．
[2] 妊婦，授乳婦を除く．

- エネルギーの摂取量及び消費量のバランス（エネルギー収支バランス）の維持を示す指標としてBMI及び体重の変化を用いる．
- BMIについては目標とする範囲を定めた．

目標とするBMIの範囲（18歳以上）[1,2]

年齢（歳）	目標とするBMI（kg/m^2）
18～49	18.5～24.9
50～64	20.0～24.9
65～74[3]	21.5～24.9
75以上[3]	21.5～24.9

[1] 男女共通．あくまでも参考として使用すべきである．
[2] 観察疫学研究において報告された総死亡率が最も低かったBMIを基に，疾患別の発症率とBMIの関連，死因とBMIとの関連，喫煙や疾患の合併によるBMIや死亡リスクへの影響，日本人のBMIの実態に配慮し，総合的に判断し目標とする範囲を設定．
[3] 高齢者では，フレイルの予防及び生活習慣病の発症予防の両者に配慮する必要があることも踏まえ，当面目標とするBMIの範囲を21.5～24.9 kg/m^2とした．

（参考）

年齢等	推定エネルギー必要量（kcal/日）					
	男性			女性		
	身体活動レベル[1]			身体活動レベル[1]		
	Ⅰ	Ⅱ	Ⅲ	Ⅰ	Ⅱ	Ⅲ
0～5（月）	—	550	—	—	500	—
6～8（月）	—	650	—	—	600	—
9～11（月）	—	700	—	—	650	—
1～2（歳）	—	950	—	—	900	—
3～5（歳）	—	1,300	—	—	1,250	—
6～7（歳）	1,350	1,550	1,750	1,250	1,450	1,650
8～9（歳）	1,600	1,850	2,100	1,500	1,700	1,900
10～11（歳）	1,950	2,250	2,500	1,850	2,100	2,350
12～14（歳）	2,300	2,600	2,900	2,150	2,400	2,700
15～17（歳）	2,500	2,800	3,150	2,050	2,300	2,550
18～29（歳）	2,300	2,650	3,050	1,700	2,000	2,300
30～49（歳）	2,300	2,700	3,050	1,750	2,050	2,350
50～64（歳）	2,200	2,600	2,950	1,650	1,950	2,250
65～74（歳）	2,050	2,400	2,750	1,550	1,850	2,100
75以上（歳）[2]	1,800	2,100	—	1,400	1,650	—
妊婦[3] 初期				＋ 50	＋ 50	＋ 50
中期				＋250	＋250	＋250
後期				＋450	＋450	＋450
授乳婦				＋350	＋350	＋350

[1] 身体活動レベルは，低い，ふつう，高いの3つのレベルとして，それぞれⅠ，Ⅱ，Ⅲで示した．
[2] レベルⅡは自立している者，レベルⅠは自宅にいてほとんど外出しない者に相当する．レベルⅠは高齢者施設で自立に近い状態で過ごしている者にも適用できる値である．
[3] 妊婦個々の体格や妊娠中の体重増加量及び胎児の発育状況の評価を行うことが必要である．
注1：活用に当たっては，食事摂取状況のアセスメント，体重及びBMIの把握を行い，エネルギーの過不足は，体重の変化又はBMIを用いて評価すること．
注2：身体活動レベルⅠの場合，少ないエネルギー消費量に見合った少ないエネルギー摂取量を維持することになるため，健康の保持・増進の観点からは，身体活動量を増加させる必要がある．

〔編集部注：本資料において，妊婦及び授乳婦の基準値欄で＋（プラス）記号とともに示される値は付加量をさす．〕

年齢等	たんぱく質（g/日，目標量：%エネルギー）								脂質（%エネルギー）			
	男性				女性				男性		女性	
	推定平均必要量	推奨量	目安量	目標量[1]	推定平均必要量	推奨量	目安量	目標量[1]	目安量	目標量[5]	目安量	目標量[5]
0～5（月）	—	—	10	—	—	—	10	—	50	—	50	—
6～8（月）	—	—	15	—	—	—	15	—	—	—	—	—
6～11（月）	—	—	—	—	—	—	—	—	40	—	40	—
9～11（月）	—	—	25	—	—	—	25	—	—	—	—	—
1～2（歳）	15	20	—	13～20	15	20	—	13～20	—	20～30	—	20～30
3～5（歳）	20	25	—	13～20	20	25	—	13～20	—	20～30	—	20～30
6～7（歳）	25	30	—	13～20	25	30	—	13～20	—	20～30	—	20～30
8～9（歳）	30	40	—	13～20	30	40	—	13～20	—	20～30	—	20～30
10～11（歳）	40	45	—	13～20	40	50	—	13～20	—	20～30	—	20～30
12～14（歳）	50	60	—	13～20	45	55	—	13～20	—	20～30	—	20～30
15～17（歳）	50	65	—	13～20	45	55	—	13～20	—	20～30	—	20～30
18～29（歳）	50	65	—	13～20	40	50	—	13～20	—	20～30	—	20～30
30～49（歳）	50	65	—	13～20	40	50	—	13～20	—	20～30	—	20～30
50～64（歳）	50	65	—	14～20	40	50	—	14～20	—	20～30	—	20～30
65～74（歳）	50[2]	60[2]	—	15～20[2]	40[2]	50[2]	—	15～20[2]	—	20～30	—	20～30
75以上（歳）	50[2]	60[2]	—	15～20[2]	40[2]	50[2]	—	15～20[2]	—	20～30	—	20～30
妊婦 初期					＋0	＋0		—[3]			—	20～30
中期					＋5	＋5	—	—[3]			—	20～30
後期					＋20	＋25		—[4]			—	20～30
授乳婦					＋15	＋20	—	—[4]			—	20～30

[1] 範囲に関しては，おおむねの値を示したものであり，弾力的に運用すること.
[2] 65歳以上の高齢者について，フレイル予防を目的とした量を定めることは難しいが，身長・体重が参照体位に比べて小さい者や，特に75歳以上であって加齢に伴い身体活動量が大きく低下した者など，必要エネルギー摂取量が低い者では，下限が推奨量を下回る場合があり得る. この場合でも，下限は推奨量以上とすることが望ましい.
[3] 妊婦（初期・中期）の目標量は，13～20%エネルギーとした.
[4] 妊婦（後期）及び授乳婦の目標量は，15～20%エネルギーとした.
[5] 範囲に関しては，おおむねの値を示したものである.

年齢等	飽和脂肪酸（%エネルギー）[1,2]		n-6系脂肪酸（g/日）		n-3系脂肪酸（g/日）		炭水化物（%エネルギー）		食物繊維（g/日）	
	男性	女性	男性	女性	男性	女性	男性	女性	男性	女性
	目標量	目標量	目安量	目安量	目安量	目安量	目標量[3,4]	目標量[3,4]	目標量	目標量
0～5（月）	—	—	4	4	0.9	0.9	—	—	—	—
6～11（月）	—	—	4	4	0.8	0.8	—	—	—	—
1～2（歳）	—	—	4	4	0.7	0.8	50～65	50～65	—	—
3～5（歳）	10以下	10以下	6	6	1.1	1.0	50～65	50～65	8以上	8以上
6～7（歳）	10以下	10以下	8	7	1.5	1.3	50～65	50～65	10以上	10以上
8～9（歳）	10以下	10以下	8	7	1.5	1.3	50～65	50～65	11以上	11以上
10～11（歳）	10以下	10以下	10	8	1.6	1.6	50～65	50～65	13以上	13以上
12～14（歳）	10以下	10以下	11	9	1.9	1.6	50～65	50～65	17以上	17以上
15～17（歳）	8以下	8以下	13	9	2.1	1.6	50～65	50～65	19以上	18以上
18～29（歳）	7以下	7以下	11	8	2.0	1.6	50～65	50～65	21以上	18以上
30～49（歳）	7以下	7以下	10	8	2.0	1.6	50～65	50～65	21以上	18以上
50～64（歳）	7以下	7以下	10	8	2.2	1.9	50～65	50～65	21以上	18以上
65～74（歳）	7以下	7以下	9	8	2.2	2.0	50～65	50～65	20以上	17以上
75以上（歳）	7以下	7以下	8	7	2.1	1.8	50～65	50～65	20以上	17以上
妊婦		7以下		9		1.6		50～65		18以上
授乳婦		7以下		10		1.8		50～65		18以上

[1] 飽和脂肪酸と同じく，脂質異常症及び循環器疾患に関与する栄養素としてコレステロールがある. コレステロールに目標量は設定しないが，これは許容される摂取量に上限が存在しないことを保証するものではない. また，脂質異常症の重症化予防の目的からは，200 mg/日未満に留めることが望ましい.
[2] 飽和脂肪酸と同じく，冠動脈疾患に関与する栄養素としてトランス脂肪酸がある. 日本人の大多数は，トランス脂肪酸に関する世界保健機関（WHO）の目標（1%エネルギー未満）を下回っており，トランス脂肪酸の摂取による健康への影響は，飽和脂肪酸の摂取によるものと比べて小さいと考えられる. ただし，脂質に偏った食事をしている者では，留意する必要がある. トランス脂肪酸は人体にとって不可欠な栄養素ではなく，健康の保持・増進を図る上で積極的な摂取は勧められないことから，その摂取量は1%エネルギー未満に留めることが望ましく，1%エネルギー未満でもできるだけ低く留めることが望ましい.
[3] 範囲に関しては，おおむねの値を示したものである.
[4] アルコールを含む. ただし，アルコールの摂取を勧めるものではない.

年齢等	エネルギー産生栄養素バランス（%エネルギー）							
	男性				女性			
	目標量[1,2]				目標量[1,2]			
	たんぱく質[3]	脂質[4]		炭水化物[5,6]	たんぱく質[3]	脂質[4]		炭水化物[5,6]
		脂質	飽和脂肪酸			脂質	飽和脂肪酸	
0～11（月）	—	—	—	—	—	—	—	—
1～2（歳）	13～20	20～30	—	50～65	13～20	20～30	—	50～65
3～5（歳）	13～20	20～30	10 以下	50～65	13～20	20～30	10 以下	50～65
6～7（歳）	13～20	20～30	10 以下	50～65	13～20	20～30	10 以下	50～65
8～9（歳）	13～20	20～30	10 以下	50～65	13～20	20～30	10 以下	50～65
10～11（歳）	13～20	20～30	10 以下	50～65	13～20	20～30	10 以下	50～65
12～14（歳）	13～20	20～30	10 以下	50～65	13～20	20～30	10 以下	50～65
15～17（歳）	13～20	20～30	8 以下	50～65	13～20	20～30	8 以下	50～65
18～29（歳）	13～20	20～30	7 以下	50～65	13～20	20～30	7 以下	50～65
30～49（歳）	13～20	20～30	7 以下	50～65	13～20	20～30	7 以下	50～65
50～64（歳）	14～20	20～30	7 以下	50～65	14～20	20～30	7 以下	50～65
65～74（歳）	15～20	20～30	7 以下	50～65	15～20	20～30	7 以下	50～65
75 以上（歳）	15～20	20～30	7 以下	50～65	15～20	20～30	7 以下	50～65
妊婦 初期					13～20	20～30	7 以下	50～65
中期					13～20			
後期					15～20			
授乳婦					15～20			

[1] 必要なエネルギー量を確保した上でのバランスとすること．
[2] 範囲に関しては，おおむねの値を示したものであり，弾力的に運用すること．
[3] 65 歳以上の高齢者について，フレイル予防を目的とした量を定めることは難しいが，身長・体重が参照体位に比べて小さい者や，特に 75 歳以上であって加齢に伴い身体活動量が大きく低下した者など，必要エネルギー摂取量が低い者では，下限が推奨量を下回る場合があり得る．この場合でも，下限は推奨量以上とすることが望ましい．
[4] 脂質については，その構成成分である飽和脂肪酸など，質への配慮を十分に行う必要がある．
[5] アルコールを含む．ただし，アルコールの摂取を勧めるものではない．
[6] 食物繊維の目標量を十分に注意すること．

◎脂溶性ビタミン

年齢等	ビタミン A（μgRAE/日）[1]							
	男性				女性			
	推定平均必要量[2]	推奨量[2]	目安量[3]	耐容上限量[3]	推定平均必要量[2]	推奨量[2]	目安量[3]	耐容上限量[3]
0～5（月）	－	－	300	600	－	－	300	600
6～11（月）	－	－	400	600	－	－	400	600
1～2（歳）	300	400	－	600	250	350	－	600
3～5（歳）	350	450	－	700	350	500	－	850
6～7（歳）	300	400	－	950	300	400	－	1,200
8～9（歳）	350	500	－	1,200	350	500	－	1,500
10～11（歳）	450	600	－	1,500	400	600	－	1,900
12～14（歳）	550	800	－	2,100	500	700	－	2,500
15～17（歳）	650	900	－	2,500	500	650	－	2,800
18～29（歳）	600	850	－	2,700	450	650	－	2,700
30～49（歳）	650	900	－	2,700	500	700	－	2,700
50～64（歳）	650	900	－	2,700	500	700	－	2,700
65～74（歳）	600	850	－	2,700	500	700	－	2,700
75 以上（歳）	550	800	－	2,700	450	650	－	2,700
妊婦 初期					＋ 0	＋ 0	－	－
中期					＋ 0	＋ 0	－	－
後期					＋ 60	＋ 80	－	－
授乳婦					＋300	＋450	－	－

[1] レチノール活性当量（μgRAE）
＝レチノール（μg）＋β-カロテン（μg）× 1/12＋α-カロテン（μg）× 1/24
＋β-クリプトキサンチン（μg）× 1/24＋その他のプロビタミン A カロテノイド（μg）× 1/24
[2] プロビタミン A カロテノイドを含む．
[3] プロビタミン A カロテノイドを含まない．

年齢等	ビタミンD（μg/日）[1]				ビタミンE（mg/日）[2]				ビタミンK（μg/日）	
	男性		女性		男性		女性		男性	女性
	目安量	耐容上限量	目安量	耐容上限量	目安量	耐容上限量	目安量	耐容上限量	目安量	目安量
0～5（月）	5.0	25	5.0	25	3.0	—	3.0	—	4	4
6～11（月）	5.0	25	5.0	25	4.0	—	4.0	—	7	7
1～2（歳）	3.0	20	3.5	20	3.0	150	3.0	150	50	60
3～5（歳）	3.5	30	4.0	30	4.0	200	4.0	200	60	70
6～7（歳）	4.5	30	5.0	30	5.0	300	5.0	300	80	90
8～9（歳）	5.0	40	6.0	40	5.0	350	5.0	350	90	110
10～11（歳）	6.5	60	8.0	60	5.5	450	5.5	450	110	140
12～14（歳）	8.0	80	9.5	80	6.5	650	6.0	600	140	170
15～17（歳）	9.0	90	8.5	90	7.0	750	5.5	650	160	150
18～29（歳）	8.5	100	8.5	100	6.0	850	5.0	650	150	150
30～49（歳）	8.5	100	8.5	100	6.0	900	5.5	700	150	150
50～64（歳）	8.5	100	8.5	100	7.0	850	6.0	700	150	150
65～74（歳）	8.5	100	8.5	100	7.0	850	6.5	650	150	150
75以上（歳）	8.5	100	8.5	100	6.5	750	6.5	650	150	150
妊　婦			8.5	—			6.5	—		150
授乳婦			8.5	—			7.0	—		150

[1] 日照により皮膚でビタミンDが産生されることを踏まえ，フレイル予防を図る者はもとより，全年齢区分を通じて，日常生活において可能な範囲内での適度な日光浴を心掛けるとともに，ビタミンDの摂取については，日照時間を考慮に入れることが重要である．
[2] α-トコフェロールについて算定した．α-トコフェロール以外のビタミンEは含んでいない．

◎水溶性ビタミン

年齢等	ビタミンB_1（mg/日）[1,2]						ビタミンB_2（mg/日）[3]					
	男性			女性			男性			女性		
	推定平均必要量	推奨量	目安量	推定平均必要量	推奨量	目安量	推定平均必要量	推奨量	目安量	推定平均必要量	推奨量	目安量
0～5（月）	—	—	0.1	—	—	0.1	—	—	0.3	—	—	0.3
6～11（月）	—	—	0.2	—	—	0.2	—	—	0.4	—	—	0.4
1～2（歳）	0.4	0.5	—	0.4	0.5	—	0.5	0.6	—	0.5	0.5	—
3～5（歳）	0.6	0.7	—	0.6	0.7	—	0.7	0.8	—	0.6	0.8	—
6～7（歳）	0.7	0.8	—	0.7	0.8	—	0.8	0.9	—	0.7	0.9	—
8～9（歳）	0.8	1.0	—	0.8	0.9	—	0.9	1.1	—	0.9	1.0	—
10～11（歳）	1.0	1.2	—	0.9	1.1	—	1.1	1.4	—	1.0	1.3	—
12～14（歳）	1.2	1.4	—	1.1	1.3	—	1.3	1.6	—	1.2	1.4	—
15～17（歳）	1.3	1.5	—	1.0	1.2	—	1.4	1.7	—	1.2	1.4	—
18～29（歳）	1.2	1.4	—	0.9	1.1	—	1.3	1.6	—	1.0	1.2	—
30～49（歳）	1.2	1.4	—	0.9	1.1	—	1.3	1.6	—	1.0	1.2	—
50～64（歳）	1.1	1.3	—	0.9	1.1	—	1.2	1.5	—	1.0	1.2	—
65～74（歳）	1.1	1.3	—	0.9	1.1	—	1.2	1.5	—	1.0	1.2	—
75以上（歳）	1.0	1.2	—	0.8	0.9	—	1.1	1.3	—	0.9	1.0	—
妊　婦				+0.2	+0.2	—				+0.2	+0.3	—
授乳婦				+0.2	+0.2	—				+0.5	+0.6	—

[1] チアミン塩化物塩酸塩（分子量=337.3）の重量として示した．
[2] 身体活動レベルⅡの推定エネルギー必要量を用いて算定した．
特記事項：推定平均必要量は，ビタミンB_1の欠乏症である脚気を予防するに足る最小必要量からではなく，尿中にビタミンB_1の排泄量が増大し始める摂取量（体内飽和量）から算定．
[3] 身体活動レベルⅡの推定エネルギー必要量を用いて算定した．
特記事項：推定平均必要量は，ビタミンB_2の欠乏症である口唇炎，口角炎，舌炎などの皮膚炎を予防するに足る最小量からではなく，尿中にビタミンB_2の排泄量が増大し始める摂取量（体内飽和量）から算定．

年齢等	ナイアシン（mgNE/日）[1,2]								ビタミンB_6（mg/日）[5]							
	男性				女性				男性				女性			
	推定平均必要量	推奨量	目安量	耐容上限量[3]	推定平均必要量	推奨量	目安量	耐容上限量[3]	推定平均必要量	推奨量	目安量	耐容上限量[6]	推定平均必要量	推奨量	目安量	耐容上限量[6]
0～5（月）	—	—	2[4]	—	—	—	2[4]	—	—	—	0.2	—	—	—	0.2	—
6～11（月）	—	—	3	—	—	—	3	—	—	—	0.3	—	—	—	0.3	—
1～2（歳）	5	6	—	60(15)	4	5	—	60(15)	0.4	0.5	—	10	0.4	0.5	—	10
3～5（歳）	6	8	—	80(20)	6	7	—	80(20)	0.5	0.6	—	15	0.5	0.6	—	15
6～7（歳）	7	9	—	100(30)	7	8	—	100(30)	0.7	0.8	—	20	0.6	0.7	—	20
8～9（歳）	9	11	—	150(35)	8	10	—	150(35)	0.8	0.9	—	25	0.8	0.9	—	25
10～11（歳）	11	13	—	200(45)	10	10	—	150(45)	1.0	1.1	—	30	1.0	1.1	—	30
12～14（歳）	12	15	—	250(60)	12	14	—	250(60)	1.2	1.4	—	40	1.0	1.3	—	40
15～17（歳）	14	17	—	300(70)	11	13	—	250(65)	1.2	1.5	—	50	1.0	1.3	—	45
18～29（歳）	13	15	—	300(80)	9	11	—	250(65)	1.1	1.4	—	55	1.0	1.1	—	45
30～49（歳）	13	15	—	350(85)	10	12	—	250(65)	1.1	1.4	—	60	1.0	1.1	—	45
50～64（歳）	12	14	—	350(85)	9	11	—	250(65)	1.1	1.4	—	55	1.0	1.1	—	45
65～74（歳）	12	14	—	300(80)	9	11	—	250(65)	1.1	1.4	—	50	1.0	1.1	—	40
75 以上（歳）	11	13	—	300(75)	9	10	—	250(60)	1.1	1.4	—	50	1.0	1.1	—	40
妊　婦					+0	+0	—	—					+0.2	+0.2	—	—
授乳婦					+3	+3	—	—					+0.3	+0.3	—	—

[1] ナイアシン当量（NE）＝ナイアシン＋1/60 トリプトファンで示した．
[2] 身体活動レベルⅡの推定エネルギー必要量を用いて算定した．
[3] ニコチンアミドの重量（mg/日），（　）内はニコチン酸の重量（mg/日）．
[4] 単位は mg/日．
[5] たんぱく質の推奨量を用いて算定した（妊婦・授乳婦の付加量は除く）．
[6] ピリドキシン（分子量＝169.2）の重量として示した．

年齢等	ビタミンB_{12}（μg/日）[1]						葉酸（μg/日）[2]							
	男性			女性			男性				女性			
	推定平均必要量	推奨量	目安量	推定平均必要量	推奨量	目安量	推定平均必要量	推奨量	目安量	耐容上限量[3]	推定平均必要量	推奨量	目安量	耐容上限量[3]
0～5（月）	—	—	0.4	—	—	0.4	—	—	40	—	—	—	40	—
6～11（月）	—	—	0.5	—	—	0.5	—	—	60	—	—	—	60	—
1～2（歳）	0.8	0.9	—	0.8	0.9	—	80	90	—	200	90	90	—	200
3～5（歳）	0.9	1.1	—	0.9	1.1	—	90	110	—	300	90	110	—	300
6～7（歳）	1.1	1.3	—	1.1	1.3	—	110	140	—	400	110	140	—	400
8～9（歳）	1.3	1.6	—	1.3	1.6	—	130	160	—	500	130	160	—	500
10～11（歳）	1.6	1.9	—	1.6	1.9	—	160	190	—	700	160	190	—	700
12～14（歳）	2.0	2.4	—	2.0	2.4	—	200	240	—	900	200	240	—	900
15～17（歳）	2.0	2.4	—	2.0	2.4	—	220	240	—	900	200	240	—	900
18～29（歳）	2.0	2.4	—	2.0	2.4	—	200	240	—	900	200	240	—	900
30～49（歳）	2.0	2.4	—	2.0	2.4	—	200	240	—	1,000	200	240	—	1,000
50～64（歳）	2.0	2.4	—	2.0	2.4	—	200	240	—	1,000	200	240	—	1,000
65～74（歳）	2.0	2.4	—	2.0	2.4	—	200	240	—	900	200	240	—	900
75 以上（歳）	2.0	2.4	—	2.0	2.4	—	200	240	—	900	200	240	—	900
妊　婦				+0.3	+0.4	—					+200[4,5]	+240[4,5]	—	—
授乳婦				+0.7	+0.8	—					+ 80	+100	—	—

[1] シアノコバラミン（分子量＝1,355.37）の重量として示した．
[2] プテロイルモノグルタミン酸（分子量＝441.40）の重量として示した．
[3] 通常の食品以外の食品に含まれる葉酸（狭義の葉酸）に適用する．
[4] 妊娠を計画している女性，妊娠の可能性がある女性及び妊娠初期の妊婦は，胎児の神経管閉鎖障害のリスク低減のために，通常の食品以外の食品に含まれる葉酸（狭義の葉酸）を 400 μg/日摂取することが望まれる．
[5] 付加量は，中期及び後期にのみ設定した．

年齢等	パントテン酸（mg/日）		ビオチン（μg/日）		ビタミンC（mg/日）[1]					
	男性	女性	男性	女性	男性			女性		
	目安量	目安量	目安量	目安量	推定平均必要量	推奨量	目安量	推定平均必要量	推奨量	目安量
0～5（月）	4	4	4	4	─	─	40	─	─	40
6～11（月）	5	5	5	5	─	─	40	─	─	40
1～2（歳）	3	4	20	20	35	40	─	35	40	─
3～5（歳）	4	4	20	20	40	50	─	40	50	─
6～7（歳）	5	5	30	30	50	60	─	50	60	─
8～9（歳）	6	5	30	30	60	70	─	60	70	─
10～11（歳）	6	6	40	40	70	85	─	70	85	─
12～14（歳）	7	6	50	50	85	100	─	85	100	─
15～17（歳）	7	6	50	50	85	100	─	85	100	─
18～29（歳）	5	5	50	50	85	100	─	85	100	─
30～49（歳）	5	5	50	50	85	100	─	85	100	─
50～64（歳）	6	5	50	50	85	100	─	85	100	─
65～74（歳）	6	5	50	50	80	100	─	80	100	─
75以上（歳）	6	5	50	50	80	100	─	80	100	─
妊婦		5		50				＋10	＋10	─
授乳婦		6		50				＋40	＋45	─

[1] L-アスコルビン酸（分子量＝176.12）の重量で示した.
特記事項：推定平均必要量は，ビタミンCの欠乏症である壊血病を予防するに足る最小量からではなく，心臓血管系の疾病予防効果及び抗酸化作用の観点から算定.

◎多量ミネラル

年齢等	ナトリウム（mg/日，（ ）は食塩相当量［g/日］）[1]						カリウム（mg/日）			
	男性			女性			男性		女性	
	推定平均必要量	目安量	目標量	推定平均必要量	目安量	目標量	目安量	目標量	目安量	目標量
0～5（月）	─	100（0.3）	─	─	100（0.3）	─	400	─	400	─
6～11（月）	─	600（1.5）	─	─	600（1.5）	─	700	─	700	─
1～2（歳）	─	─	（3.0未満）	─	─	（3.0未満）	900	─	900	─
3～5（歳）	─	─	（3.5未満）	─	─	（3.5未満）	1,000	1,400以上	1,000	1,400以上
6～7（歳）	─	─	（4.5未満）	─	─	（4.5未満）	1,300	1,800以上	1,200	1,800以上
8～9（歳）	─	─	（5.0未満）	─	─	（5.0未満）	1,500	2,000以上	1,500	2,000以上
10～11（歳）	─	─	（6.0未満）	─	─	（6.0未満）	1,800	2,200以上	1,800	2,000以上
12～14（歳）	─	─	（7.0未満）	─	─	（6.5未満）	2,300	2,400以上	1,900	2,400以上
15～17（歳）	─	─	（7.5未満）	─	─	（6.5未満）	2,700	3,000以上	2,000	2,600以上
18～29（歳）	600（1.5）	─	（7.5未満）	600（1.5）	─	（6.5未満）	2,500	3,000以上	2,000	2,600以上
30～49（歳）	600（1.5）	─	（7.5未満）	600（1.5）	─	（6.5未満）	2,500	3,000以上	2,000	2,600以上
50～64（歳）	600（1.5）	─	（7.5未満）	600（1.5）	─	（6.5未満）	2,500	3,000以上	2,000	2,600以上
65～74（歳）	600（1.5）	─	（7.5未満）	600（1.5）	─	（6.5未満）	2,500	3,000以上	2,000	2,600以上
75以上（歳）	600（1.5）	─	（7.5未満）	600（1.5）	─	（6.5未満）	2,500	3,000以上	2,000	2,600以上
妊婦				600（1.5）	─	（6.5未満）			2,000	2,600以上
授乳婦				600（1.5）	─	（6.5未満）			2,200	2,600以上

[1] 高血圧及び慢性腎臓病（CKD）の重症化予防のための食塩相当量の量は，男女とも6.0g/日未満とした.

年齢等	カルシウム（mg/日）								マグネシウム（mg/日）							
	男性				女性				男性				女性			
	推定平均必要量	推奨量	目安量	耐容上限量	推定平均必要量	推奨量	目安量	耐容上限量	推定平均必要量	推奨量	目安量	耐容上限量[1]	推定平均必要量	推奨量	目安量	耐容上限量[1]
0～5（月）	—	—	200	—	—	—	200	—	—	—	20	—	—	—	20	—
6～11（月）	—	—	250	—	—	—	250	—	—	—	60	—	—	—	60	—
1～2（歳）	350	450	—	—	350	400	—	—	60	70	—	—	60	70	—	—
3～5（歳）	500	600	—	—	450	550	—	—	80	100	—	—	80	100	—	—
6～7（歳）	500	600	—	—	450	550	—	—	110	130	—	—	110	130	—	—
8～9（歳）	550	650	—	—	600	750	—	—	140	170	—	—	140	160	—	—
10～11（歳）	600	700	—	—	600	750	—	—	180	210	—	—	180	220	—	—
12～14（歳）	850	1,000	—	—	700	800	—	—	250	290	—	—	240	290	—	—
15～17（歳）	650	800	—	—	550	650	—	—	300	360	—	—	260	310	—	—
18～29（歳）	650	800	—	2,500	550	650	—	2,500	280	340	—	—	230	270	—	—
30～49（歳）	600	750	—	2,500	550	650	—	2,500	310	370	—	—	240	290	—	—
50～64（歳）	600	750	—	2,500	550	650	—	2,500	310	370	—	—	240	290	—	—
65～74（歳）	600	750	—	2,500	550	650	—	2,500	290	350	—	—	230	280	—	—
75以上（歳）	600	700	—	2,500	500	600	—	2,500	270	320	—	—	220	260	—	—
妊　婦					＋0	＋0	—	—					＋30	＋40	—	—
授乳婦					＋0	＋0	—	—					＋0	＋0	—	—

[1] 通常の食品以外からの摂取量の耐容上限量は，成人の場合 350 mg/日，小児では 5 mg/kg 体重 /日とした．それ以外の通常の食品からの摂取の場合，耐容上限量は設定しない．

◎微量ミネラル

年齢等	リン（mg/日）				鉄（mg/日）											
	男性		女性		男性				女性							
									月経なし		月経あり					
	目安量	耐容上限量	目安量	耐容上限量	推定平均必要量	推奨量	目安量	耐容上限量	推定平均必要量	推奨量	推定平均必要量	推奨量	目安量	耐容上限量		
0～5（月）	120	—	120	—	—	—	0.5	—	—	—	—	—	0.5	—		
6～11（月）	260	—	260	—	3.5	5.0	—	—	3.5	4.5	—	—	—	—		
1～2（歳）	500	—	500	—	3.0	4.5	—	25	3.0	4.5	—	—	—	20		
3～5（歳）	700	—	700	—	4.0	5.5	—	25	4.0	5.5	—	—	—	25		
6～7（歳）	900	—	800	—	5.0	5.5	—	30	4.5	5.5	—	—	—	30		
8～9（歳）	1,000	—	1,000	—	6.0	7.0	—	35	6.0	7.5	—	—	—	35		
10～11（歳）	1,100	—	1,000	—	7.0	8.5	—	35	7.0	8.5	10.0	12.0	—	35		
12～14（歳）	1,200	—	1,000	—	8.0	10.0	—	40	7.0	8.5	10.0	12.0	—	40		
15～17（歳）	1,200	—	900	—	8.0	10.0	—	50	5.5	7.0	8.5	10.5	—	40		
18～29（歳）	1,000	3,000	800	3,000	6.5	7.5	—	50	5.5	6.5	8.5	10.5	—	40		
30～49（歳）	1,000	3,000	800	3,000	6.5	7.5	—	50	5.5	6.5	9.0	10.5	—	40		
50～64（歳）	1,000	3,000	800	3,000	6.5	7.5	—	50	5.5	6.5	9.0	11.0	—	40		
65～74（歳）	1,000	3,000	800	3,000	6.0	7.5	—	50	5.0	6.0	—	—	—	40		
75以上（歳）	1,000	3,000	800	3,000	6.0	7.0	—	50	5.0	6.0	—	—	—	40		
妊　婦　初期			800	—					＋2.0	＋2.5	—	—	—	—		
中期・後期									＋8.0	＋9.5	—	—	—	—		
授乳婦			800	—					＋2.0	＋2.5	—	—	—	—		

年齢等	亜鉛（mg/日）								銅（mg/日）								マンガン（mg/日）			
	男性				女性				男性				女性				男性		女性	
	推定平均必要量	推奨量	目安量	耐容上限量	推定平均必要量	推奨量	目安量	耐容上限量	推定平均必要量	推奨量	目安量	耐容上限量	推定平均必要量	推奨量	目安量	耐容上限量	目安量	耐容上限量	目安量	耐容上限量
0～5（月）	—	—	2	—	—	—	2	—	—	—	0.3	—	—	—	0.3	—	0.01	—	0.01	—
6～11（月）	—	—	3	—	—	—	3	—	—	—	0.3	—	—	—	0.3	—	0.5	—	0.5	—
1～2（歳）	3	3	—	—	2	3	—	—	0.3	0.3	—	—	0.2	0.3	—	—	1.5	—	1.5	—
3～5（歳）	3	4	—	—	3	3	—	—	0.3	0.4	—	—	0.3	0.3	—	—	1.5	—	1.5	—
6～7（歳）	4	5	—	—	3	4	—	—	0.4	0.4	—	—	0.4	0.4	—	—	2.0	—	2.0	—
8～9（歳）	5	6	—	—	4	5	—	—	0.4	0.5	—	—	0.4	0.5	—	—	2.5	—	2.5	—
10～11（歳）	6	7	—	—	5	6	—	—	0.5	0.6	—	—	0.5	0.6	—	—	3.0	—	3.0	—
12～14（歳）	9	10	—	—	7	8	—	—	0.7	0.8	—	—	0.6	0.8	—	—	4.0	—	4.0	—
15～17（歳）	10	12	—	—	7	8	—	—	0.8	0.9	—	—	0.6	0.7	—	—	4.5	—	3.5	—
18～29（歳）	9	11	—	40	7	8	—	35	0.7	0.9	—	7	0.6	0.7	—	7	4.0	11	3.5	11
30～49（歳）	9	11	—	45	7	8	—	35	0.7	0.9	—	7	0.6	0.7	—	7	4.0	11	3.5	11
50～64（歳）	9	11	—	45	7	8	—	35	0.7	0.9	—	7	0.6	0.7	—	7	4.0	11	3.5	11
65～74（歳）	9	11	—	40	7	8	—	35	0.7	0.9	—	7	0.6	0.7	—	7	4.0	11	3.5	11
75以上（歳）	9	10	—	40	6	8	—	30	0.7	0.8	—	7	0.6	0.7	—	7	4.0	11	3.5	11
妊　婦					+1	+2	—	—					+0.1	+0.1	—	—			3.5	—
授乳婦					+3	+4	—	—					+0.5	+0.6	—	—			3.5	—

年齢等	ヨウ素（μg/日）								セレン（μg/日）							
	男性				女性				男性				女性			
	推定平均必要量	推奨量	目安量	耐容上限量	推定平均必要量	推奨量	目安量	耐容上限量	推定平均必要量	推奨量	目安量	耐容上限量	推定平均必要量	推奨量	目安量	耐容上限量
0～5（月）	—	—	100	250	—	—	100	250	—	—	15	—	—	—	15	—
6～11（月）	—	—	130	250	—	—	130	250	—	—	15	—	—	—	15	—
1～2（歳）	35	50	—	300	35	50	—	300	10	10	—	100	10	10	—	100
3～5（歳）	45	60	—	400	45	60	—	400	10	15	—	100	10	10	—	100
6～7（歳）	55	75	—	550	55	75	—	550	15	15	—	150	15	15	—	150
8～9（歳）	65	90	—	700	65	90	—	700	15	20	—	200	15	20	—	200
10～11（歳）	80	110	—	900	80	110	—	900	20	25	—	250	20	25	—	250
12～14（歳）	95	140	—	2,000	95	140	—	2,000	25	30	—	350	25	30	—	300
15～17（歳）	100	140	—	3,000	100	140	—	3,000	30	35	—	400	20	25	—	350
18～29（歳）	95	130	—	3,000	95	130	—	3,000	25	30		450	20	25	—	350
30～49（歳）	95	130	—	3,000	95	130	—	3,000	25	30	—	450	20	25	—	350
50～64（歳）	95	130	—	3,000	95	130	—	3,000	25	30	—	450	20	25	—	350
65～74（歳）	95	130	—	3,000	95	130	—	3,000	25	30	—	450	20	25	—	350
75以上（歳）	95	130	—	3,000	95	130	—	3,000	25	30	—	400	20	25	—	350
妊　婦					+75	+110	—	—[1]					+5	+5	—	—
授乳婦					+100	+140	—	—[1]					+15	+20	—	—

[1] 妊婦及び授乳婦の耐容上限量は，2,000 μg/日とした.

年齢等	クロム（μg/日）				モリブデン（μg/日）							
	男性		女性		男性				女性			
	目安量	耐容上限量	目安量	耐容上限量	推定平均必要量	推奨量	目安量	耐容上限量	推定平均必要量	推奨量	目安量	耐容上限量
0～5（月）	0.8	−	0.8	−	−	−	2	−	−	−	2	−
6～11（月）	1.0	−	1.0	−	−	−	5	−	−	−	5	−
1～2（歳）	−	−	−	−	10	10	−	−	10	10	−	−
3～5（歳）	−	−	−	−	10	10	−	−	10	10	−	−
6～7（歳）	−	−	−	−	10	15	−	−	10	15	−	−
8～9（歳）	−	−	−	−	15	20	−	−	15	15	−	−
10～11（歳）	−	−	−	−	15	20	−	−	15	20	−	−
12～14（歳）	−	−	−	−	20	25	−	−	20	25	−	−
15～17（歳）	−	−	−	−	25	30	−	−	20	25	−	−
18～29（歳）	10	500	10	500	20	30	−	600	20	25	−	500
30～49（歳）	10	500	10	500	25	30	−	600	20	25	−	500
50～64（歳）	10	500	10	500	25	30	−	600	20	25	−	500
65～74（歳）	10	500	10	500	20	30	−	600	20	25	−	500
75以上（歳）	10	500	10	500	20	25	−	600	20	25	−	500
妊　婦			10	−					+0	+0	−	−
授乳婦			10	−					+3	+3	−	−

[2]――食生活指針（文部科学省・厚生労働省・農林水産省 2000，一部改正 2016）

1. 食事を楽しみましょう

- 毎日の食事で，健康寿命をのばしましょう
- おいしい食事を，味わいながらゆっくりよく噛んで食べましょう
- 家族の団らんや人との交流を大切に，また，食事づくりに参加しましょう

2. 1日の食事のリズムから，健やかな生活リズムを

- 朝食で，いきいきした1日を始めましょう
- 夜食や間食はとりすぎないようにしましょう
- 飲酒はほどほどにしましょう

3. 適度な運動とバランスのよい食事で，適正体重の維持を

- 普段から体重を量り，食事量に気をつけましょう
- 普段から意識して身体を動かすようにしましょう
- 無理な減量はやめましょう
- 特に若年女性のやせ，高齢者の低栄養にも気をつけましょう

4. 主食，主菜，副菜を基本に食事のバランスを

- 多様な食品を組み合わせましょう
- 調理方法が偏らないようにしましょう
- 手作りと外食や加工食品・調理食品を上手に組み合わせましょう

5. ごはんなどの穀類をしっかりと

- 穀類を毎食とって，糖質からのエネルギー摂取を適正に保ちましょう
- 日本の気候・風土に適している米などの穀類を利用しましょう

6. 野菜・果物，牛乳・乳製品，豆類，魚なども組み合わせて

- たっぷり野菜と毎日の果物で，ビタミン，ミネラル，食物繊維をとりましょう
- 牛乳・乳製品，緑黄色野菜，豆類，小魚などで，カルシウムを十分にとりましょう

7. 食塩は控えめに，脂肪は質と量を考えて

- 食塩の多い食品や料理を控えめにしましょう．食塩摂取量の目標値は，男性で1日8g未満，女性で7g未満とされています
- 動物，植物，魚由来の脂肪をバランスよくとりましょう
- 栄養成分表示を見て，食品や外食を選ぶ習慣を身につけましょう

8. 日本の食文化や地域の産物を活かし，郷土の味の継承を

- 「和食」をはじめとした日本の食文化を大切にして，日々の食生活に活かしましょう
- 地域の産物や旬の素材を使うとともに，行事食を取り入れながら，自然の恵みや四季の変化を楽しみましょう
- 食材に関する知識や調理技術を身につけましょう
- 地域や家庭で受け継がれてきた料理や作法を伝えていきましょう

9. 食料資源を大切に，無駄や廃棄の少ない食生活を

- まだ食べられるのに廃棄されている食品ロスを減らしましょう
- 調理や保存を上手にして，食べ残しのない適量を心がけましょう
- 賞味期限や消費期限を考えて利用しましょう

10. 「食」に関する理解を深め，食生活を見直してみましょう

- 子供のころから，食生活を大切にしましょう
- 家庭や学校，地域で食品の安全を含めた「食」に関する知識や理解を深め，望ましい習慣を身につけましょう
- 家族や仲間と，食生活を考えたり，話し合ったりしてみましょう
- 自分たちの健康目標をつくり，よりよい食生活を目指しましょう

[3]──健康づくりのための睡眠指針 2014
─睡眠 12 箇条─　（厚生労働省 2014）

第 1 条　良い睡眠で，からだもこころも健康に

- 良い睡眠で，からだの健康づくり
- 良い睡眠で，こころの健康づくり
- 良い睡眠で，事故防止

第 2 条　適度な運動，しっかり朝食，ねむりとめざめのメリハリを

- 定期的な運動や規則正しい食生活は良い睡眠をもたらす
- 朝食はからだとこころのめざめに重要
- 睡眠薬代わりの寝酒は睡眠を悪くする
- 就寝前の喫煙やカフェイン摂取を避ける

第 3 条　良い睡眠は，生活習慣病予防につながります

- 睡眠不足や不眠は生活習慣病の危険を高める
- 睡眠時無呼吸は生活習慣病の原因になる
- 肥満は睡眠時無呼吸のもと

第 4 条　睡眠による休養感は，こころの健康に重要です

- 眠れない，睡眠による休養感が得られない場合，こころの SOS の場合あり
- 睡眠による休養感がなく，日中もつらい場合，うつ病の可能性も

第 5 条　年齢や季節に応じて，ひるまの眠気で困らない程度の睡眠を

- 必要な睡眠時間は人それぞれ
- 睡眠時間は加齢で徐々に短縮
- 年をとると朝型化 男性でより顕著
- 日中の眠気で困らない程度の自然な睡眠が一番

第 6 条　良い睡眠のためには，環境づくりも重要です

- 自分にあったリラックス法が眠りへの心身の準備となる
- 自分の睡眠に適した環境づくり

第 7 条　若年世代は夜更かし避けて，体内時計のリズムを保つ

- 子どもには規則正しい生活を
- 休日に遅くまで寝床で過ごすと夜型化を促進
- 朝目が覚めたら日光を取り入れる
- 夜更かしは睡眠を悪くする

第 8 条　勤労世代の疲労回復・能率アップに，毎日十分な睡眠を

- 日中の眠気が睡眠不足のサイン
- 睡眠不足は結果的に仕事の能率を低下させる
- 睡眠不足が蓄積すると回復に時間がかかる
- 午後の短い昼寝で眠気をやり過ごし能率改善

第 9 条　熟年世代は朝晩メリハリ，ひるまに適度な運動で良い睡眠

- 寝床で長く過ごしすぎると熟睡感が減る
- 年齢にあった睡眠時間を大きく超えない習慣を
- 適度な運動は睡眠を促進

第 10 条　眠くなってから寝床に入り，起きる時刻は遅らせない

- 眠たくなってから寝床に就く，就床時刻にこだわりすぎない
- 眠ろうとする意気込みが頭を冴えさせ寝つきを悪くする
- 眠りが浅いときは，むしろ積極的に遅寝・早起きに

第 11 条　いつもと違う睡眠には，要注意

- 睡眠中の激しいいびき・呼吸停止，手足のぴくつき・むずむず感や歯ぎしりは要注意
- 眠っても日中の眠気や居眠りで困っている場合は専門家に相談

第 12 条　眠れない，その苦しみをかかえずに，専門家に相談を

- 専門家に相談することが第一歩
- 薬剤は専門家の指示で使用

[4]——妊産婦のための食生活指針

（厚生労働省 2006）

1. 妊娠前から，健康なからだづくりを

- 妊娠前にやせすぎ，肥満はありませんか．健康な子どもを生み育てるためには，妊娠前からバランスの良い食事と適正な体重を目指しましょう．

2. 「主食」を中心に，エネルギーをしっかりと

- 妊娠期・授乳期は，食事のバランスや活動量に気を配り，食事量を調節しましょう．また体重の変化も確認しましょう．

3. 不足しがちなビタミン･ミネラルを，「副菜」でたっぷりと

- 緑黄色野菜を積極的に食べて葉酸などを摂取しましょう．特に妊娠を計画していたり，妊娠初期の人には神経管閉鎖障害発症リスク低減のために，葉酸の栄養補助食品を利用することも勧められます．

4. からだづくりの基礎となる「主菜」は適量を

- 肉，魚，卵，大豆料理をバランスよくとりましょう．赤身の肉や魚などを上手に取り入れて，貧血を防ぎましょう．ただし，妊娠初期にはビタミンAの過剰摂取に気をつけて．

5. 牛乳・乳製品などの多様な食品を組み合わせて，カルシウムを十分に

- 妊娠期・授乳期には，必要とされる量のカルシウムが摂取できるように，偏りのない食習慣を確立しましょう．

6. 妊娠中の体重増加は，お母さんと赤ちゃんにとって望ましい量に

- 体重の増え方は順調ですか．望ましい体重増加量は，妊娠前の体型によっても異なります．

7. 母乳育児も，バランスのよい食生活の中で

- 母乳育児はお母さんにも赤ちゃんにも最良の方法です．バランスのよい食生活で，母乳育児を継続しましょう．

8. たばことお酒の害から赤ちゃんを守りましょう．

- 妊娠・授乳中の喫煙，受動喫煙，飲酒は胎児や乳児の発育，母乳分泌に影響を与えます．禁煙，禁酒に努め，周囲にも協力を求めましょう．

9. お母さんと赤ちゃんの健やかな毎日は，からだと心にゆとりのある生活から生まれます．

- 赤ちゃんや家族との暮らしを楽しんだり，毎日の食事を楽しむことは，からだと心の健康につながります．

[5]──健康づくりのための身体活動指針（アクティブガイド）（抜粋）

（厚生労働省 2013）

ここから＋10分（プラス・テン）

プラス・テンで健康寿命をのばしましょう！
ふだんから元気にからだを動かすことで，糖尿病，心臓病，脳卒中，がん，ロコモ，うつ，認知症などになるリスクを下げることができます．例えば，今より10分多く，毎日からだを動かしてみませんか．

健康のための第一歩を踏み出そう！

1. 気づく！
からだを動かす機会や環境は，身の回りにたくさんあります．それが「いつなのか？」「どこなのか？」，ご自身の生活や環境を振り返ってみましょう．
2. 始める！
今より少しでも長く，少しでも元気にからだを動かすことが健康への第一歩です．＋10から始めましょう．
3. 達成する！
目標は，1日合計60分，元気にからだを動かすことです．高齢の方は，1日合計40分が目標です．これらを通じて，体力アップを目指しましょう．
4. つながる！
一人でも多くの家族や仲間と＋10を共有しましょう．一緒に行うと，楽しさや喜びが一層増します．

毎日をアクティブに暮らすために　こうすれば＋10

■地域で

- 家の近くに，散歩に適した歩道やサイクリングを楽しめる自転車レーンはありませんか？
- 家の近くの公園や運動施設を見つけて，利用しましょう．
- 地域のスポーツイベントに積極的に参加しましょう．
- ウィンドウショッピングなどに出かけて，楽しみながらからだを動かしましょう．

■職場で

- 自転車や徒歩で通勤してみませんか？
- 職場環境を見直しましょう．からだを動かしやすい環境ですか？
- 健診や保健指導をきっかけに，からだを動かしましょう．

■人々と

- 休日には，家族や友人と外出を楽しんでみては？
- 困ったことや知りたいことがあったら，市町村の健康増進センターや保健所に相談しましょう．
- 電話やメールだけでなく，顔をあわせたコミュニケーションを心がけると自然にからだも動きます．

[6]──健康づくりのための身体活動基準2013─身体活動で消費するエネルギー

	普通歩行	速歩	水泳	自転車（軽い負荷）	ゴルフ	軽いジョギング	ランニング	テニス（シングルス）
強度（メッツ）	3.0	4.0	8.0	4.0	3.5	6.0	8.0	7.0
運動時間	10分	10分	10分	20分	60分	30分	15分	20分
運動量（メッツ・時）	0.5	0.7	1.3	1.3	3.5	3.0	2.0	2.3
体重別エネルギー消費量（単位：kcal）								
50 kgの場合	20	25	60	55	130	130	90	105
60 kgの場合	20	30	75	65	155	155	110	125
70 kgの場合	25	35	85	75	185	185	130	145
80 kgの場合	30	40	100	85	210	210	145	170

エネルギー消費量は，強度（メッツ）×時間（h）×体重（kg）の式から得られた値から安静時のエネルギー量を引いたものである．すべて5 kcal単位で表示した．

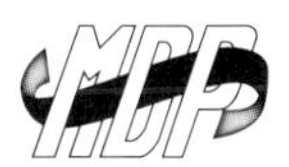

応用栄養学
栄養マネジメント演習・実習　第5版　ISBN 978-4-263-70753-1

2009年3月10日　第1版第1刷発行
2011年3月20日　第2版第1刷発行
2015年2月10日　第3版第1刷発行
2017年3月25日　第4版第1刷発行
2020年3月20日　第5版第1刷発行
2022年1月10日　第5版第3刷発行

編者　竹中　優
　　　土江節子
発行者　白石泰夫

発行所　**医歯薬出版株式会社**

〒113-8612　東京都文京区本駒込1-7-10
TEL（03）5395－7626（編集）・7616（販売）
FAX（03）5395－7624（編集）・8563（販売）
https://www.ishiyaku.co.jp/
郵便振替番号 00190-5-13816

乱丁・落丁の際はお取り替えいたします　印刷・永和印刷／製本・愛千製本所